Plant
Personality

植物人格全書

溫佑君

CONTENTS

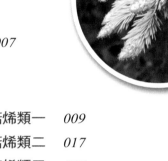

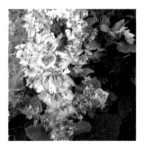

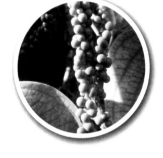

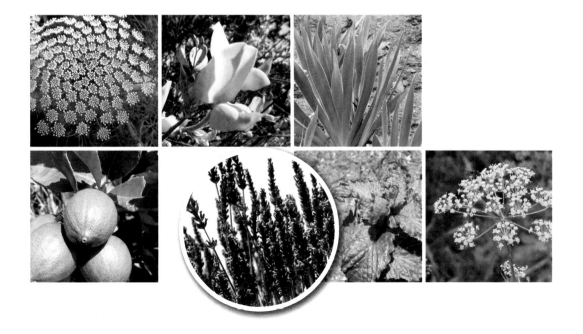

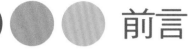

前言

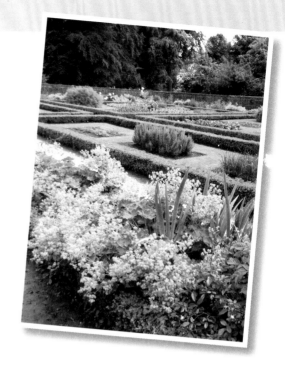

近年來隨著有機生活的風潮，各類型的養生法門迅速崛起，「芳香療法」更是其中顯學，可在市面上找到不同角度切入的芳療書籍。

我們越與芳香植物親近，越會發現他們就像是身邊的朋友，具有不同的性格。「斯土斯民」，一方水土養一方人，人與植物受同一片大地滋養，這樣的「植物人格」，與人類的性格類型是能相互產生共鳴的。這也是本書中最特別的地方，把這些芳香植物擬人化，所透露出的性格類型，來呼應其身心療癒力，也方便我們找到適用的精油與人格原型。

書中會介紹這些芳香植物的生長背景、環境條件、長相形態、歷史考據、神話源由、藝術人文表現等等，幫大家型塑植物的性格，並講述萃成精油後的成分分析、藥學屬性、生理療效、心靈療癒等。是繼暢銷書籍《香氣與空間》之後，又一經典芳香植物新著作。

深入淺出的方式，即使對於精油及芳香植物沒有概念的一般讀者，也可以在最短的時間內，感受到每種植物精采有趣的特性。

本書使用方式

　　本書介紹全球150種芳香植物，出場順序是依照精油的CT（ChemoType），即以芳香分子的化學結構來分類，將性質相近的芳香植物（約5種）調和成一類型，介紹其成分屬性、植物人格、身心療效等，共計31種人格類型。

　　在每一CT大類之前，都有一小篇幅註解，藉此說明此芳香分子結構的生理屬性，以及心靈療效，方便讀者較快掌握該系列的特性。

　　接著，人格類型將說明其「關鍵特色」、「代表職業」、「類型人物」，並分別以「正向人格」、與「負向（鏡像）人格」來舉例。不論是想「加乘」正向人格特質，或剛好處在負向人格狀態中，還是目前與該類型的關鍵特色產生共鳴，或者和你現在從事的職業相似；在這段時間當中，你都可以多使用該CT類屬的精油，藉由植物能量的協助，為自己進行一場身心療癒。

　　若想更加瞭解芳香療法的入門知識，可參考《香氣與空間》與《精油圖鑑》（商周出版）。

植物人格對照表鑑

芳香大類特質		正向人格	負向（鏡像）人格	關鍵特色	代表職業
對外應變、機敏強健	CT 01	創意者人格	自溺者	激發創意、意識自我、提升敏感度	設計師
	CT 02	客觀者人格	本位主義者	高遠的眼見、多元的角度、堅定又自省	政論家
	CT 03	耐力者人格	半途而廢者、或乖張暴烈者	內斂、耐久	運動家
	CT 04	保護者人格	依賴者	給予強大保護，並喚醒被遺忘的力量	志工、社工、保育人員
	CT 05	突破者人格	自我侷限者	突破框架、迎向變化、亂中有序	藝術家、研發人員
愛與支持、真情流露	CT 06	滋養者人格（生命之愛）	掌控者	滋養生命，並發現愛是無所不在	入世傳教士
	CT 07	照顧者人格（父母之愛）	安全感失落者、孤兒情結	父母般的呵護與安撫	醫護人員、保母
愛與支持、柔情似水	CT 08	心靈導師人格（庇佑之愛）	成癮者	能強力安慰、也棒喝頓悟，讓人脫胎換骨	心理諮商師
	CT 09	陪伴者人格（朋友之愛）	曖昧者	無私無求的陪伴，雖有距離，卻最忠實	輔導老師、協談志工

芳香大類特質		正向人格	負向（鏡像）人格	關鍵特色	代表職業
	CT 10	戀愛者人格 （戀人之愛）	身體疆界 過猶不及者	讓人愉悅放鬆， 喚醒感官覺知	明星、 美容保養業者
	CT 11	童真者人格 （赤子之愛）	幻滅者	重拾純真眼光， 信任這世界	電影工作者、 娛樂業者
合作協助、 溫暖陪伴	CT 12	祕書型人格 （與個體合作）	情緒炸彈者	值得托付、使命必達	祕書、服務業者
	CT 13	教主型人格 （與大眾合作）	迎合者	強烈展現個人風格， 並能引領大眾品味	暢銷作家、 媒體傳播人員
	CT 14	合群者人格 （與團體合作）	結黨型、 發酵渲染型	與團體合作、 又不失卻自我	合唱團員、軍警
溶解	CT 15	和平包容者人格	鄉愿者	清明地理解， 慈悲地包容	客服人員、 命理專家
	CT 16	接納者人格	激動者	開放又接納、 安靜且清楚	太極高手、 講師、財務或 稽核人員
流動與蛻變	CT 17	流動者人格	貪心一把抓型、 事事想周全者	放下、淨化、穿透、空	交通運輸與物流 人員、職業婦女
生機勃發	CT 18	全才型人格	追求刺激型、 或功能導向型	活潑有勁、多元開放	高感度人才
	CT 19	冒險家人格	抱殘守缺者	從制式下逃脫、展現蓬勃 張力、並尋獲自我	背包客、創業家
順暢溝通	CT 20	創意溝通者人格	溝通障礙、 或過度表達者	坦率爽利、舒暢流通	公關、顧問、 外交官
	CT 21	為自己發聲者 人格	盲目跟隨者	尋找自己的聲音、 勇敢與世界交流	音樂工作者
熱情果敢	CT 22	狂熱者人格	熄火型、 或一蹶不振者	熱情奉獻於理想， 不畏風雨打擊	外科醫生、科學 家、製造業者
	CT 23	內醞者人格	期待外援者	專注內斂、畜養熱力	鬥牛士、 科技工程師
理性清楚、 明朗通透	CT 24	全腦型人格	大腦皮質型	統合二腦、完整存在	全人教育者
	CT 25	創意改革者人格	長期陷入泥沼者	打破泥沼狀態，永保清新	政務官
	CT 26	冷靜清明者人格	同流合污者	理智自持，不被複雜環境 扭曲人格	司法人員、 鑑定師
心馳神迷	CT 27	感官型人格	空想型	我存在於身體裡	瑜珈老師、 體適能教練
連結自我	CT 28	自我追尋者人格	落跑型	迎向內在的呼喚、 追尋自我的想望	廣告行銷、 手作達人
	CT 29	昇華者人格	臥薪嘗膽型	用愛、慈悲、原諒， 來超越苦痛、撫平疙瘩	運動先驅、 推廣人員
	CT 30	草根型人格	卑微者	堅韌踏實、屢敗屢戰，並 有兼容並蓄的能力，可把 負荷變輕盈	餐飲業者
平衡	CT 31	平衡者人格	為兩端擺盪所 苦者	貼近大地能量，體現平衡與 共生哲學，故能豁達大度	農林漁牧人

作者序
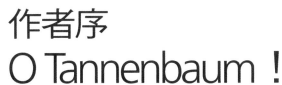
O Tannenbaum！

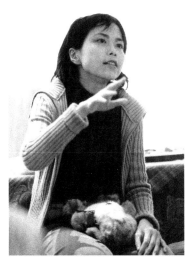

普羅旺斯盛夏的午後，連蟬都曬傻了，兩歲九個月的Attar當然也熱得發慌。黔驢技窮的媽媽，只好挖樹脂給他玩。

「咦，這是什麼？」小小孩戒心不小。

「這是樹脂。」

「樹脂是什麼？」

這要怎麼回答？只好把他舉高，讓他用自己的手指碰碰看。這下他興趣來了，要我講那棵樹的故事給他聽。

「這個啊，這是一棵挪威雲杉……」

「不對！」他立刻大聲抗議，「這是O Tannenbaum！」

Tannenbaum就是德語的冷杉，冷杉常被用為聖誕樹，所以這個字又有聖誕樹的意思。但Attar講的也沒錯，歐洲家庭也愛拿挪威雲杉當做聖誕樹。他去年在荷蘭過聖誕節，整個冬天都跟著幼稚園小朋友唱〈O Tannenbaum！ O Tannenbaum！〉

看我點了頭，他接著得意洋洋舉起手指問：「那這是什麼？」

「這是樹脂啊！媽媽剛剛跟你說的。」

「不對！」他又大聲抗議，「這是O Tannenbaum流口水！」

「是嗎？那O Tannenbaum為什麼流口水？」

狡滑的小孩胸有成竹地回答：「因為它跟Illy一樣啊，它想要喝奶奶。」

Illy是他快滿一歲、還沒斷奶的妹妹，平常老是留著口水掛在媽媽身上。

我想了一下，反問他一個問題：「那Attar呢？Attar是什麼？」

他很快地嚷嚷起來：「Attar也要當O Tannenbaum，Attar也要喝奶奶。」

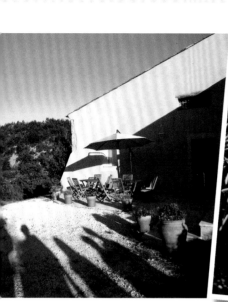
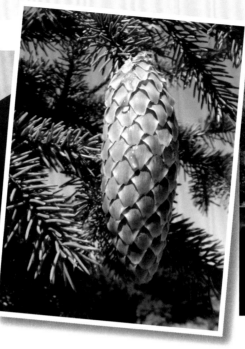
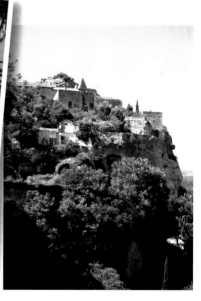

　　辭彙難以表達的感受，植物可以幫助我們自由流露。我們在植物的身上，也常能看到自身的倒影。基於這樣的經驗，我開了「植物人格」這門課。上課期間，許多學生和我分享了他們的體會，而為這門課做記錄的River，當然也在書寫過程中，或多或少加進了他的詮釋。整理到一半的時候，River遭到母親驟逝的打擊，但他還是按照進度勉力而為；而且，據他自己說，從這些植物身上得到極大的安慰。等到進入編輯階段，商周出版的筱玲以令人感動的熱忱，說服我們做了多處修改，也貢獻了許多寶貴的意見。所以最後成形的這本書，並不是我一個人的作品，而是我學生們的作品，是River的作品，也是筱玲的作品。我希望讀者在閱讀的時候，也能發揮自己的想像力，把它變成你的作品，就像希望變成聖誕樹的Attar一樣。

温佑君

2009 / 8 / 19

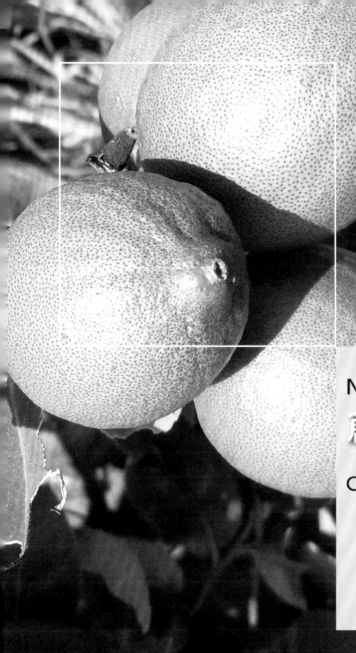

No. *1*
創意者人格

CT1 單萜烯類一

CT1 的植物成員

葡萄柚 / 激發自尊，增加幽默感
橘 / 進入甜美和諧的世界
苦橙 / 開心
萊姆 / 重拾對世界的好奇心，苦中作樂
檸檬 / 擺脫噩夢

激發創意、意識自我、提升敏感度

創意者人格

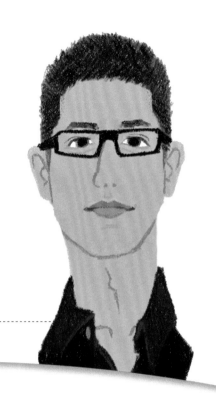

代表職業：設計師

類型人物：蔣友柏、約恩・烏松

從本篇開始介紹一系列單萜烯大類，共通療效是促進神經傳導物質、消炎止痛、抗感染、整體性激勵、調節免疫功能、增進活力、強化對外界的應變能力，故單萜烯的關鍵詞是「對外應變，機敏強健」。

正向人格

CT1是柑橘屬家族，精油成分以單萜烯為主，生理作用是促進神經傳導物質，心靈能量療效是激發創意、意識自己、發揮自我敏感度。呼應的職業是「設計師」。蔣友柏的設計工作室叫「橙果」，真是相得益彰的命名！

狀似貝殼，或風帆的新穎造型而聞名的「雪梨歌劇院」，丹麥建築師約恩・烏松（Jorn Utzon）最原始的設計構想，其實是剝開的橘子。後來因為建築工法特殊，造成工程預算過高，只有

外觀還沿用原初的設計，內部結構完全不是，讓這位設計師拂袖離去，發誓再也不踏入澳洲國土。除了抗議設計理念沒被完整執行之外，不想回去看實體建築的原因尚有一點，「自我堅持！」這樣子，理想藍圖才依然活在設計師的腦海中，以原稿容貌呈現著。

「創意」加上「堅持」，是設計師的人格特質，就像傳說的九頭鳥，具有天馬行空的腦袋，以及古怪桀驁的性格。

但如果太過膨脹自我敏感度，然後又很固執地堅持，反而容易把人際關係搞得太僵，無法良善溝通。

負向人格

「自溺」加上「固執」，總陷溺在自己的意念或價值觀，過度關注自我，而變得難搞、偏執、被害妄想。

CT1柑橘屬精油對正向、負向人格同時有助益，能加乘正向的特質，跳脫負向的陷溺。

CT1的運用層面很廣，就算自己不是藝術家、設計師，但人人都需要讓每天的生活過得更有「創意」，所以CT1是日常必備品！現實生活中，很容易就遇到以下類似狀況：「滿心期待地去剪髮，在動刀之前就跟髮型設計師做了萬全溝通，但結果頂上這怪髮型，根本就不是我想要的嘛！」這類狀況使用CT1對雙方都有助益，能讓設計師不要太關注自己的創意能否完整執行，也讓顧客願意接受新嘗試，更重要的是它能促進兩人間的良善溝通。

因此CT1的最佳使用方式是「按摩肚子」，腹部是本我輪，以CT1多按摩，能堅定自我，讓創意飛舞，但又避免太過沉溺。

ＣＴ1還能讓人隨時保有「幽默感」，這是含量最高者「葡萄柚」的代表特質。葡萄柚比起其他柑橘屬親戚，較能耐低溫，偶爾還可容忍霜害。不如意的時候，就像是人生裡的霜害！它那成熟纖細的氣味，讓人在理性的包容下，願意持續敞開，依然保有幽默感。

CT1的生理療效

❶ 處理懷孕各種症狀：

害喜、水腫、疲倦易累、妊娠等等問題，皆可用不同劑量的CT1來調理。這精油極為安全，孕婦、產婦都能安心使用。劑量的調製規則是，懷孕初期的症狀（如害喜）只要2％，懷孕後期的症狀（如水腫）可稍高劑量5～10％。

孕婦都很擔心的妊娠紋，用CT1多多按摩，也可預防。若是已形成妊娠紋，改用5～10％高劑量，持續按摩起碼半年才看得到改善，1年後大約可淡化7成。

❷ 淨化：

CT1很適合加在清潔用品裡使用，有助皮膚更新。若加在刮鬍水，還能止血、避免感染。

把CT1用於洗臉洗髮時，可以不必考慮一般日照的光敏性問題。但若加在面膜裡使用，還是需要留意光敏性。

CT1除了淨化生理，同時也淨化心靈，適合一遇雞毛蒜皮小事就煩躁跳腳的人。

❸ 產後憂鬱：

這是因為荷爾蒙劇烈變化所致。CT1的作用機轉，不直接調節荷爾蒙，而是促進神經傳導物質，再去影響內分泌系統（荷爾蒙）。

可併用CT18，讓心情換個不同角度，對產後憂鬱能明顯改善。

❹ 乳痂（Cradle Cap）：

是種脂漏性皮膚炎，乃因小寶寶剛出生的細嫩皮膚還沒適應調節所致，可用植物油稀釋CT1約2％，塗抹約一週即自行脫落。

不過，副作用是寶寶會變得很活

潑、咿呀多話唷！這是因為CT1增強了寶寶想與世界溝通交流的慾望。

❺ 尿布疹：

可併用CT6、CT30、CT28，效果很快，大約一天就不哭，第二天紅腫退，第三天後疹全消。

❻ 疱疹：

CT1能調節神經傳導物質，去跟病毒競爭受體。

曾有一對父母經常用CT1幫剛出生的寶寶按摩，開心活潑的氣氛，讓親子常「不安於室」地到處趴趴走，一切都是這麼自然與歡樂，卻引得旁邊的爺奶級長輩們開始擔心、焦慮，甚至壓力過大，導致疱疹復發，那就一起加入CT1的使用行列吧！

用油不只治已病，還擅治未病，使身體產生良好協同能力，同時有助自我對話。如果心理癥結仍在，就算當下的症狀消失，疾病還是很容易就復發。CT1能改變我們看待事物的固定眼光，願意接受變動。

❼ 旅行必備：

旅行時的異文化衝擊，容易造成水土不服。CT1讓我們願意敞開心胸，興高采烈地迎接變化。

CT1也可處理時差問題，並具有溫和型的抗菌力，若到落後地區旅行，可先用CT1擦過食器，但若要強力抗菌就得CT22、CT23。

另外，旅行到「熱」帶國家時，就算全程飲用礦泉水，但冰塊總還是由當地的生水製成，此時不妨加一滴CT1在飲用水或冰塊裡，抗菌之餘，還馬上讓飲品升級成檸檬口味！

保存方式

單萜烯，尤其檸檬烯，是精油中揮發性最高、氣味發散最快的，除了一般精油的三怕，「怕陽光」、「怕高溫」、「怕氧氣」外，CT1再多怕一樣—「水」，會使它質變。所以要避免擺在浴室，或用濕手沾瓶口。

含有檸檬烯成分的精油，通常也含少量萜品烯，因為檸檬烯遇水易變成萜品烯，若再繼續變化會成為「對傘花烴」，對皮膚有高刺激性。所以柑橘類精油最好在半年內用完，但如果能保持良好使用習慣（18℃以下且避水）甚至可保存3年。但不要擺冰箱，因為進進出出反而溫差大，只要存放在陰暗處即可。

若能保存得宜，一年內的柑橘精油也能越放越香唷！因為壓榨時連帶有植物蠟，會使各芳香分子不易融合，擺放一段時間後植物蠟自然減少，氣味當然是更圓融、療效也更佳。

> 激發自尊，增加幽默感

CT1 成員 葡萄柚 *Citrus paradisii*

品種分析

葡萄柚是很晚近才出現的品種，原生地是西印度群島，這是由海盜水手發現的群島，所以意味這植物的血統有點問題，品種並不純！

沒錯，葡萄柚是「橙＋柚」的混種。命名會冠上「葡萄」的形容，乃其果實是成堆成串聚集的，但其他芸香科植物的果實，通常是單個單個分開生長的。

柚（Citrus grandis），學名直譯「大橘子」，其香氣在芸香科果實中是最柔順纖細，層次也最豐富複雜，是很值得期待被開發量產的精油，不過柚子生長不易，像台灣每逢中秋總常會耳聞：「今年產量少，不一定吃得到唷！」而且要能開發成精油商品，得需要有機栽種、避用農藥，這更提高製成精油的困難度。

另有一個混種可供比較，日本柚子（Yuzu），學名「Citrus junos」，這是「橘＋柚」的混種，其氣味與性格是橘的比率多些、柚的比率少些。

再回頭來看葡萄柚，它同時具有柚的「深刻」，以及橙的「活潑」兩種特質，性格纖細，協助人更通達地理解世界。

生理療效

葡萄柚水果，與降血壓等多種藥物不能併用，因為其中的類黃酮與香豆素會阻擋藥物作用與影響代謝。但葡萄柚精油不含類黃酮，香豆素的含量也很低，且很少口服，所以使用葡萄柚精油來吸聞或按摩，對於藥物的影響作用是極低的，可以不用太避諱這類危險性。

葡萄柚精油最為人熟知的功效，是幫助減肥、處理時差問題和帕金森氏症。

這些都與神經傳導物質有關。多帕安是提升創造力的荷爾蒙，人的大腦需要足夠的多帕安，才能準確地拿東西而不會發抖，治療帕金森氏症的藥物就是模仿多帕安的作用。葡萄柚精油也可激勵多帕安的生成。

因嗅覺與大腦邊緣系統的關聯，所有精油對大腦退化問題都有助益、能給予刺激。單萜烯也是最能激勵神經傳導物質的成分，其中特別有貢獻者就是柑橘類精油。因協同作用，可提升創造力，且幫助神經系統快速適應變化、調整步調。加上柑橘類都是太陽的子民，充足的陽光能量能協助人類的晝夜適應，故葡萄柚調整時差的效果佳。

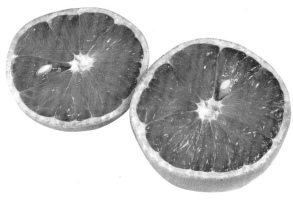

> 進入甜美和諧的世界

 橘 *Citrus reticulata*

品種分析

食用的橘可分兩大類，「桶柑」果皮緊、植株可耐低溫；「椪柑」果皮鬆，植株較耐高溫。

常會聽到他人告誡「感冒時不可吃橘子」，但這也跟品種有很大關係！椪柑性寒，是要避免，或者加熱讓它轉性，其他品種就比較沒關係。

用來萃取精油的是另外的品種，個頭較小，也可分兩大類，「綠橘」的氣味較細緻鮮嫩，「紅橘」的氣味較豐富潤滿。

歷史人文

最早出現「橘」的詳盡文獻紀錄，是中國南宋韓彥直的《橘錄》，舉柑8種、橘14種、橙5種，分別記載其栽種、去病、入藥等各法。為什麼當時的中國有此能力寫出《橘錄》呢？一方面是宋代興起文人對大自然事物的觀察研究風氣，如歐陽修的《洛陽牡丹記》、范大成與劉蒙各著《菊譜》等，遠早於西方植物學家林奈。另一方面是「盛產」的緣故。盛產的前提是適合栽種，一方水土養一方人，中國南方正是橘的原生地。

中國還有很多相關文獻，諸如：

《淮南子》：「橘越淮為枳。今夫徙樹者，失其陰陽之性，則莫不枯槁。故橘樹之江北則化而為枳。」陰陽之性指的是水土變化。傳達「何地宜種何物」的觀念。

《尚書・禹貢》：「包匭菁茅。」「包」指橘子，「匭」指承裝的竹簍，「菁茅」指新長出的鮮嫩松柏針葉，用來包裝橘子以當作貢品。這樣的包裝習慣，在現在的中國三峽仍然可以見到，推測三峽地區應該就是橘的原生產地。

《史記・貨殖列傳》：「安邑千樹棗，燕秦千樹栗，蜀漢江陵千樹橘，渭川千畝竹，此其人皆與千戶侯等。」江陵大約是現在的湖北湖南。文中說種橘的人得以致富，可知橘在當時已是經濟作物。

楚國屈原《橘頌》，藉由頌橘來講愛國情操，不過現在有更新的考據，認為讚美「橘」乃是讚美「祭祠」。因為橘是當時的國家社木，地位很崇高，如果那時有「世界比賽」的話，楚國的代表旗標誌大概會是一顆橘吧！

能量特質

人不僅被文化影響，更是強烈受到土地影響。橘的圓潤氣味，經常帶來「圓滿」的象徵，會聯想到的典型人格大概脫離不了甜美、合作、乖乖牌這幾種形容詞。但再考據過楚國人的性格後，大家將會有更寬廣的新領悟！有句俗諺「天上九頭鳥，地上湖北佬」，「九頭」意味「思慮多」，正面說法是「很會想」，負面說詞就是「難搞」。屈原的藝術家性格，正是楚人的典型性格。原生於楚地的橘也帶有此特質，而橘樹有刺，也呼應「桀驁不馴」。

另外《楚辭》，記載了很多巫術儀式、人與天地的交流對話。呼應橘也能激勵想像力與創造力，絕不只是個乖乖牌而已！

若以芳香分子的角度來看，苯基酯的鄰氨基苯甲酸甲酯具有抗痙攣、強力放鬆功效，同時也很能增進創造力。這成分在橘葉精油更多，法國醫生常用於處理精神官能症。

苦橙 *Citrus aurantium bigarade*

> 開心

品種分析

橙，俗稱柳丁。

果皮較緊密，植株比「橘」能耐高溫與乾燥。

比較精油品種的命名：

「橙」有分甜橙、苦橙。

「橘」則分紅橘、綠橘。

生長背景

原生於印度喜馬拉雅山麓，傳入阿拉伯，十字軍東征時再帶往西方世界。

現在主產區在地中海型氣候區，大約與中國江陵同樣高溫，但更為乾燥。

少了江陵的水氣渲染，苦橙的氣味比橘更為俐落、活潑、煥發。

能量特質

橙總是帶給人歡樂氣息，常可看到盛產地舉辦熱鬧的豐收慶典（法國蒙頓，Mento）。相較下，橘給人的感覺就內斂些，也多點文藝氣息。

生理療效

橙也有傳到中土，中藥稱為「枳殼」，能理氣寬中、行滯消脹，可改善胃下垂、子宮下垂的問題。

其「提升、拉拔」的效果，包括能處理老化皮膚。

萊姆 *Citrus limetta*

> 重拾對世界的好奇心，苦中作樂

能量特質

考據也原生於印度，再傳到西印度群島。

俗稱「無子檸檬」，果實的長相渾圓，少了檸檬兩端的乳突狀突起。

果皮薄、花色純白（檸檬的花色白中帶紫），正好呼應其氣味與能量，比檸檬更直接，更孩子氣，也少了嚴肅。

成分分析

芸香科柑橘屬的精油多半由壓榨萃取，但如果用蒸餾法，大多是萊姆精油。因其萜烯酯的含量高（30％），而香豆素等大分子的比率較低，所以成分比較容易被蒸餾出來。

精油成分尚有醛類，氣味輕快，具有「浮現」內在的效果。鄰氨基苯甲酸甲酯，則有「創發」的力量，故萊姆適用對象是，內在不知如何發聲出來，而變得抑鬱煩悶的人。

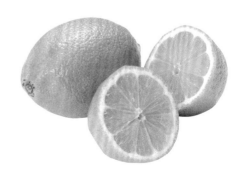

＞擺脫噩夢

 檸檬 *Citrus limonum*

CT1 成員

品種分析

綠檸檬、黃檸檬，並非不同品種，而是不同的成熟階段。

台灣人較熟悉綠檸檬，氣味比較清新纖細。歐美比較常見黃檸檬，過熟通常香氣較少，但它香氣猶在，因在綠色階段就摘下，再進行催色（非催熟）。

精油多半是由黃檸檬萃取。

能量特質

檸檬，也原生於印度北部喜馬拉雅山麓。

相較於橘的「活潑甜美」，檸檬的香氣比較「內斂嚴肅」，但這股嚴肅並不會過於沉悶厚重，仍保持著芸香科的基調輕盈清新，這樣特殊的植物人格，也正呼應檸檬精油的止血、殺菌功效。

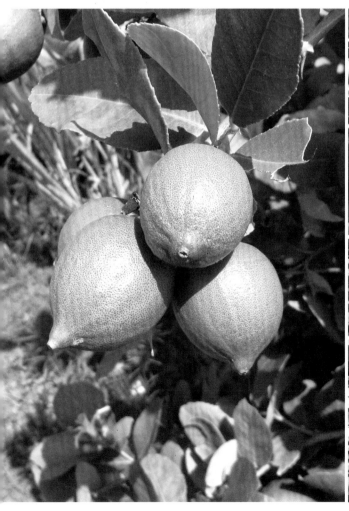

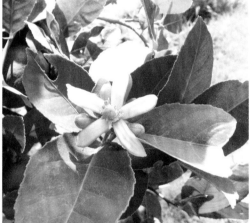

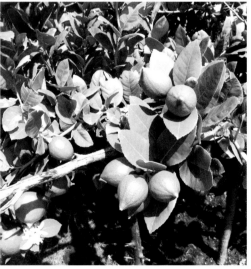

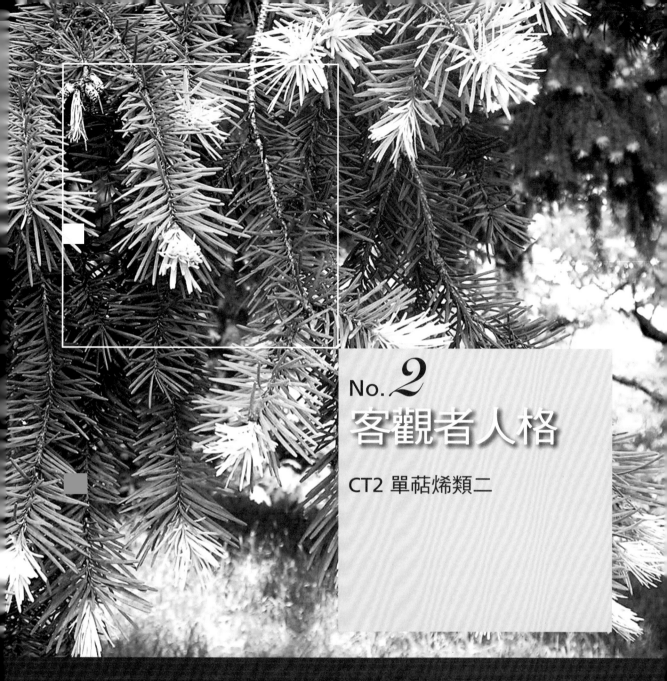

No.2
客觀者人格

CT2 單萜烯類二

CT2 的植物成員

歐洲冷杉 / 減少戀世的傾向，增進對世界的理解

膠冷杉 / 獨立自主，客觀理性

西伯利亞冷杉 / 沖淡成長過程的孤獨

道格拉斯杉 / 化干戈為玉帛，消弭滿橫暴戾之氣

歐洲赤松 / 不屈不撓，排除萬難

落葉松 / 在窘況百出時，仍能自我解嘲

黑雲杉 / 反敗為勝，有擔當有肩膀

高遠的眼界、多元的角度、
堅定又自省

客觀者人格

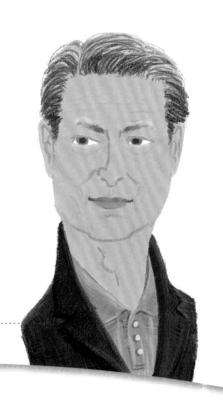

代表職業：政論家

類型人物：美國前副總統高爾、克林伊斯威特

正向人格

　　探討全球暖化問題的紀錄片《不願面對的真相》，片中提到製造黑煙最多、污染最嚴重、也不願簽署相關協定的國家，正是「美國」自己。這部紀錄片是由美國前副總統高爾在競選失敗後，轉而投入心力的良心製作。難能可貴的是能跳脫美國「本位主義」思考的迷思，達到「客觀」與「自省」。

　　另一例子是克林伊斯威特導演的兩部電影，先以美國本位觀點拍攝《硫磺島的英雄們》，再站到對立面，由日本人的眼光來拍攝《來自硫磺島的信》。

　　CT2是松科植物，這群針葉樹誕生於地球的時間極早，站得既高，看得又遠，容易接收各角度能量。

　　站在高處，用不同的角度，不同的眼光，看到不同的樣貌，這是CT2的正向人格。

負向人格

　　負向人格的例子是荷蘭移民局局長，荷蘭原本是自由開放、對新移民相當歡迎的國家，但在911事件之後，轉變成抗拒異種族、異文化，移民得經嚴格考試的「狹隘」態度。

　　CT2的代表職業「政論家」，正向特質是高瞻遠矚、客觀多元；負向特質則是護短、本位主義、你死我活。

　　針葉植物的陽剛堅毅、昂揚挺立，能帶來「支持」的力量，幫助人超越困境。其中關鍵不在於「忍耐」的深度，而在於「眼界」的高度，因為拔高而有全方位的寬廣視野，才能堅強信念，熬過最艱難的現況。

松科特性

松科植物生長在最嚴苛、酷寒的環境裡，氣味卻是難以想像的細膩與甜美。

松科精油的主成分是 α -松油萜，是主要療癒力來源。但區別松科精油的香氣關鍵卻是乙酸龍腦酯。酯類成分甜美好聞，通常在區分各精油的氣味細微差異時，扮演關鍵角色喔！

針葉樹松科，算是地球上最早出現的芳香植物，遠古時代就多被人類運用在宗教儀式上。焚燒後，彷彿香氣伴隨著人們的謙卑祈禱，裊裊上達天聽。

世世代代的人們，就在松科香氣中體會到「天人合一」的融合感，而高聳屹立的松科植物，也站在歷史的高點，俯看並見證人類文明交替的風雨起伏。

我們常說「松柏長青」，九成的松科、柏科都是終年常綠，生命力極旺盛。

要如何區別松與柏呢？柏科（下一單元的主角）的葉片扁平、異質化、覆蓋鱗片；松科則沒鱗片。

松科中常見的幾屬，外形特色分別如下：

❶ 冷杉屬：長在高山，葉片一根根長長，末梢圓頓狀。

❷ 雲杉屬：長在高山，葉片一根根長長，具有立體的四柱狀，末梢較尖刺。

❸ 松屬：平地可見，葉片成束，有葉托。

❹ 落葉松屬：平地可見，葉片成簇。

這麼古老的植物為何要長成「針狀葉」呢？

❶ 減少水分蒸發散逸：

並不是地底水分不夠，是因為天冷「水凍」，植物根部無法吸取足夠的水分。

❷ 方便接收陽光：

「大片葉不是較容易接收陽光嗎？」熱帶闊葉林的確是這樣沒錯！但在陽光不多的高山森林，當大家都擠在一起時，反而遮來遮去、彼此惡性競爭，都得不到好處。細長的針葉就比較容易受光，可以從各種不同角度吸收珍貴的陽光。

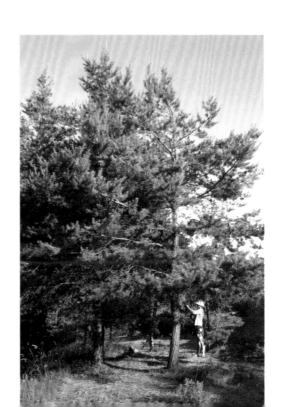

CT2 成員 歐洲冷杉 *Abies alba*

> 減少戀世的傾向，增進對世界的理解

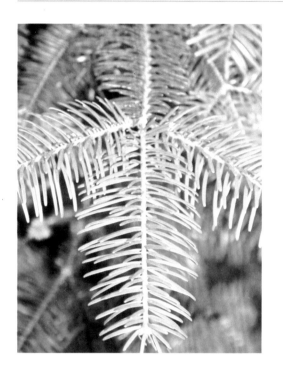

生長背景

　　歐洲冷杉是美洲大陸未被發現前，歐洲所知最高大的原生樹種植物，高約50～60公尺。拉丁學名「alba」是銀白色的意思，又叫「銀樅」。長相剛毅挺拔，毬果上揚。

生理療效

　　歐洲冷杉的對應部位如下（這也是CT2的指標性功效）：

❶ 呼吸道：

　　我們常說的「森呼吸」，講的正是漫步在清新的針葉林裡。應該無法想像是走在濕熱的熱帶雨林裡去吸收芬多精吧？

　　CT2對呼吸道非常助益，芳療名家德國慕尼黑大學化學教授Dietrich Wabner，

曾因慢性支氣管問題無法痊癒，搬到德國南部的黑森林（冷杉林）居住，而且住處附近就有精油蒸餾場，一個多月後竟不藥而癒。

　　松科對於慢性呼吸系統問題特別有幫助，但不是急症處理，而是用吸聞或蒸薰方式，潛移默化地慢慢改變體質。

❷ 關節：

　　老年人的生活品質優劣，其實是取決於「關節」的好壞。用CT2來按摩、泡澡，可增加能動性，讓關節變成「長青」的輪軸。

❸ 神經痛：

　　曾有個案發生三叉神經痛，用CT2一天4次按摩，2個月後痊癒。但不是所有三叉神經痛都能神速地療癒，要看其起因。

　　該個案的財經能力強，極受家族器重，親戚們集資後委任他做投資代表，結果卻失敗，在能力被否定，及顏面盡失的雙重打擊下，開始發病。因為CT2帶給人豪邁的原始本能，好度過眼下的困難苦境，所以身心效果加乘。可放盆熱水，滴入CT2（不超過5滴），用來蒸臉。

❹ 腎上腺：

　　根據兒童發展與內分泌系統的關聯理論（參見《香氣與空間》一書第13章），出生0～2歲，需要強大被保護，這正呼應「腎上腺」發展期（父性原則）。如果這時期缺乏父親的陪伴與依靠，或者父親在家中的地位低，小孩很容易腎上腺發育不良，缺乏自信、性格纖細、悲觀易感、常

感疲憊、容易放棄、缺少行動力等。相反地，若腎上腺很充足，則體型粗壯、自信踏實。

松油萜可影響腎上腺，且松科冷杉屬多半葉端圓鈍（只黑雲杉的葉較尖銳），可帶來堅毅卻不尖銳的能量，對腎上腺特別有激勵效果。就像得到了父親的支撐，可安心地依靠著，而這股安定力量，也使其精油可減少小兒受驚夜啼。

一般認為黑雲杉對激勵腎上腺的效果較優秀，但最近的研究發現，歐洲冷杉的效果同樣很卓越。即使錯過腎上腺發育關鍵期，還是可用來調理補強。

另有一種極端的典型，是父性角色太過強大，而對個案造成威脅，也會使腎上腺發育萎縮。這同樣適用CT2，但可能容易出現跟父親不愉快的夢境。

 膠冷杉 *Abies balsamea*

> 獨立自主，客觀理性

生長背景

膠冷杉取得容易、價格較低、氣味也較為人熟悉。

長相不若歐洲冷杉高大，具有美麗昂揚的紫色毬果，常做成聖誕樹、聖誕環。

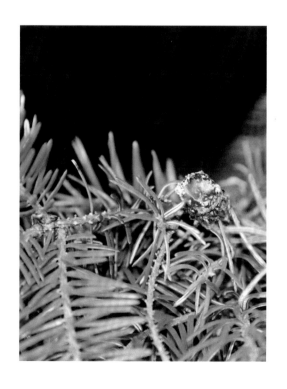

針葉成圓鈍狀，可用來做冷杉枕，有助睡眠，同時也能醒腦。雲杉的尖刺針葉並不適合做枕，否則就像頭皮針灸囉！

「助眠」跟「醒腦」，這兩種功效其實並不矛盾！通常是因為思緒太過混亂，才會干擾到睡眠。

療癒特色

「膠」字是形容樹幹的黏稠芳香樹脂，常運用於精密儀器的接著劑，如光學顯微鏡的玻片沾黏。但會「黏」的物質還有很多，糯米也黏呀，膠冷杉到底有什麼獨特？

因為膠冷杉的「松油萜」成分，還具有最重要的防腐、抗菌、抗霉的功效。光學精密儀器很貴重耶！

其松油萜含量雖比歐洲冷杉少，但含「倍半萜酮」可分解黏液，強化呼吸道的化痰力，並讓膠冷杉的氣味較安靜沉穩。

西伯利亞冷杉 *Abies sibirica*

> 沖淡成長過程的孤獨

CT2 成員

生長背景

主產地是Taiga，這是俄文「北方大森林」之意。西伯利亞森林橫跨歐亞北方極地，是全世界最大森林帶，占全球樹木的1/3，更占全世界伐木耗材的3/4。此區的植栽主要是由西伯利亞冷杉、雲杉，及落葉松所組成。

西伯利亞的生存環境非常嚴苛酷寒，經常是攝氏零下30幾度，一年中不冰封結霜的日子還不到100天。而且土壤貧瘠、缺水，濃密林木遮蔽著天空，不見鳥類飛翔，人類若缺乏食物下進入Taiga，將很難存活下來。

西伯利亞冷杉在這麼嚴酷的極地裡，只能快速地成長著，也快速地凋零。因此木質輕軟、樹形瘦高，是冷杉屬中比較短命的樹種，大概才活200年左右啦！

療癒特色

西伯利亞冷杉的特質是汰換率高、不斷推陳出新，所以帶有青春氣息的能量，生理上適合用於增強新陳代謝，心靈療癒則適合處在轉換期者，協助加速進入新的生命階段。

所含的酯類成分是針葉精油中比率最高者，香氣甜美、接受度高。彷彿「越過關卡後，終將清香撲鼻！」

西伯利亞雪地裡經常可見到用冷杉蓋的三溫暖小屋（banya sauna）。在裡面一邊吸聞冷杉甜美氣息，一邊用樺木（苯基酯）樹葉拍打身體，促進全身血液循環，還不時跳入雪地冰川，真是頂級享受的三溫暖！

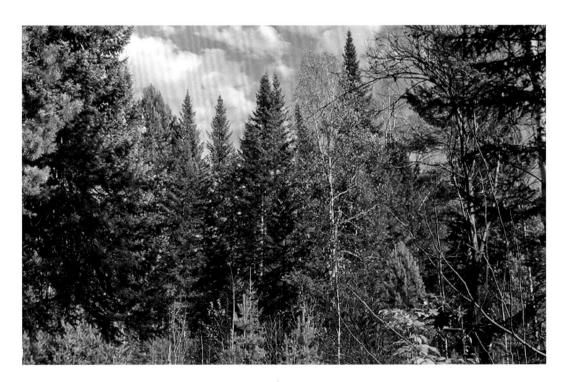

道格拉斯杉 *Pseudotsuga menziesii*

CT2 成員

> 化干戈為玉帛，消弭滿橫暴戾之氣

生長背景

　　道格拉斯杉是偽鐵杉屬，生長於美國西岸，長得比歐洲冷杉更高，隨便都可長到60公尺，甚至達100公尺，是最高的冷杉，也是美國白宮選用的聖誕樹種。

　　由精油成分來看，單萜烯中的檸檬烯含量高，多些水果氣息，也在針葉樹的嚴肅中多了些緩解。

療癒特色

　　毬果下垂、苞片露出、針葉頓狀，彷彿溫文爾雅型的瘦高紳士，長得最高大但不給人威脅、處事嚴謹卻又有包容力，具有令人想主動景仰的特質。

　　故能量特色為展現制高點的全觀視野，高瞻遠矚，明理且超越，適合做「溝通用油」。在與他人爭論前先使用，避免變成小鼻子小眼睛的爭鬥。

　　從電視新聞節目就可以看出這個國家未來的願景。台灣目前的假日新聞幾乎由美食介紹占去大半篇幅，當然這表示很重視民生需求啦！也讓記者能在假日稍作休息。但如果人民從小就只看美食或娛樂新聞長大，極容易缺乏宏觀視野，以及不同角度的思考。新聞跟教育都是需要好好投資的百年事業，道格拉斯杉具有讓人向上成長、不向下沉淪的力量，很適合相關從業人員，或未來主人翁使用。

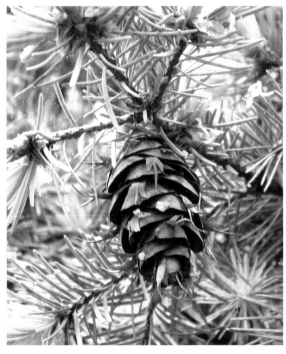

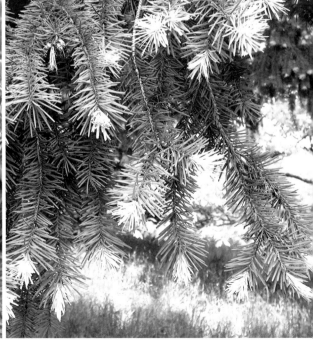

CT2 成員 歐洲赤松 *Pinus sylvestris*

> 不屈不撓，排除萬難

生長背景

　　歐洲赤松的樹皮呈鐵鏽色，會滲樹脂。葉成串生長，毬果常作成裝飾品。是歐洲原生樹種，生長地帶比Taiga再往南些，與歐洲冷杉有重疊但海拔低些。

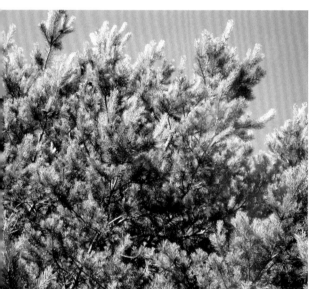

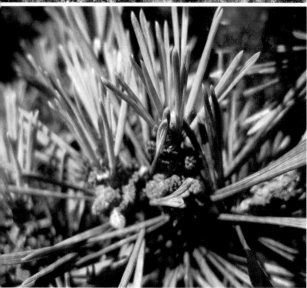

　　它是地中海區的主要松樹品種。此區氣候乾燥、陽光猛烈，歐洲赤松即代表著「元陽之氣」、「浩然正氣」的陽剛能量。地中海沿岸的常見景觀，是在歐洲赤松（陽）下，看著蔚藍地中海（陰）。

歷史人文

　　在基督教之前的原始宗教，常焚燒松脂、松針來崇拜太陽神，讓人能完整接收太陽能量，並帶來淨化效果。

　　歐洲赤松以土耳其長得最漂亮，盛大雄偉，想是因為土耳其本身就是個充滿陽性能量的土地（因民族習性、石柱遺跡、陽具崇拜等），也最能滋養歐洲赤松。土耳其位居歐亞交界，古蹟多有歐洲赤松，彷彿一起見證歐亞歷史文化長流。有名的特洛伊城就在現今土耳其境內，當時的巨型木馬就是用歐洲赤松所搭建，無堅不摧的突破性能量，代表著征服與勝利。歐洲赤松強大的陽性能量，彷彿一切困難都可以突破，有人用來壯陽；女性則可用來平衡能量，不致過於柔弱。

療癒特色

　　以成分來看，α-松油萜可激勵腎上腺、副腎皮質荷爾蒙（可人工合成為類固醇），適宜體力差、腎功能不佳者。臨床上可改善洗腎病人的排汗困難，及疲累感現象。

　　腎是「調和陰陽」的器官。從伊斯蘭蘇非教派的大師魯米（Rumi）身上也可以看到能量和諧的體現，他的詩篇都環繞

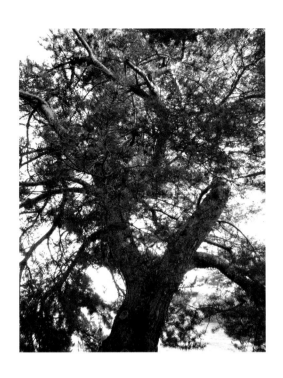

著「愛」的主題，人生就是要去體驗愛、追尋愛。蘇非旋轉僧以迴旋作為修行方式之一，以大腳趾為軸心，在脫水槽般的連續旋轉中，把雜念排出，放下我執，去與世界合一。這裡的「合一」既是指「渾陽」，壯大陽氣以衝破隔閡，消融人我界線而變得更緊密，所以也是指「愛的展現」。

這不同於母性「接納」的愛，而是陽性能量「堅持不懈」的愛。因此使用CT2也會得到強大的撫慰力量，但不同於酯類精油那種被擁抱的安慰，而是一種被理解、被支持、「很麻吉」的安慰。

 CT2 成員 落葉松 *Larix europea*

> 在窘況百出時，仍能自我解嘲

生長背景

落葉松是針葉樹松科裡唯一會落葉的。不僅如此，落葉前還會先變色！這樣的行為簡直是「長青」家族的恥辱嘛！？

但仔細思量會發現，其實落葉松是「識時務者為俊傑」。它能因應氣候變化而改變自己、不去硬撐，反而能存活在更冷更嚴苛的環境，比冷杉更耐寒，也比歐洲赤松長得更高。不但葉和毬果是針葉樹家族中最漂亮的，它的木材比杉更堅硬，可用來做枕木、電線桿、造船、建屋、炭筆等等。

療癒特色

落葉松精油有兩種，分別從針葉、樹脂蒸餾，後者較黏稠。

能量特質有如葡萄柚這角色，幽默、自我解嘲，落葉松願意承認自己的脆弱，接受可能的失敗，反而更能展現其韌性與堅強。因為，休息之後可以走得更遠，能多給自己一些緩衝空間，更有機會東山再起。

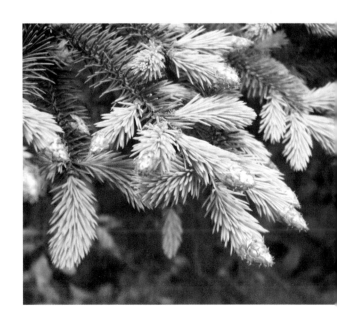

黑雲杉 *Picea mariana*

> 反敗為勝，有擔當有肩膀

生長背景

黑雲杉不同於其他冷杉的長相習性，它的葉端尖刺，喜歡傍水而生，或是氤氳山區的潮濕土壤。木材飽含水氣，共鳴度佳，很適合用來製作樂器，讓聲音飽滿有彈性，不會乾澀、尖銳、單薄。

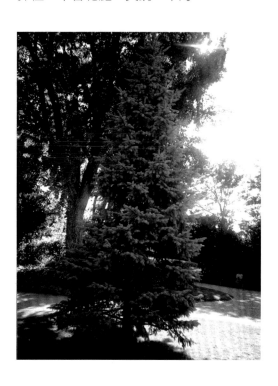

療癒特色

人的腹部，是發出自我獨特音色，也是與世界互振共鳴的區塊。黑雲杉精油很適合塗抹在腹部，能增進聆聽、迴響、對話等溝通能力，不會因言語的乾硬尖銳而造成衝突。

黑雲杉也適合用來強化，或補充腹部能量（第三脈輪本我輪、太陽神經叢）。對於經常需要付出的人（如服務業、醫護、社工、諮詢人員），或者過度耗弱自己的人，黑雲杉能補氣、堅守防禦、不易被擊倒。

另外，自我感不足、老覺得自己卑微的人，也可多用黑雲杉來保護自己的存在。

CT2對關節骨骼與脊椎健康很有幫助，特別是與腎臟對應的腰椎。

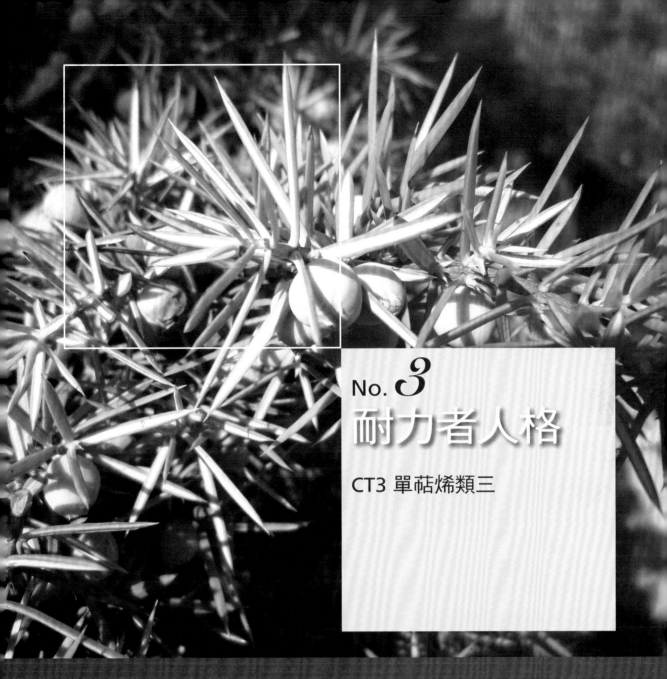

No. _3_
耐力者人格

CT3 單萜烯類三

CT3 的植物成員

杜松漿果 / 掃除不潔或受迫害的感覺

高地杜松 / 走出童年創傷

絲柏 / 反璞歸真，靜默自持

格陵蘭喇叭茶 / 信守正道，剛正不阿

髯花杜鵑 / 帶來一種輕盈的動能，充滿女性的純真與堅忍

內斂、耐久

耐力者人格

代表職業：運動家
類型人物：林義傑

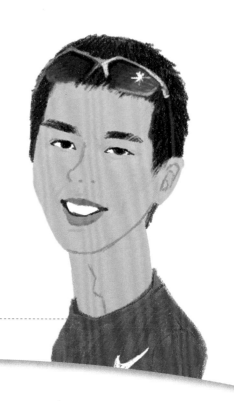

由「平均身高」來看，松科比柏科長得高。但如果從個體來看，巨大且長壽的神木卻以柏科居多。因為植物外觀取決於其能量狀態，柏科能長得高、活得久的智慧，就在於生長速度緩慢，所以能恰當地分配生命能量，不像西伯利亞冷杉長得快速卻短命。

從針葉樹毬果的長相形態來看，松科是剛強木訥，柏科則是渾圓敦厚。

柏科的葉片圓鈍、成鱗片狀，毬果水嫩有肉、不裂開，甚至漿果化（柏科性喜多水），這也都呼應其「內斂耐久」的特質。

因此CT3的能量特色是「臥虎藏龍」。

龍、虎是指陽氣，臥、藏才是重點，也就是「內斂」陽氣、不致過度逸散耗盡。單萜烯是陽性精油，松科的能量特色是昂揚剛強，發散大量陽氣在外；柏科的能量特色是收藏陽氣，明智

緩慢地運用，才能走得更深長平緩。如果說生命的總氣數（呼吸次數）是固定的，那麼「深長地呼吸、平緩地生活」正是柏科植物為人類展現了「慢活」的真諦。

健康的程度，常是取決於「身體是浸泡在哪一種體液中？」是清爽？還是廢濕？

柏科的內藏陽氣，能發揮體內「除濕機」的效果，把多餘的濕氣、廢水，由內而外蒸散排出，比從外面陽光曝曬的效果還好。這就是柏科精油著名的「排毒」功效。

正向人格

代表人物是亞洲鐵人楊傳廣、極地長跑健將林義傑。

十項鐵人比起單項突出的「爆發力」，更需要的是全程的「耐力」。

極地長跑（CT3不少植物也長在寒帶極地）除了耐力，還需要清楚堅強的自我認知，不管別人異樣眼光，在一切都混沌不明時，依然願意耐心等待，蓄養自我能量。

負向人格

瘋子畫家達利，是開創20世紀超現實主義畫派的大師。但某些藝術家自恃才高，沒有達利的「才華」，卻有達利的「脾氣」，老是想打破別人的規範，卻沒有自己的訴求，只為反對而反對。譁眾取寵是得到了注目焦點，卻也往往過度揮霍陽性能量，外顯為乖張暴烈的行為。這是CT3能協助處理的負向人格。

另一種負向人格是虎頭蛇尾、半途而廢者。在機會跟問題中，不斷徘徊拉扯、幾進幾出。這類人格多半也缺乏堅強自我，不甘孤寂，想在短時間內就得到肯定、獲得好成績，所以稍不被認可、不被理解，就自暴自棄。

隨便播種、無法深根、等不到開花結果就放棄，一直另起爐灶，終究還是到不了自己的目標！

芳香療法的學習，最後是要超越症狀治療的，否則CT3不過是止咳精油群中的一支而已，非常可惜！

個案分析

曾經處理一位個案，陰道感染十幾年，中西藥物都無法痊癒。在芳療諮詢過程中，旁敲側擊，布下長線，再慢慢抽絲剝繭，最後是放大該個案的生命藍圖，才尋找出致病的原因，也就是本單元提到的負向人格類型。因此給她含有CT3的配方，並不是擦陰道（因為不是癥結點），而是全身按摩泡澡，結果三個月就痊癒了。除了選對用法，療癒的最重要關鍵是個案與植物能量相互呼應。

杜松漿果 *Juniperus communis*

CT3 成員

　　杜松精油裡含有單萜酮、倍半萜酮，是CT3成員中氣味最上揚的，同時也讓它具有溶解黏液跟排水的雙重功效。

生長背景

　　杜松原生於歐洲。在地中海型氣候區，杜松與絲柏的生長地重疊。

　　其他柏科的葉片大多已鱗片化，杜松卻仍保持尖銳狀，連枝幹也帶有尖刺；

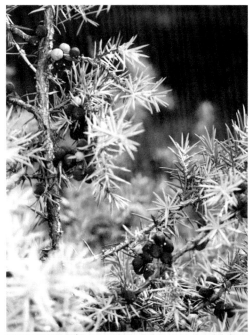

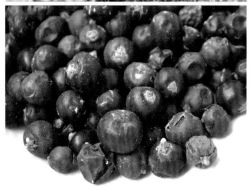

其他柏科喜歡潮濕、酸性土壤，杜松則喜歡向陽、鹼性土壤。杜松簡直是團體裡的「黑色山羊」，在渾圓敦厚的柏科家族中，獨樹一格。

　　杜松的肉質漿果，初為淡綠色、成熟轉成深藍色，採下乾燥後變成黑色，可用來增添琴酒（杜松子酒）風味。杜松子味苦，中醫說「辛開苦降」，苦味可把過於散溢的陽氣收斂回來。

心靈療癒

　　尖銳的針葉，呼應它能「自我保護」的能量特色。西方自古就焚燒杜松用來驅魔。蒙古慶寧寺在驅魔儀式「懺」，喇嘛也焚燒柏科杜松屬的枝葉，雖然與用來萃取精油的杜松同屬不同種，但一樣具有淨化的能量特質。

　　從現代眼光來看，杜松的驅魔其實就是指「淨化、殺菌、消毒」功效。

　　除了淨化實體空間，也淨化心靈空間。杜松充分發揮「下水道」精神，能驅除心魔，淨化心靈幽暗角落，烘乾心底黏稠陰影。

生理療效

　　杜松能利尿、排毒。對於因體液不當堆積所導致的關節發炎也有效。

　　痠痛的來源，多半是因為過度勞損（陽氣過度外溢）。杜松能協助廢物的代謝與排出，減緩痠痛症狀，休養生息以固陽，就連長時間抱嬰孩所引發的腰痠手痛，都很有效。

高地杜松 *Juniperus communis var. montana*

＞走出童年創傷

生長背景

一般杜松生長在海拔400公尺處，植株約180公分高。

高地杜松生長在海拔1000公尺以上，植株約30公分高。

「生活越困苦，滋味越甘甜！」同一品種的芳香植物，若生長的海拔越高，香氣通常越甜、越濃。

高地杜松比杜松含有更多酯類、倍半萜醇，氣味更甜、更濃郁，效用更溫和，能量也更集中。因高處風大，長得較矮小，葉片的尖刺比杜松更甚，具有更強烈的防禦能力。

心靈療癒

上述的生長環境與能量狀態，讓高地杜松比杜松有更細膩的心靈療效，能處理更久遠、更深沉的童年創傷，或是像韓信胯下之辱這樣的一生陰影。適用於小孩受驚、嬰兒夜啼等，遭受意外的驚嚇傷害。

高地杜松也很適合處理「仍在稚嫩狀態時，被無情打擊」，例如各種「第一次的受傷害」，這無關乎年紀，即使40歲才初戀，旋即被狠狠拋棄，所受到的身心巨創，都可使用高地杜松。

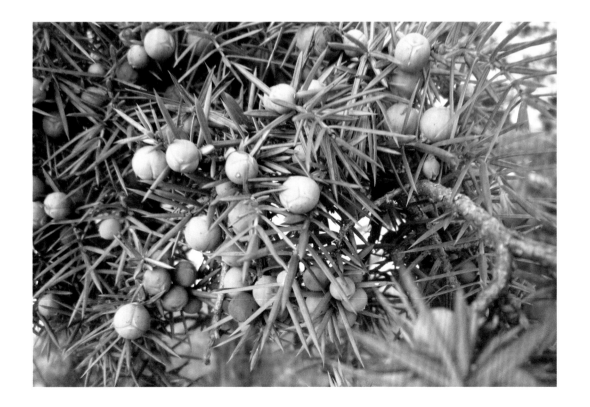

絲柏 *Cupressus sempervirens*

> 反璞歸真，靜默自持

生長背景

原生於西亞，很早就由歐亞橋樑土耳其傳入歐洲，與橄欖樹共同組成地中海區的典型地貌。

樹幹長相剛毅，葉成鱗片狀，毬果成水肉狀，喜歡長在水分多的地區，但在地中海的乾燥氣候區則不得已！

能量特質

要進一步瞭解絲柏的獨特性之前，我們先來談「龍涎香」。這是抹香鯨的蠟狀腸胃分泌物，目的是包覆無法消化的烏賊喙等堅硬物，先集結於結腸直腸處，再排出體外。經過烈日曝曬與海水浸泡，龍涎香顏色變淡、香氣濃郁，是比黃金還珍貴的芳香極品。隨著抹香鯨被大量捕殺，天然龍涎香的產量年年遞減，不過化學家已經可以人工合成，原料用的就是絲柏。

龍涎香「Ambergris」英文意為「灰色的琥珀」，因兩者氣味有接近之處。琥珀是松柏科樹脂形成的化石，所以燃燒琥珀會帶有焚燒新鮮松脂的香氣，但又稍有不同，差異點就是琥珀形成過程中加入了最重要的元素──「時間」，這是點石成金不可或缺的關鍵。

我們花了些功夫來談龍涎香、琥珀、絲柏這三者的關係，就是要帶出義大利絲柏氣味最珍貴處──「可以聞到源遠流長的時間感」。

絲柏精油的關鍵成分，是倍半萜醇（雪松醇）和雙萜醇（淚杉醇、絲柏醇）等大分子，蒸餾後的數量稀少而珍貴，帶有琥珀般的氣味，彷彿凝結了時間長廊，詭奇地結合「當下」與「恆久歲月」，見證曾經存在的每個生命階段。

醇的溫熱性，也有「暖暖包」效果。

歷史人文

絲柏因為「攸攸時光長廊」的特質，雅典的宙斯神廟、耶路撒冷的聖殿遺跡、土耳其古老宮殿等處，都可見到絲柏的蹤影。絲柏的種名「sempervirens」，意為「長青永在」，二次大戰前南歐的典型家族墓園也都栽種絲柏，想是命名時就已納入民間世代傳承的意涵，對往生者的祝禱

與懷念。

絲柏的「莊嚴神聖」特質，是梵谷繼向日葵後最喜歡畫的植物。梵谷是牧師之子，也曾想以神職人員為職志，雖然後來成為畫家，但終其一生都在探索人類的存在價值。在顛峰畫作〈星夜〉中，有兩株相依的絲柏，迴旋流動的筆觸線條，就像是伸往洪荒宇宙的大問號，是梵谷對於生命的天問呀！

生理療效

絲柏精油的功效與用途：

❶ 靜脈問題——如靜脈曲張、痔瘡、淋巴代謝差等。動脈是向外勃發與奮進的能量，靜脈則是向內休養與守護的能量。絲柏內斂定靜的能量特質，能協助靜脈系統「真藏元陽」，去蕪存菁以養氣。

❷ 呼吸道問題——絲柏同樣具有針葉植物對呼吸道佳的功能，如百日咳、久咳這類慢性呼吸系統疾病，絲柏能讓急促的呼吸變得穩定、深長、舒緩。

❸ 體液問題——體液過度散出，如狐臭、尿床、手汗、多汗等。通常與內在恐懼、容易緊張有關，同樣是一種內裡陽氣過度運作的狀態。不斷翻攪、消耗，無法好整以暇地與世界對話，而導致驚慌失措。絲柏有良好的收斂、節制及穩定作用。它類似除濕機的功能，並不是不排，而是合理地排出，所以不用擔心會影響到正常代謝。

❹ 女性更年期問題——如臉潮紅、盜汗、失眠、陰道乾澀等症狀的緩解。法國醫生認為，絲柏能安撫更年期婦女的苦惱，因為它含有類似雌激素作用的成分。不過聞了它琥珀般的氣味，就會知道那並不是全部的答案！絲柏能引領我們走入時間長廊，讓我們能接受自然的生命「新」階段，不再因執迷於過往青春而召喚出恐慌與抗拒，以及相關的心身症。

心靈療癒

絲柏擅長協助處理親子衝突。傳奇故事中哪吒的「拆肉還母、拆骨還父」，雖然出發點是為了不連累父母，但這行為本身卻透露出決絕的宣誓，要用最火爆激烈的方式把親子間的恩怨瓜葛一筆勾消。如果是溝通良好的親子，遇到任何問題自能一起商量解決、攜手面對，何須致此？

代溝的產生，或者說親子雙方的差異，其實就在「時間感」。但人都是活一段、忘一段，所以當父母用40歲的眼光來看20歲的孩子時，怎麼看怎麼不順眼。絲柏的時間感，可以喚起父母的過往記憶，回想起自己走過的路，才會開始意識到：「雖然希望孩子變成熟，但也是需要給他們時間慢慢去走，成熟是急不得的」，所以願意用寬容去陪伴。

孩子是在被理解中，才願意訴說與求援的。當父母脾氣不暴躁，孩子才不害怕，也願意靠近。

同樣地，絲柏也能幫助孩子度過狂飆成長期，讓年輕的樹脂卻有透出琥珀光澤的潛力。

現代科技的進步，可大幅縮短空間的距離，卻難以消除時間的距離。遠距離戀愛可以藉著skype、MSN來跨越空間阻隔，卻無法縮短戀情從開始到穩定所花的時間，以及廝守的漫長等待與煎熬。但絲柏的能量可協助人們願意平靜接受、耐心等待，而不是想用遙控器快轉人生。

生命就是由每個小目標達成前的種種努力過程、盼望等待，而織就成豐厚的存在感！最後，目標有沒有達成反而不重要，過程中的諸多細節會慢慢存成記憶的百寶箱，這才能超越生命的短暫與脆弱。

事業、感情、智慧等等，也都是需要「時間」去催熟。療癒也是！凡是一針見效的，必也易招致別種惡果。

 ## 格陵蘭喇叭茶 *Ledum groenlandicum*

> 信守正道，剛正不阿

CT3成員除了柏科外，另一重頭戲是同樣能展現耐力的杜鵑花科植物，包括格陵蘭喇叭茶、髯花杜鵑。它們跟城市常見的一般杜鵑是不同屬，但杜鵑能榮登台北市花，凸顯出這家族「耐髒、耐磨」的堅韌性格。

生長背景

格陵蘭喇叭茶的精油由葉片萃取。葉片正面有如皮革般質感，背面下捲、有咖啡色絨毛，可收集水分。

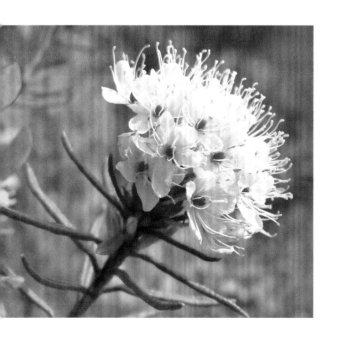

喜歡潮濕處。生長在攝氏零下40度的酷寒極圈區，從美國北部大湖區，橫跨加拿大，續往北極圈。在它的分布區棲地中，長得高者是黑雲杉、中者是杜松、最矮的就是格陵蘭喇叭茶。高度不到1.5公尺，要與動輒20～30公尺高的松柏科競爭陽光，勢必得要展現超強耐力，才能存活下來。

格陵蘭喇叭茶也是麋鹿喜歡吃的點心，總是隨意被大噸位動物踐踏採食。不僅矮人一截，還活得很卑微。

這麼困難的生存條件，更彰顯格陵蘭喇叭茶的十足韌性與強大療效。北美印地安人常拿來製茶、醋。

生理療效

我們借由幾部電影，來帶出格陵蘭喇叭茶的各種功效：

❶《歌劇魅影》（The Phantom of the Opera）：

男主角因燒傷自覺醜陋，變得自卑又暴戾。從無法正眼看自己，變成無法面對自我。

格陵蘭喇叭茶外用可治療各類皮膚問

題，燒燙傷、皮膚龜裂、哺乳時乳頭裂傷等等，是嬰兒與母親的重要用油。

單萜烯＋3種倍半萜類成分，很能增進自我覺知能力，加上惡劣環境所展現的韌性，因此特別適合自覺卑微渺小、比不上別人，或因意外而自慚形穢，轉而自暴自棄，甚至性格暴戾的人。格陵蘭喇叭茶可以幫助他排除心中陰影。

❷ 《輕聲細語》（The Horse Whisperer）：

格陵蘭喇叭茶也適合處理動物的自卑問題。片中的馬兒受傷毀容後，變得容易驚恐、好發脾氣、難以馴服，可用格陵蘭喇叭茶安撫情緒。

❸ 《全民情聖》（Hitch）：

片中男主角原本計畫好要完美地約會，卻因誤食過敏食物，突然發腫破相，也無法在心儀的對象面前保持良好形象。格陵蘭喇叭茶對於任何類型的「過敏」症狀皆有助益。同時也很適合因「形象毀滅」而導致的身心症狀。

另外，對搔癢、蚊蟲叮咬、頭皮屑等「體表」問題的效果佳，這些多半也因陽氣過度發散、皮膚過度亢奮而導致。

對於頭肩部位（個人形象的主區域）的大小問題，如頭痛、發燒、感冒、氣喘，甚至腸胃不適（本我區）也適合。

❹ 《黑雨》（Black Rain）：

男主角深田優作因腎臟病過世，剛好片中飾演的角色性格，是由於悲慘的過去才變得暴烈兇殘。

「腎臟」是掌管關係的器官。腎的好壞通常也取決於深刻完整的自我形象。暴烈者，多半因自我形象有陰影，才跟世界的關係不良，容易與人衝突。

我們從器官部位的能量需求來切入，

會更瞭解其療效。格陵蘭喇叭茶能處理腎臟問題，健全自我形象，也願與世界和解。

❺ 《不夜城》（Sleepless Town）：

在東京新宿五光十色的背景下，搬演著複雜人心的劇情，全片卻有香港電影的快節奏。

夜晚不休息，就會不斷消耗能量，讓陽氣無法存養。

香港人非常重視排毒，是因為沒時間好好代謝的緣故。他們的生活步調快速，競爭劇烈，沒有時間去調整步調，大家都汲汲營營、三頭六臂地身兼數職，所以導致甲狀腺亢進、腫瘤、失眠、頭瘡等問題特別多，這些都交給格陵蘭喇叭茶吧！

心靈療癒

荷蘭畫家林布蘭的傳記電影《夜巡者》，片名借用他最知名的畫作。

有一種人，外表看似溫和安靜、步調緩慢，但其實內心一直在夜巡。因為他總是不斷自我檢查、反覆自我批判、以期求勝求完美，這種「內在的夜巡者」人格，通常是最早寫完考卷卻最晚交卷的人，因為大部分的時間都花在反覆檢查。

《夜巡者》跟《不夜城》類型，其實是異曲同工。相對於不夜城人的陽顯於外、揮霍陽氣，夜巡者則是內耗陽氣，其內心更幽微複雜，使用格陵蘭喇叭茶能讓他停下自我檢視，休養生息，與自己和解。

如果只從外表去判斷用油，很容易遇到諸多困難，因為冰山下總隱藏著多種面貌。但改由判斷個案的原型來著手，用油就會得心應手！

髯花杜鵑 *Rhododendron anthopogon*

> 帶來一種輕盈的動能，充滿女性的純真與堅忍

生長背景

也是杜鵑花科，長得比格陵蘭喇叭茶還要矮小，生長在喜馬拉雅山區海拔約3500～4000公尺高處，喜歡濕氣重、雲霧籠罩。

心靈療癒

位處朦朧未明之地，髯花杜鵑的專長則是「撥雲見日」。讓人身在混沌狀態時，依然按捺得住自己，慢慢等待度過，甚至給人在困境中匍匐前進的力量。

土地以相同的能量涵養著人類與天地萬物。髯花杜鵑的能量，正如一生必得前往拉薩朝聖的藏民一般，有著堅忍的耐力，一路跪拜匍匐前進。髯花杜鵑也能強化關節機能。

其精油成分：單萜烯＋倍半萜烯＋倍半萜醇＝給人持久力。

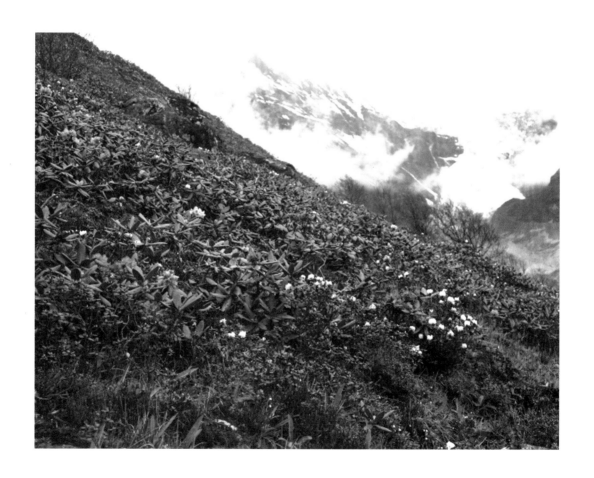

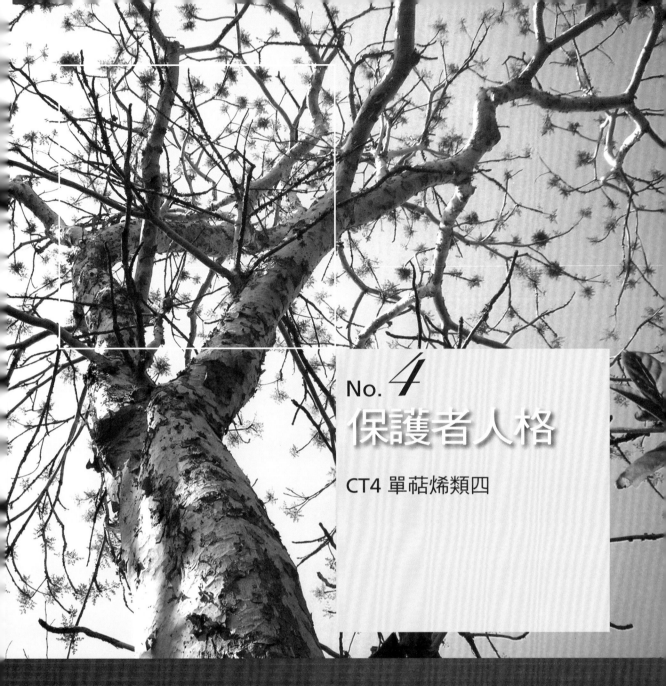

No. 4

保護者人格

CT4 單萜烯類四

CT4 的植物成員

歐白芷根 / 愚公移山，元氣淋漓

白松香 / 平衡極端的情緒，放下激烈的抗爭

蒔蘿 / 柔弱稚嫩的心靈得到百般呵護

欖香脂 / 明天會更好的信念，捲土重來的勇氣

乳香 / 找到凌駕一切力量的力量，發現超越一切價值的價值

給予強大保護，
並喚醒被遺忘的力量

保護者人格

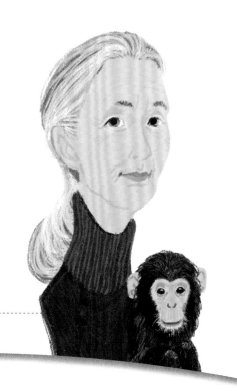

代表職業：志工、社工、保育人員
類型人物：珍古德

正向人格

　　CT4是由繖形科與橄欖科植物組成，以歐白芷根為關鍵代表，擅長補氣強身，繖狀花序張開時像把保護大傘，呼應CT4的「保護者」特質。橄欖科植物則多半產有樹脂，修護與凝煉的特性，讓CT4的療癒能量變得濃烈集中、更有重心。故相較於CT3讓人有耐力、長時間地沉氣等待，CT4則讓人在短時間內爆發強大力量，和堅定的信念。

　　保護者的最佳詮釋代表，是「超人」的形象，力量強大又讓人安心，平常隱身在人群裡，一遇危險狀況就挺身而出，隨時準備好拯救動作。現實生活中的平民超人，則是各階層的人民保母，包括志工、社工、警消人員等，以及生態保護者（例如珍古德）。

負向人格

　　代表人格是「依賴者」，同樣需要被保護，但跟弱勢者是不同的。西方國家的社會福利較佳，對弱勢人士、需扶植的團體，有比較多的保護與資助，這是極棒的政策，卻讓部分人士利用，樂當長期的依賴者，反而喪失原有生命活力，如街頭遊民、長年領失業救濟卻遊手好閒的人。

　　人生總會遇到某些艱難時刻，例如得不到該有肯定、找不到靈魂伴侶、遇不到伯樂賞識等，都容易讓我們脆弱無助，彷彿失足踩入流沙，不斷往下沉淪、往內陷溺，根本不相信自己有力量可以突圍而出、繼續生存下來。「就憑我？我能做什麼？」乾脆承認自己就是個失敗者還簡單些！然後繼續當長期依賴者，甚至受害者角色，就像《慾望街車》（A Streetcar Named Desire）裡的

布蘭琪，過著一種需要仰賴陌生人的善意，才得以繼續的人生。

　　CT4這名強大的「保護者」，除了能馬上拉人一把外，更能喚醒被遺忘的力量，逐漸從依賴者角色中走出。

　　另外，也適合太「依賴」電腦、網路等科技工具，卻變得身心柔弱的人，CT4能通經絡、活絡氣血、掃除窒礙。

CT4 成員
歐白芷根 *Angelica archangelica*

> 愚公移山，元氣淋漓

生長背景

　　歐白芷長得高大挺拔，可達兩公尺高。若旁邊種上蕁麻，歐白芷種子的精油萃取量會增加80％。「遇強則強」，碰到愈難搞的對手，愈能激發歐白芷的「保護者」潛能。

　　喜歡潮濕，多生在沼澤河流邊，彷彿「鐵漢柔情」的形象，在剛壯的樹形內有著柔軟的心。莖幹中空、呈紫色，紫色莖幹的植物常具「滋補」特質，歐洲人喜歡把歐白芷莖剝去外皮後沾糖醃製，當棒棒糖吃。

　　歐白芷的原生地是西亞的敘利亞，是具有古老文明與原始能量的大地，之後移民到環境濕冷惡劣的地區，如北歐冰島。

　　耐寒、喜潮濕、抵抗力強，這種堅忍強韌、不屈不撓的性格，正與維京人的形象相呼應。之後也隨著維京人到處征戰而散播種子，中歐匈牙利等地也都有栽種。

　　其拉丁學名，當歸屬名「Angelica」意為「天使」，種名「Archangelica」意為「大天使」。傳說15世紀瘟疫流行時，某僧侶受大天使託夢要去尋找此植物來活命。

　　18世紀有民間傳說，法國士兵每日食用歐白芷莖幹作為養生之道，得享122歲的長壽。

成分分析

　　歐白芷是獵人很喜愛用的誘餌植物，因為氣味濃厚強勁，特別會吸引鹿、魚等動物聚集。其強烈氣味，除了因有「含氮

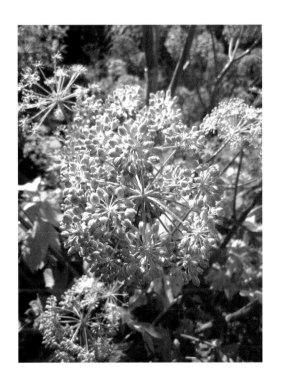

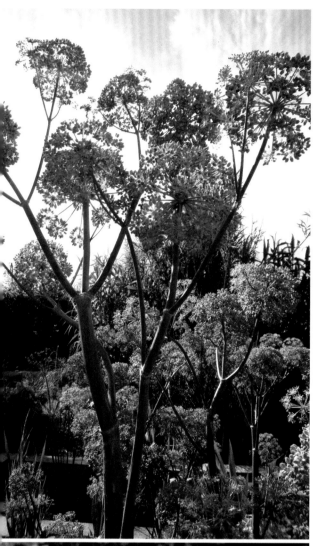

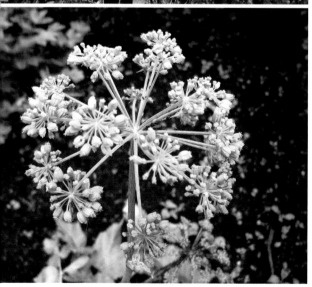

化合物」之外，還含有「歐白芷內酯」，這是類似麝香的氣味。麝香是取自麝香鹿生殖器附近的腺體，因此不難理解歐白芷內酯或麝香酮這樣的氣味，會與活力、性衝動、吸引力作連結。

的確，歐白芷可激勵正腎上腺素，提振元氣，帶來十足衝勁，充分展現出生命的想望。

不過還含有呋喃香豆素，具光敏性，白天不要使用在臉上。

歐白芷精油可分成根部、種子兩部位來蒸餾萃取，前者的單萜烯含量較高，療效強大，價格較高。

療癒特色

當歸補血，歐白芷補氣。當歸長相柔美，是女性恩物，剛強的歐白芷則有助血液循環，能處理各種腹腔的疑難雜症。比方脹氣、腸絞痛等嬰幼兒的消化道問題，或者因長期口服避孕藥或裝避孕器，而導致不孕的人，歐白芷根可提高血行，恢復生機。對於柏格氏症（Buerger's disease）血栓閉塞性血管炎、手腳冰冷、動脈血管病變也很有效。

歐白芷具抗感染跟補身的特性，用來處理胸腔問題也很棒。不管是長年臥病、體弱氣衰、老年人的呼吸道感染，或者長久嚴重感冒，歐白芷都可在關鍵時刻，發揮「力挽狂瀾」的功效。

歐白芷就像是「元氣精油」，能處理因缺乏元氣所引起的種種症狀，還能鎮定助眠！

CT4 成員 白松香 *Ferula galbaniflua*

> 平衡極端的情緒，放下激烈的抗爭

成分分析

繖形科植物除了高比率的單萜烯外，多半還有含氮化合物、香豆素內脂等大分子，形成濃厚的藥草氣味。白松香也不例外，尤其又有含硫化合物，讓氣味更加怪異。不過它所含的香豆素是不具光敏性的。

單萜烯則以松油萜為主，有種「空氣迴盪」的特質，相對於水茴香萜的「往地深根」。

此外還擁有倍半萜烯，帶來一種既能內省又能應變環境的耐力。

生長背景

白松香花色鮮黃，充滿太陽能量。

雖沒歐白芷高，莖幹也是十分堅韌，葉片更具包裹性。相較於歐白芷的剛強，白松香略顯柔和溫暖，但並不柔弱。

阿魏屬（Ferula）植物常供藥用且黏稠，白松香精油是由樹脂蒸餾。

原生於伊朗，即古代文明薈萃之地「波斯」。

療癒特色

白松香的能量特質就像一頂「波斯頭盔」。在遭逢各種叫人抓狂的事件時，能安撫收攏暴烈情緒。因此，對於冒火亢進，或鬱悶委屈無法抒發而長出的莫名大疔、淋巴腫大、結癤突起等都很適用。

白松香能促進血液循環，收斂過度亢進的陽性能量，讓人沉靜放鬆，因此很適合搭配顱薦骨療法（Cranial-sacral Therapy）。這療法是施作簡單卻效果神奇，主要是透過長時間的握持，讓顱薦骨內的腦脊髓液，回歸到如呼吸般規律的脈動，而讓人深度放鬆、提高內在自癒力，因此能有效改善頭痛失眠等問題。

下次遇到腫脹型的頭痛時，不妨抹上白松香，一手放後腦、一手放頸部，靜置幾分鐘，自行做顱薦骨的放鬆按摩，解除該部位的充脹與疼痛。

白松香也對於消化系統具有抗感染的能力。同時能保護本我輪，用心平氣和來展現自己的強大，而不必靠暴烈激動的情緒來證明自己的存在。

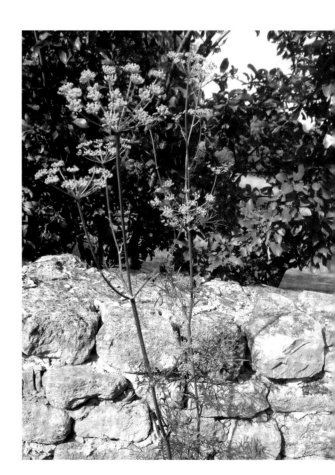

CT4 成員 蒔蘿 *Anethum graveolens*

> 柔弱稚嫩的心靈得到百般呵護

成分分析

　　CT4成員雖然單萜烯比率高，但特色多半來自其他成分。蒔蘿所含的藏茴香酮是單萜酮中毒性較低者，尤其全株藥草蒸餾會比種子蒸餾的含量還低，所以相對很安全，可當兒童用油。

　　此外，蒔蘿醚具有抗痙攣止痛效果。

　　蒔蘿的長相纖細柔弱，有如清秀男孩的形象。

　　原生於南亞（北印度）及南歐，陽光充足、氣候涼爽之地。

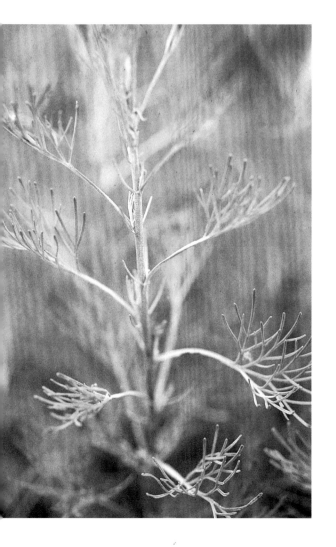

歷史人文

　　羅馬時代，蒔蘿子的價值等同貨幣，可直接易物使用。相對於現代有錢人用名牌、名車來彰顯身價，古代的有錢人則是燃燒蒔蘿壓榨的油，讓晚宴滿座馨香，並藉此來炫耀財富。

　　4世紀時，就有商人靠炒作蒔蘿來致富。8世紀時，講究美食的查理曼大帝在宴席桌上必定擺放蒔蘿油，供賓客大啖魚肉後漱口，可清除口臭外，更有助消化，舒緩腸胃壓力，免得滿座屁聲屁味。

　　17、18世紀，清教徒習慣在聖經裡夾著蒔蘿子，適時嚼上一顆，既可讓頭腦清明，又可排除腐敗氣味，避免褻瀆神聖時刻。

生理療效

　　埃及的埃白氏莎草紙文獻，是人類最早的醫療文獻，當中記載蒔蘿可止痛（此乃蒔蘿醚的功效）。

　　蒔蘿也是烹飪常用的香料植物，經常與肉類海鮮一起出現，可去腥、消解油膩味。或者調成芥末蒔蘿醬，拌麵、夾三明治、起士調味等，能為清淡食物提味。同時，蒔蘿能減肥、促進代謝、消除積食，不會變成童話《三隻小豬》的主角。

　　總之，蒔蘿能令人清爽有活力，不被「物質」充塞或埋沒。

　　蒔蘿常與茴香併用，可通乳、促進乳汁分泌。不僅能讓媽媽快樂，寶寶也能同樂！因為喝此母乳的嬰兒，能預防腸胃脹氣、腸絞痛。當代科學臨床實驗已經證實這古老配方，並建議母親多喝蒔蘿茶。

心靈療癒

蒔蘿是重要的小朋友用油，特別適用在膽小怯懦，或常被責罵的小孩。也對嬰幼兒便祕或呼吸道問題有效，並能掃除因養育者不自覺的態度而帶給小孩的壓力。

中世紀時，蒔蘿被拿來驅魔、讓雷雨散開。姑且不論是否真的有效，但人們相信蒔蘿有此能力，是因為它具有「撥開陰霾，讓人在污濁中再生」的能量。

使用蒔蘿做成的眼枕，可讓人香甜入夢唷！因為使腦袋清明、不陷溺、無雜念，所以能安然入眠。

整體來説，蒔蘿可以強壯本我輪、健全自我存在感，讓人愉快放鬆不緊繃（因肯定自我而不緊張），所以也是重要的關係用油（也是腎臟用油）。古代藥草文獻指出，蒔蘿可讓男人專情、女人多情，想必是令人放鬆後，加上感官復甦的緣故吧！

CT4 成員 欖香脂 *Canarium luzonicum*

> 明天會更好的信念，捲土重來的勇氣

生長背景

橄欖科植物，原生於東南亞，欖香脂拉丁學名中的種名即為「呂宋島」之意，是馬尼拉的特產。

葉大、果實飽滿，植株充滿亞熱帶的粗獷生命力。樹脂是少見的淺色，刮下可供焚香，有癒合傷口、修復傷疤之效，且含醚類能止痛。整形手術過後可多用樹脂類或倍半萜烯類精油。

療癒特色

精油中獨有成分：欖香脂醚（讓人放鬆）＋欖香脂醇（使人平衡），故能量特質是讓人「邁開腳步、輕快前行」，就像《亂世佳人》（Gone With The Wind）裡的郝思嘉，具有強韌的生命力，為了生存能有扯下窗簾做華服的氣魄。而歷經動盪艱辛後，雖找到真愛卻遭拒絕，所有一切都跌落谷底了，還能瀟灑地説：「Tomorrow is another day」。明天太陽又會升起，又將是全新的一天，一切都可以捲土重來。

欖香脂這種超強的身心再生能力，特別適合加進沐浴用品裡使用，洗去一天的挫折困頓，用全新的心情，迎接明天。

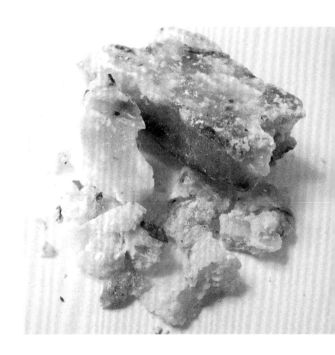

乳香 *Boswellia carterii*

（CT4 成員）

> 找到凌駕一切力量的力量，發現超越一切價值的價值

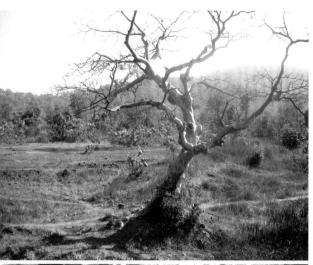

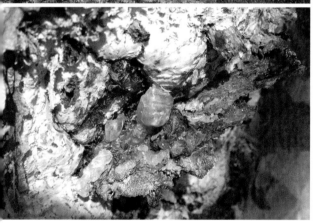

生長背景

橄欖科植物。越珍貴的香料，命運總是越坎坷，乳香多生長在貧瘠、困苦、乾旱之地。原生地為阿拉伯半島南端（阿曼、葉門）、非洲最東角（索馬利亞、衣索比亞），及南亞的印度半島，皆是古文明發源地。

但品種略有不同，可供商業生產的就有18種之多，通常是混合蒸餾萃取精油，只有單賣樹脂時才不會混摻。

最好的乳香品種是神聖乳香（Boswellia Sacra），產量稀少，多半以樹脂形態被販賣，產區朵法爾（Dhofar，現今的阿曼、葉門一帶）位於阿拉伯半島南部，中間有2000公尺高的海岸山脈阻隔從印度洋北上的水氣，造成山脈以南是羅馬時代人們就嚮往的蔥鬱富庶綠洲，但山脈以北則乾旱不毛、土地粗礫化（更北則是細砂，不產乳香），兩者形成強烈對比，有如緊鄰頂級精品旗艦店大道旁的小陌巷，卻是神聖乳香的最佳產區。

中國宋朝丁謂寫的《天香傳》，提到：「昨過乳香山，彼人云：此山下不下雨已三十年。香中帶石末者，非濫偽也，地無土也。」便是記錄乳香產地的乾旱粗砂似無土。

如此嚴苛的環境下，乳香外形也顯得相當粗礪。因水氣不夠，植株高度不超過150公分。葉片乾厚，花期短、總狀花序、五瓣內黑，會結成類似橄欖形狀的假蒴果。樹皮因太乾燥常會自然龜裂、分叉

乳香是多分子精油，療癒作用多元，特別適合處理急性感染和慢性沉疴問題，加上多分子的比率分配均勻，使得協同作用強大，處理層次細膩，身與心的問題能面面俱到，是典型的「大中至正」精油。

乳香自古被用來與神溝通，現在則帶領我們往內，跟自己的內在神性連結，回溯與生俱來的古老智慧，喚醒心靈深處如「大天使」般源源不絕的力量，然後知道，自己可以面對一切。

捲起，流出白色汁液以自癒，埃及人稱之為「神的汗液」。

對照分析其能量特質，松柏的「高瞻遠矚」，可帶領人適應艱難環境，而乳香的「強韌」則是協助人承擔苦難，及被刻意施加的傷害。

採收過程

樹脂乾掉後變堅硬，有透明光澤。落地的品質較差。一般多以人工在春秋兩季各採收一次，春季水氣較多，故以乾燥秋季所採收的品質較佳。

採收程序是先切割樹皮，隔一個月後再於原切口處深割，待流出較濃的樹脂，才以工具「Mengaf」去鑿取。

整個過程耗時又費力，因為乳香樹不高，必須趴在地上辛苦挖鑿，並無機械可取代人力，多半是由當地窮困的游牧民族「貝都因人」，從事辛苦的採收工作。

敲下後的樹脂要放置在陰涼山洞中，等2、3個月完全凝結方可使用。

歷史人文

佛教多用檀香，基督教多用乳香。

傳說耶穌誕生時，東方三博士帶來3樣禮物，黃金、沒藥及乳香。其中以乳香最為珍貴重要，象徵是神的氣味。梵諦岡常見的宗教儀式搖晃香爐，燃燒的也是乳香，幫助人與天地合一。

埃及人也大量使用於祭典、葬禮及木乃伊處理上。當主祭把上等乳香塗抹死者頭部，同時念著咒語召喚死者，乳香的氣味正是引渡靈魂的重要關鍵。因此古埃及人不惜花費鉅資到外地收購，當時珍貴的乳香可不是論斤而是論顆販賣呢！

埃及德爾巴赫里（Deir el-Bahri）神廟壁畫，描繪了埃及人奉女法老王哈特謝普蘇特（Hatshepsut，西元前1473-1458）之命，去龐特古國（Punt）探險取回31棵乳香樹苗的故事，因乳香極珍貴故值得記錄。

西元2000年，聯合國教科文組織將「乳香之路」（The Frankincense Trail）列入世界遺產。這是指由阿曼南方，經葉門，沿著阿拉伯半島西側北上，直到聖地耶路撒冷的古老路線。

在黃沙滾滾的浩瀚大漠中，駱駝商隊與貝都因人的帳篷點綴連結成這條路線，將乳香運往西方的羅馬帝國、北邊的波斯、東方的印度，甚至中國，並以乳香換取中國瓷器。據說全盛期進口到中國廣州的阿曼乳香，多達一年一、兩百噸，《天香傳》裡說到：「奉祭日、賜內供乳香一百二十斤。」用量頗大，皇帝們不但封

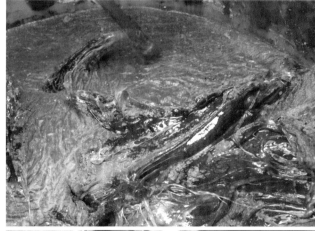

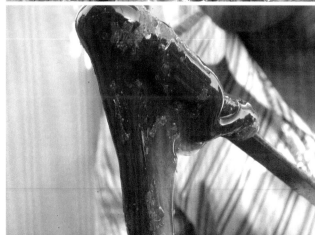

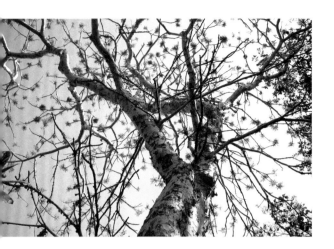

禪、祭祀、祈雨時大量使用乳香，也用來賞賜寵臣后妃，宋代的香藥貿易可說是政府的重要財源之一，民間不可私自貿易。

但「乳香之路」在西元4世紀開始沒落，當時的羅馬帝國改信奉基督教，君士坦丁大帝並下令禁止火葬，這使昔日火葬大量焚燒乳香的習俗式微，被用於宗教祭祠的需求也大減。更重要的關鍵是當時羅馬人輾轉得知，能從「海路」貿易路線，經紅海直通阿曼，得以繞過中間人的抽佣和哄抬。

同時，阿拉伯半島逐年荒漠化現象，使沙漠中許多綠洲漸次消失，商隊要通過更加困難，加上游牧民族搶奪等因素，昔日乳香交易中心「鄔巴爾古城」，早已淹沒在黃沙之中。

各式用途

乳香的用途非常廣，最高品質的阿曼乳香除了用來焚香外，大部分是被當地人「口嚼」掉了！它既可保持口腔衛生，又能讓口鼻同時感受到香氣的洗禮，而且多吸聞能多強身。

阿曼人過新年的習俗，是在桶中焚燒乳香，人跨過白煙以淨化身體。

很多民族都大量用於祭天祭神，在裊裊香氣中達到天人合一，超越受限的生命，抵往性靈境界。

據說在原產地，犯人行刑前會食用乳香，好幫助淨化罪孽、轉化靈魂至天境。不管生或死的時空轉換都適用，生產前使用乳香可助產，生產後用則有助氣血歸位。

回教小孩在其「學測大考」背誦可蘭經時，會先飲用已經浸泡過乳香一天的水，好讓考生頭腦清晰、眼界高遠，並令人不緊繃、不陷溺，才不會只在近前的題庫裡打轉。

出口到中國則是當藥材。乳香酸可通經絡、讓氣血順暢，是治療腫瘤疾病的重要藥材。

阿拉伯人的傳統戰術「燒敵營」，是將乳香淋燒火柱，或捆成火藥彈，投擲到敵人房屋，它會使延燒的時間更持久，呼應乳香具有「耐久、延續」的能量特性。此外，阿拉伯人也拿乳香直接填塞入蛀牙縫隙，治療牙痛。

品種分析

因為乳香用途很廣，原產地的需求量大，我們幾乎很難買到阿曼的乳香，通常也只有碎屑才會拿來蒸餾精油。市面最容易買到的乳香精油多半來自東非的乳香品種（Boswellia Carterii），產於佳得福岬，也叫香料之角，包括蘇丹、衣索比亞、索馬利亞等地區，多半生長在山坡。

另外是印度乳香（Boswellia Serrata），樹形較高大、水氣足，所以樹脂是透明（非乳白），採收則以夾子直接由樹上取下（不必用到挫刀），變乾後色澤暗深，常被市場當成次等品質，但印度阿輸吠陀傳統醫學認為其療癒力很強。

一般乳香擅長通經絡、行氣血，或治療皮膚，印度乳香多半用於「關節骨骼」，通筋骨效果較好。

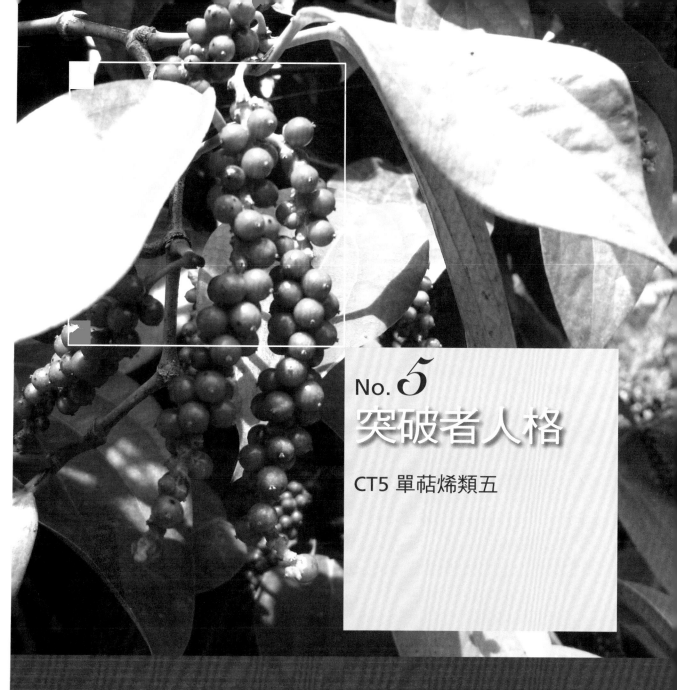

No.5
突破者人格
CT5 單萜烯類五

CT5 的植物成員

卡奴卡 / 溶化遲緩鈍感的冰凍心智
岩玫瑰 / 從任何形態的瘋狂脫序中清醒過來
黑胡椒 / 突破傳統，創意泉湧
薰陸香 / 隨時保持機動性，進退有據
貞節樹 / 以欣賞包容的眼光看待一切事物

(CT5 成員) 卡奴卡 *Kunzea ericoides*

生長背景

卡奴卡（Kanuka）原生於紐西蘭，南北島都可見，但以南島的東南方海岸最著名，直接就命名「卡奴卡海岸」。此區因風勢強勁，卡奴卡長得較扭曲。

雖是灌木，但可長到10～15公尺高。大樹卻是配上小葉小花！葉長約只1公分，不顯眼的小白花成串鋪在樹叢間，但氣味倒很強烈。

卡奴卡不喜歡太潮濕，它能生長在貧瘠乾燥的土壤，耐旱、耐霜，可適應極差的生存環境。這種「乾爽強壯」的特質，特別適合處理因潮濕寒冷，或停滯不動而導致的身心沉重感。也適用遲滯不流動的淋巴型肥胖。

從前紐西蘭有滿山遍野的卡奴卡，被毛利人廣泛地應用，紅色木材砍下可製造武器、工具、建屋，蘋果搗碎可做鞋底，卡奴卡油則用來抗菌。

品種分析

在紐西蘭也常見松紅梅（Manuka，又稱紐西蘭茶樹），兩者長相很接近，但松紅梅的花是紅色且不成串，葉片不像卡奴卡那麼柔軟，樹叢也比卡奴卡矮，壽命較短（約60年）。

以前兩者曾被歸類同一科屬，後來才修正，松紅梅是細籽屬（Leptosermum），卡奴卡則是昆士亞屬（Kunzea），彼此成分也相當不同。市場常見到松紅梅蜂蜜製品，卡奴卡則是油膏製品，因含綠花白千層醇（桃金孃科的獨有成分），強化免疫力，對傷口療癒力極強，並適合冬天濕冷、煩悶時使用。

療癒特色

卡奴卡精油是由葉片蒸餾，能激勵正腎上腺素，讓人昂揚煥發。故能量特質有如紐西蘭橄欖球隊出賽前所跳的Haka原住民戰舞，能顯現強壯威猛的戰鬥力，但瞪眼吐舌的招牌動作，在現代競技場上又顯得怪異好笑。CT5這種怪異感，正可讓我們跳脫原本眼光，帶來新視野。

卡奴卡以勇猛強壯，又好玩不乏味的特質，專門對付生活的煩悶無力感，適合無聊沒事就生個病來解悶的人，或總覺得自己是個「被局限者」、需要增添生活樂趣時。

不過，打破框架前常得先承受驚嚇。卡奴卡的氣味特殊，剛聞時有如爛香蕉，或霉味，但再聞久些就知道它將引導我們呼吸到不同質感的空氣，打破既有習慣、帶來突破的新力量。

跟其他陽性精油比較，卡奴卡的陽剛帶有鄉下人的質樸和健康新活力。所以，❶因墨守成規而變得軟綿無力的城市人，使用過後可打破一本正經。❷擅長大腦運作、想得多卻沒有執行力的人，使用過後可重新找回身體感覺，並貫徹執行力。❸離開電腦跟網路，就變得疲乏、慘白、失落的人，使用過後可再次連結回現實感，重返日光懷抱。

不過，以上族群剛使用卡奴卡時，可能會因抗拒而出現輕微頭痛，過一會兒就好了。

CT5 **岩玫瑰** *Cistus ladaniferus*
成員

> 從任何形態的瘋狂脫序中清醒過來

岩玫瑰是CT5的最主要成分，芳香分子種類多且比率相當，使得作用強大多元、氣味細緻豐富。

品種分析

半日花科岩薔薇屬。岩玫瑰的品種非常多，大部分並不用來製作精油，坊間書籍資料很容易誤植圖片。用來萃取精油的品種，花通常為白色，葉片窄長、油亮、黏稠，會滲出樹脂。非萃取精油的品種常見粉紫色花，雖也可能白花，但葉片較寬，且毛茸茸，並不油亮。

生長背景

岩玫瑰的原產地是西班牙、摩洛哥，部分地中海地區也有，如法國。喜歡生長在排水順暢的砂質土，討厭黏土的拖泥帶水，故性格爽利乾脆、通透性強。

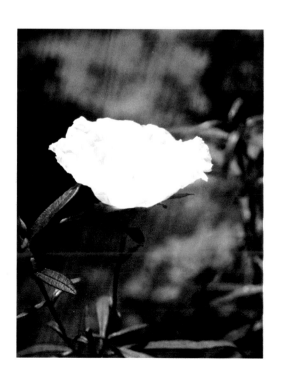

它只崇尚自然，拒絕人工干涉。不喜歡肥料，也無法被修剪，一修就會長得不好。多半是野生，很少有大範圍的植栽。

採收方式

羊群啃食岩玫瑰時，毛上會沾黏樹脂，牧羊人以勾子和鞭狀皮製工具，先纏繞羊毛後再刮下樹脂，這是希臘克里特島的傳統採收方式。

因地理之便，埃及雖不生產但典籍有記載，埃及法老王手持的權杖，前身就是牧羊人用來刮岩玫瑰樹脂的工具，象徵著全天下最珍貴的物質為王所有。

珍貴的岩玫瑰樹脂，從古文明時代就被多方看重，考古學家推論，舊約聖經創世紀中提到的沒藥，其實應該是指岩玫瑰，因為希伯來文翻譯者不瞭解典故而有誤。新約聖經裡提到的沒藥（東方三博士的贈禮）才真的是指沒藥。

岩玫瑰的現代主產地是西班牙西北角、葡萄牙東北角地區，採收方式也改變，當盛夏樹脂旺盛時，剪下枝葉，置入熱水中煮出膠質，以取得樹脂。

但喜以岩玫瑰當定香劑的調香師們，認為品質最佳者是在法國的鄂斯特雷（Esterel，坎城西南方山區），只少量生產。

氣味特質

岩玫瑰樹脂的氣味特殊，具有琥珀、龍涎香的「源遠流長」感，難怪埃及法老喜歡把它混進臉上帶的假山羊鬍，就是為了彰顯「權貴恆久遠」的意境。它不像一般

樹脂味道較沉重，反而有股輕盈的「濕」意，是潮潤泥土上的苔蘚氣味，也像熟甜的李子在下過雨後，多了層次複雜的氣味，彷彿日本庭園的「幽微」美感，令人意想不到又大開眼界，難怪是調香師愛用的祕密武器。

生理療效

　　樹脂類精油都擅長療傷止痛。

　　許多精油都能止血，如茶樹，或一些單萜烯類（絲柏、檸檬等），而岩玫瑰強大的止血功效，特別擅長處理血肉模糊的棘手狀況。

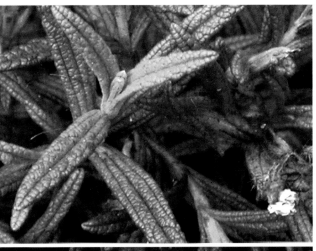

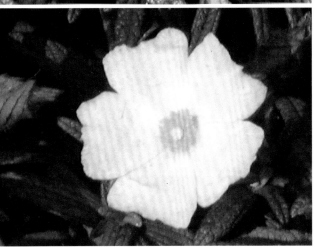

　　它能讓皮膚緊縮、消除眼周皺紋，適用各種皮膚黏膜的再生與回春，岩玫瑰跟乳香是埃及豔后的兩大愛用品！

　　懷孕後期若子宮過早收縮，岩玫瑰能穩住並安撫，也就是安胎。它也與蒔蘿、羅馬洋甘菊並稱三大兒童必備油，適用小朋友的各種病毒感染疾病，如百日咳、破傷風、腸病毒、輪狀病毒、口腔病毒感染等，用純露或精油皆可。岩玫瑰複雜的多分子，非常適合對付複雜頑強的病毒，具有「撥亂反正」的力量。

　　所以可用來處理多發性硬化症，這是種自體免疫疾病。身體裡的免疫細胞錯亂發瘋，改去攻擊自己神經細胞的髓鞘，就像電線的絕緣層被老鼠咬掉而短路，使神經訊息無法正確傳導，導致肌肉無法正常收縮舒張，終至全身肌肉萎縮僵硬。岩玫瑰抗病毒的作用強大，但更重要的是能恢復正確的訊息傳遞，抑制症狀持續惡化。

心靈療癒

　　岩玫瑰堪稱是「佛洛依德」的知音人。多分子結構形成的全面性，比較容易觸碰人類那隱晦的潛意識領域，進入大腦邊緣系統以啟動不同區塊的記憶、逐漸釋放情緒。

　　因為是漸進式地層層剝解，每次使用CT5都可能出現不同的反應。或許會感到混亂，甚至特別容易做怪夢，但這是重新整理潛意識的開端。如果佛洛依德還在世，應該會大力推廣使用吧！

　　岩玫瑰是醫師公認抗病毒第一名，卻不給人剛強的印象，也是因為它由內裡慢慢剝解，而影響全面的特質使然。

CT5 成員 黑胡椒 *Piper nigrum*

> 突破傳統，創意泉湧

成分分析

黑胡椒精油的組成結構很獨特，是單萜烯（激勵神經傳導以因應外界變化）與倍半萜烯（連結內在自我）兩者比率相當的雙分子結構。

有別於CT3是以不變應萬變，CT5是對內外的變化都同樣感受敏銳，也就是化被動為主動，以自己的眼光來界定這世界，以自己的節拍讓眾人起舞。

因為我是指揮，所以能勇敢去冒險，不被世界吞噬。黑胡椒帶著冒險與改革的能量特性，以想像力與創造力構成點石成金的能力，把看似單調重複的乏味生活，變得精采有趣、別具滋味。

黑胡椒所含的醚類（放鬆）和含氮化合物（能動性），讓黑胡椒的氣味更豐富外，也加深了冒險犯難的勇氣。因為能先放鬆自己、處處怡然自得，那麼置身異文化時才能盡興呀！

生長背景

原生地是印度西南部馬拉巴海岸，品種有超過上百種。在現代的食材烹調裡，黑胡椒太常被使用了，易被看輕，但在古代其珍貴程度可等同貨幣呢！通常只能被「小」瓶地珍藏著。

當時歐洲人為了打破阿拉伯人對香料的壟斷，才開啟大航海時代的來臨，最主要就是為了珍貴的黑胡椒。

現代，印度的黑胡椒產量仍占全世界80％，又以克拉拉省占印度總產量的90％。

黑胡椒是一種攀爬型植物，能長到10公尺高。但別因攀爬行徑就看低它，誤認它是只能依附別人的寄生蟲！換個角度看，攀爬植物可是個深知「借力使力」哲學的探險家！它往往也具有「扭轉乾坤」的能量特質，香草就是一例。

植物插枝久了會長根，黑胡椒的攀爬短根又叫冒險根（非寄生的證明），能幫自己適應新地形，找到落腳的新天地。這種能量特質很適宜新移民者，或海外探險家使用。

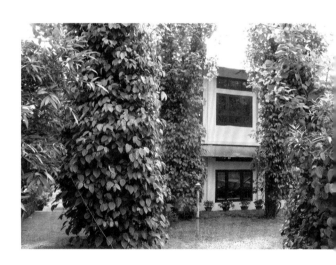

不過黑胡椒非常難種，人工栽培得要全年無休地呵護照顧。它喜歡潮濕環境，卻又怕泡水、怕季風，遇雨天得為它加棚架、穿雨衣。喜歡長在空地，但也要時時去修剪，是很需要得到關注的植物，跟岩玫瑰很不同。

採收加工

葉形彷彿隨時敞開心胸的無邪模樣，穗狀花序，果實有如串珠，由綠色逐漸轉

成黃、紅色，最後再轉成黑色。但因芳香分子都在外皮，轉黑時香氣多已逸散、失去風味，所以綠色果實的階段就要一串串手工採下。先沉睡一晚讓香氣發酵，再曝曬約一星期，使水分蒸乾，自然一粒粒分開，果皮緊縮變黑，才能賣到市場。

白胡椒則是先浸泡在流動水池7～10天，讓果實脫離莖幹，再曝曬3、4天讓外皮脫離而成。所以白胡椒的香氣不如黑胡椒，但辣味較重，當然市場也不會有白胡椒精油！

綠胡椒是在果實更生綠的階段就先採下。黑胡椒是在綠色剛要轉黃時採下，白胡椒則再稍熟一點，在轉黃褐色時採下。如此繁複的生產加工過程，而品項又如此多樣，代表市場需求很龐大。

生理療效

除了供作食材之外，也是重要的藥材，尤其古代的南亞、東亞，常用於喉嚨、牙齒等部位，吃、聞、抹都有，能消炎、止痛、退燒。黑胡椒精油對皮膚止癢的效果也佳。

黑胡椒能補充身體陽氣，促進發熱排汗，適合癱瘓、昏迷者使用。也能讓精神懈怠、老是沒勁的人增強活力，不讓生命出現「褥瘡」，難怪老是一副懶洋洋模樣的貓咪會討厭黑胡椒氣味。

因為疲憊、濕冷產生的疼痛，或者缺乏活力造成各種慢性問題，也都很有效。

抗感染效果不如岩玫瑰，但對消化道好，也是有名的減肥精油，適合作敷體。外用對眼睛好，印度傳統醫學有使用白胡椒來「敷」眼，以改善夜盲、視力衰退的用法紀錄，但中國李時珍卻有「食用」過度而視力衰退、眼睛紅腫的記載。兩者用法不同，產生的效果也不同。

黑胡椒也能強化性機能（壯陽）。其實就是讓心態活潑，對生命產生樂趣，願意新嘗試。

心靈療效

黑胡椒敏感地要求生存條件，是充滿感知能力的植物，使用黑胡椒精油後，也讓人的身體對環境變化更敏銳。

黑胡椒精油可說是「大驚小怪」油，讓人遇到任何事情都會覺得好驚奇！可破除沉悶，旺盛活力，增加食物風味同時也增添了生命的「滋味」。

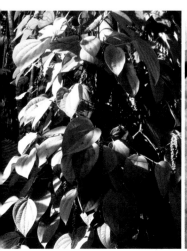
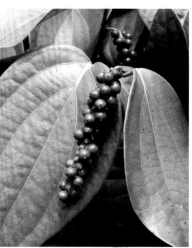
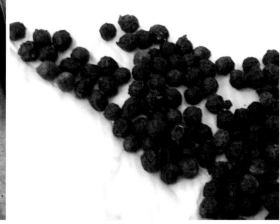

> 隨時保持機動性，進退有據

CT5 成員 熏陸香 *Pistacia lentiscus*

漆樹科（常會流樹脂）有兩位親戚，特性接近，名稱也易混淆，東方品種的「黃連木」，又叫「中國熏陸香」；西方品種的「熏陸香」，又叫「乳香黃連木」。

生長背景

熏陸香，產於地中海型氣候區。高約2公尺的灌木，外貌剛強，葉片如皮革般有韌性，開稻米般的紅色小花，結紅色小果。從枝幹滴出的透明樹脂有如小淚珠，乾燥後則像晶瑩剔透的玻璃珠，有別一般樹脂的濁重感。

當地傳說是異教徒受羅馬人迫害，熏陸香樹看了不忍而流下淚晶，從神話的背後寓意，看出熏陸香富有高貴與同理的特質。

熏陸香在地中海型氣候區都可生長，但唯有長在希臘奇歐島（Chios）上的熏陸香才會流出樹脂，這座島的氣候好、陽光足，表面是石灰岩、地底則是火山岩，是外表貧瘠乾裂、內裡潤澤豐富的土質。

這裡的熏陸香長得特別粗大，一棵樹可切10道切口，採回樹脂後再挑選跟沖刷。島上家庭多以栽採熏陸香為業，尤其每年6～9月更是全島總動員。

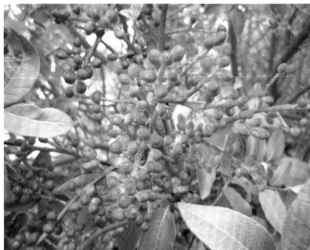

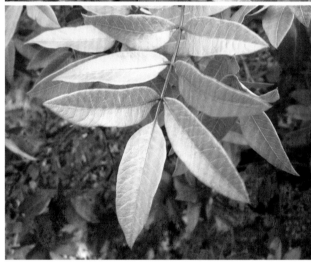

歷史人文

熏陸香的氣味像絲柏。

相關的記載可回溯到西元前5世紀，古希臘人拿來治胃痛，更常拿來美白牙齒。羅馬人的牙籤是用熏陸香木材做的，熏陸香樹脂可說是人類最早的口香糖，能強健牙齦、保持口腔衛生。據說熏陸香還可以吸收膽固醇，幫助消化。

CT5成員多半可用在食物料理上，土耳其甜點有熏陸香餅乾，因為是加入樹脂，餅乾的口感稍軟，據說嘗起來的味道有如「玻璃珠」，但玻璃應該是沒人吃過吧？所以這樣的形容是指玻璃經過高溫鍛燒後的「凝煉」質感，具有土和火的能

量，其嚼起來的口感像「飴」。

　　薰陸香本身是很濃烈的，卻擅長化解其他重口味食物的濃膩感。因為除了己身的凝煉特質外，大根老鸛草烯能帶來出污泥而不染的氣息，這種來自希臘日光的純陽風味，能讓人放下負擔，所以薰陸香是重口味或油炸食品的最佳拍檔。當地可見到薰陸香冰淇淋、薰陸香蛋白奶泡。

　　把薰陸香加入橄欖油中，適合搭配海鮮。磨成粉，可做成薰陸香口味的蛋糕，甚至蛋糕上還點綴一顆晶瑩剔透的薰陸香樹脂！

　　凝煉特質也呼應它適合製成接著劑、拋光劑等，用途相當廣泛多元。

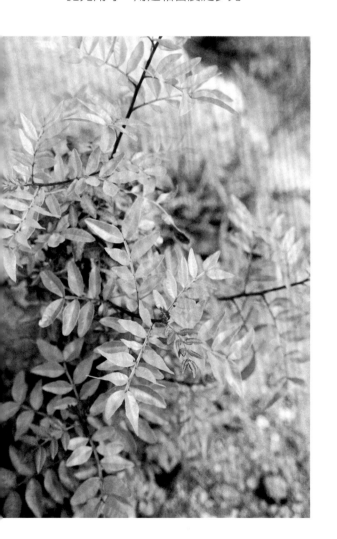

生理療效

　　薰陸香精油含有少見的大根老鸛草烯，具有抗腫瘤潛力。

　　英國研究顯示薰陸香可抑制並殺死幽門螺旋桿菌，能有效治療胃潰瘍，茶樹也有此功效，但薰陸香效果更好。

　　消化道內襯黏膜中有大量的神經傳導物質受體，因此受情緒影響很大。外來細菌只是導火線，核心問題其實是生活經常緊繃僵硬、腸道黏膜也不夠健康。薰陸香不僅能抑制細菌，更能激勵神經傳導物質來強化腸胃黏膜，「雙管齊下」，所以是從口腔到肛門整個消化道系統的最佳保養用油。薰陸香對各種黏膜的修補都很擅長，如念珠菌造成的腸漏症等。

　　此外，也很適合靜脈或遲滯問題，如靜脈曲張、痔瘡、攝護腺問題等，能讓遲鈍疲乏的部位增加活力。

心靈療癒

　　薰陸香含有松油萜（檸檬烯跟松油萜都具有陽光氣息），晶瑩剔透的樹脂，像是「太陽的顆粒」（grains de soleil），能讓人打開心門、穿透烏雲、品嚐陽光。也帶來「葉綠素」般的轉化能力，無論外在環境多麼沉悶冷黑，都能從環境中吸收溫暖及陽光，並轉換為內在的快樂，把生命的金光都涵養其中。

　　就如胃潰瘍，多緣於生活緊張慌亂、無法定時作息，薰陸香特別適合生活「兵荒馬亂」型的人，可以穿透慌亂，在內在建立屬於自己的節奏與秩序。源於這生活形態所衍生出的各種問題，如層出不窮的皮膚異常、脫皮、龜裂、長瘡等，也很適合。CT5對皮膚問題很有效。

貞節樹 *Vitex agnus castus*

CT5
成員

> 以欣賞包容的眼光看待一切事物

生長背景

　　貞節樹生長於地中海區，自古就為人使用，藥草誌常可見紀錄。拉丁學名「Agnus」為希臘文「貞節」之意，古時僧侶多在修道院裡栽種。

　　喜歡生長在水邊，同時需要充足陽光，具有「陰陽調和」的能量特質。花為紫色，藥用植物開紫花多對神經系統有安撫作用。果實為棕黃色，成熟後轉深褐色，精油或錠片多是由成熟果實萃取。雖也可用葉片蒸餾精油，但單萜烯含量較低，品質較差。

　　貞節樹向來被稱為女性最佳用油，其實並未含任何類似雌激素或類黃酮的成分。雖然尚有許多未被分析出的微量成分，但最重要功效還是來自單萜烯。

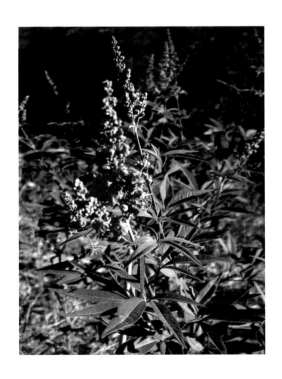

近代研究

　　雖然不是新興藥草，但真正把它從民俗療法帶往西醫主流舞台的是德國人Madaus。從30年代起，就萃取貞節樹製成專利藥「Agnolyt」，更在50年代作出完整臨床科學研究，確認其對女性生殖系統問題的療效，65％明顯改善，其中47％完全痊癒，18％有正面反應。

　　這是相當驚人的研究數據，卻直到7、80年代才開始大紅大紫，陸續有其他品牌加入。為何從有專利藥到市場熱門寵兒，中間相差了近50年的時光呢？因為二次大戰後，「荷爾蒙療法」被主流西醫大力推廣，直到近年研究發現，荷爾蒙療法罹癌率高，以及避孕藥衍生女性機能問題等各疑慮，市場才轉而重視傳統藥草。

生理療效

　　在所有針對女性機能的精油中，貞節樹是唯一影響黃體酮，而非雌激素者。女性機能問題多來自雌激素過高，乃與黃體酮的比率失調。黃體酮從女性30歲之後開始流失，40歲後流失的劇烈程度與速度，都遠高於雌激素。

　　但貞節樹並非直接補充黃體酮，而是影響腦下腺間接調節黃體酮（影響腦下腺、抑制FSH促濾泡成熟激素、增進LH和LTH分泌以促進黃體形成），再與雌激素達成平衡，因此沒有荷爾蒙療法的副作用（腦下腺面對強勢的外來軍團，而導致錯亂）。當然，男性也可以使用。

對黃體酮的穩定作用，不管是黃體酮過多或不足都適用，在排卵後的高溫期使用，特別有效，如果搭配迷迭香（CT26）使用效果更佳。

可治療各種女性機能問題例如卵巢囊腫、子宮肌瘤、子宮內膜異位等。更年期後不再產卵，仍可使用貞節樹影響腦下腺，來間接調節黃體酮，能有效舒緩更年期症狀，如熱潮紅、歇斯底里的情緒等。

懷孕初期（前3個月）使用貞節樹可以安胎，幫助受精卵著床。但3個月之後不建議使用，因會提前刺激乳腺，然而此階段並不需要通乳，但如果這時使用也不會有不良影響。產後使用有助哺乳，人工合成的催乳藥反而對嬰兒不好。

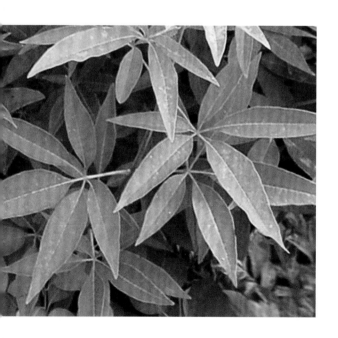

此外，哺乳期媽媽容易下巴咬合不正，嘴打不開，這是TMJ顳顎關節上有雌激素和黃體素受體，哺乳時的荷爾蒙變化才導致咬合問題，使用貞節樹很有效。

貞節樹的作用強大，又無致癌性，懷孕期哺乳期也都可安心使用。但處理女性機能問題是需要時間的，至少要使用3個月以上，乃月經調理荷爾蒙的基本週期，複雜問題更得要使用半年到一年半。遵照自然療法的使用原則，連續使用3週，休息1週。

貞節樹用口服比外擦有效。貞節樹錠片、酊劑可分兩大類，歐洲製的劑量低（1：10），作用較長久，好轉反應不激烈；美洲製的劑量較高（1：5），比較容易有好轉反應，如經血流量變化激烈等。

心靈療癒

如果只是影響腦下腺，那麼單萜烯精油就足夠了，但貞節樹有這麼突出的功效，還來自其「陰陽調和」的能量特性（喜歡水和陽光），所以才能化繁為簡、輕易就解決了兩股複雜力量間的平衡。

故能平衡情緒、處理精神問題，重如神經錯亂，輕如反應過度等，貞節樹自古就是有名的發瘋治療用藥。

貞節樹能使人處於「胸有成竹」狀態，很有想法、很有生產力，不會兵荒馬亂、歇斯底里、失心瘋狂。

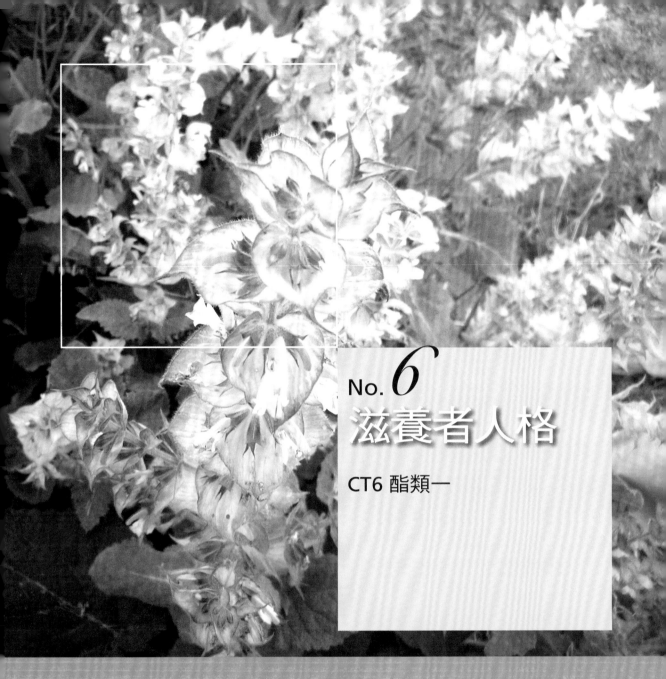

No.6 滋養者人格

CT6 酯類一

CT6 的植物成員

快樂鼠尾草 / 褪去世故尖酸的習氣，與真實世界水乳交融

苦橙葉 / 讓最刻板的空間，也能活潑起來

檸檬薄荷 / 給平庸的生活注入能量

滋養生命，
並發現愛是無所不在

滋養者人格

代表職業：入世傳教士
類型人物：德蕾莎修女

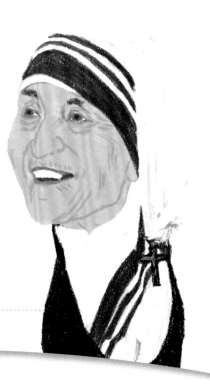

人生不需要總是積極地挑戰臨界點，有時候也需要單純地享受著溫暖與放鬆。從CT6開始，要進入到柔情的「酯類」。

酯類的氣味宜人，擅長安撫、助眠、消炎、鎮定，所以酯類的植物人格，是「愛與支持」的系列！

仰對他們來說，是與上帝的私人盟約，因此不重視上教堂做禮拜，反而強調入世，實際在生活中助人，來體現對上帝無所不在的愛。

能與CT6「滋養者」特質呼應者，不限宗教職業，是所有各階層的入世者，在做中展現愛，對生命有更深的追求，滋養了眾人與世界、同時也滋養自己的身心靈，最著名代表是德蕾莎修女，她決心終身侍奉最貧窮者的精神，令人崇敬感佩。

正向人格

CT6的愛與支持，與「滋養生命」有關，能讓人休養生息後，飽滿地再出發。它也有益生殖機能，而性能量的提升並非只表現在性本身，更是「生之欲」，也就是對生命的深刻追求。

因此CT6所展現的愛，是不迷戀、不掌控，是跳脫噓寒問暖的狹隘「小愛」，是更多元開放、更大範圍的愛，很接近耶穌會傳教士對愛的理解，「世界是如此擴大，愛也是無所不在」。信

負向人格

CT6對峙的負向人格，則是宰制型的愛，或帶有權威性的愛，強調「只屬於我」，不夠多元開放。這類掌控型人格，容易患有糖尿病，也是CT6擅長處理的生理問題。

CT6 成員 快樂鼠尾草 *Salvia sclarea*

> 褪去世故尖酸的習氣，與真實世界水乳交融

成分分析

最主要成分是「乙酸沉香酯」，這常是薰衣草等唇形科植物的最主要成分，也在CT6、CT7中占最大比率。不過細聞各成員的氣味，表情卻是如此不同，再次說明一件事，單從主要化學結構來判斷氣味的細微處是很難的！因為最主要成分只決定其基本性格（粗坯），微量成分才是它細緻與特殊的關鍵（細雕坯）。

快樂鼠尾草屬於多分子精油，這表示能處理的身心症狀，遠超出書上或臨床報告所記載，尚有許多可能性有待我們去經驗開發。一如其獨特氣味，柔和甜美讓人輕鬆愉悅，卻又散發著令人難以抗拒的魅力，這便是多分子的複雜作用效果。尤以「含硫化合物」和「雙醇」決定了快樂鼠尾草的特殊性。

含硫化合物，我們可由洋蔥和大蒜的氣味來想像，它帶有強烈的動物性，具有「能動性」特質。

雙醇（快樂鼠尾草醇），則是讓快樂鼠尾草具有類似雌激素作用的關鍵成分，能改善各種女性機能，包括經前症候群、子宮肌瘤、子宮內膜異位等等。因為植物性荷爾蒙並不會產生人工合成或環境荷爾蒙的危害。雙醇會跟這些強勢荷爾蒙，甚至身體自己製造的荷爾蒙競爭受體，但被身體接收後的作用溫和，不會導致雌激素過剩，反而能降低與平衡。因此有女性機能方面的癌症或雌激素過多者，並不需避用快樂鼠尾草，只要低劑量使用即可。

雙醇的分子大（具有20個碳原子，在室溫下為固態），蒸餾難取得，精油中出現比率極低，但快樂鼠尾草精油卻可高達到5%，這是辨別身分的正字標誌。

若以「滲透蒸餾法」來萃取，蒸汽被迫由上往下行，逆勢而走讓通過速度變緩慢，可讓植物緩緩釋放出大分子，快樂鼠尾草醇更可高到10%。

若以溶劑來萃取，雙醇含量將會更高。因為雙醇具有絕佳的定香作用，快樂鼠尾草凝香體或原精，幾乎專供調香師定香使用。

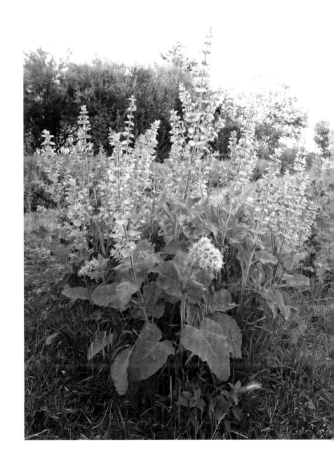

生長背景

快樂鼠尾草的學名「Salvia sclarea」，直譯為清澈鼠尾草，也有人叫南歐鼠尾草，原產地在南歐，例如普羅旺斯的中海拔400～900公尺處，以及阿爾卑斯山區（此區長得最好），荷、德、俄等國也都有栽種。

快樂鼠尾草具有四方形莖幹，整株可長到150～160公分，高大醒目。相較於鼠尾草葉片的毛毛細細，快樂鼠尾草的葉面是寬厚粗糙，摸上去的觸感被形容有如男性的茂盛胸毛，或下巴刮不淨的鬍渣子。它的氣味又像極了男性的汗水（可調整女性月經）。「嗅聞如男性體味、觸碰如男性體魄」，這植物渾身充滿著性的召喚力。

粉紫、淡紅的唇形花瓣，欲言又止狀，非常亮眼。跟鼠尾草的花長得很像，鼠尾草花色深紫，精油能促進神經細胞再

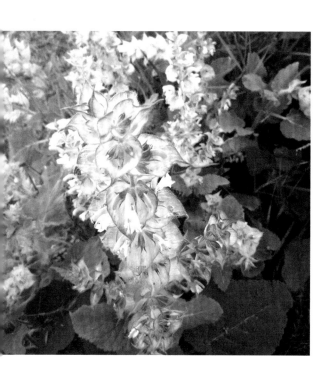

生，快樂鼠尾草花色粉紫嫩紅，也對神經系統不錯外，更多了「陰柔」的能量。

花與葉的氣味相當不同，精油是由「開著花的整株藥草」蒸餾而成，粗大葉、配上粉嫩花，具有亦男亦女、「平衡調和」的能量特性。

快樂鼠尾草的毛茸茸表面，在顯微鏡下可見表皮腺毛型的油脂細胞，輕輕搓揉葉片就可揉碎腺體，聞到氣味。快樂鼠尾草雖不難栽種、容易蒸餾，但萃油率低（0.05～0.3％），價位稍貴。而且氣味容易受到產區跟季節的影響而變化。精油不是規格化商品，而是典型農產品，但這樣「多變化」的特性，對需要高度標準化的香水業者，意味成本更增加。

品質越好的快樂鼠尾草，分子越複雜，氣味越細緻、有層次。據說種在橄欖樹下的石灰岩（石礫地），也就是典型普羅旺斯的貧瘠地形所生產的快樂鼠尾草，品質最佳、氣味最好。似乎是因為土壤不夠肥沃、旁有剛勁型植物競爭的「陽性」環境，特別能滋養快樂鼠尾草這樣的「陰性」植物。

氣味特質

德國人是以「麝香葡萄草」的暱稱，來形容它高雅酒香般的香氣魅力。

調香師也極喜愛這樣的獨特氣味，讚譽它等同於「麝香」加「龍涎香」，兩者皆是氣味濃郁的珍貴定香劑，只需一點點就能勾魂攝魄。

快樂鼠尾草則因為多分子的協同作用，帶來若隱若現、意猶未盡，卻又餘韻無窮的氣味魅力。就像伊朗導演阿巴斯的電影《橄欖樹下的情人》（Through the Olive Tree），極具張力又不沉重，通透

明亮又令人迷醉，開放性的結局留給人深刻討論，和無限想像的空間。

以美感為取向來調香時（非以療癒取向），快樂鼠尾草常是稀釋到1％以下，正呼應「感官跟知覺都需要留點餘地，才更臻完美，若過滿則會顯得太賦」。

快樂鼠尾草在專業調香中，被歸為「綠色香階」（Green note），若有似無的青草味，具有春意、升發、萌芽、朦朧、醞釀、若隱若現、瞬間即逝的特殊氣質，所以特別適合用來調製清爽淡雅的「古龍水」。在香水四等級中，古龍水是濃度最低者，氣味約可持續一小時。

生理療效

對糖尿病初期，尤其是 II 型（後天型）的效果佳。這型糖尿病患者體內仍會製造胰島素，卻因消化道中的胰島素受體封閉，無法發揮作用，不能運用胰島素轉化葡萄糖。快樂鼠尾草的多分子協同作用，可讓胰島素「受體」變得活躍，而非激勵胰島素的形成，因此有效。

從疾病人格來看，糖尿病 II 型的患者多半有「掌控性」人格，表面上可能是好好先生（小姐），骨子裡卻希望能掌控全局，權威又嚴苛，絲毫不放手。快樂鼠尾草「意猶未盡」的能量特質，有助掌控狂放鬆、放手、留點餘地，不要死抓到底。

快樂鼠尾草擅長處理女性機能問題，如陰道分泌物過多、調經、PMS、來經前腰痠等。但把精油直接滴在內褲或衛生棉上，並不是好方法，浪費且易刺激黏膜，最好是加植物油稀釋後再塗抹。

快樂鼠尾草易受季節變化而影響品質的特性，和月經受潮汐波動的女身，是相互呼應的，故遵從「順勢療法」的精神，

使用劑量不必高，就能處理月經週期各種問題，尤其是情緒劇烈起落。

若要區分比較，快樂鼠尾草較適合年輕女孩（少女懷春期）調經使用，其鮮嫩特質讓彼此容易共振，而年長女性可多用鼠尾草。

不過，快樂鼠尾草可處理「身心不同步」狀態，雖是熟女身體，卻擁有少女心態，仍一派天真、粉紅夢幻的人。

臨床也發現，被社會鍛鍊得非常陽剛化的熟女們，使用CT6後，被快樂鼠尾草的年輕鮮嫩感所觸動，晚上常會出現粉紅色的「綺麗」夢境。

心靈療癒

快樂鼠尾草的拉丁學名原意「清澈的」，多半用來形容眼睛。傳統藥草誌記載，快樂鼠尾草可以拿來敷眼睛（以純露），精油則稀釋後塗抹眼周，能放鬆雙眼、舒緩疲勞、讓眼睛變得更明亮！

心靈療效方面，快樂鼠尾草讓人擁有一雙如孩童般清澈的雙眼，帶著新奇、全然接受的目光迎向世界。這眼光不若CT1那樣欣喜，比較含蓄些，淡淡卻雋永。有如聖修伯里在《小王子》一書，所表達的：「愛不是互相凝視，而是眺望同一個方向。」

快樂鼠尾草的愛，不是那種面對面、完全擁有彼此，卻易互相占有與掌控而令人窒息的「排他性」的愛，而是結伴眺往遠方、擁有共同視野的愛。兩人有交集，但不見得全然交纏，呼應快樂鼠尾草的「意猶未盡」，互留一些空間與餘韻，讓愛能呼吸，更有氧與滋潤。

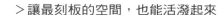

> 讓最刻板的空間，也能活潑起來

CT6 成員　苦橙葉 *Citrus aurantium bigarade*

成分分析

主要成分仍是乙酸沉香酯。微量成分方面，苦橙葉的含氮化合物，比起快樂鼠尾草的含硫化合物，顯得較清澈些。

含氮化合物具有「能動性」，土壤若含氮多，會讓植物的動物性特質增加。芸香科柑橘屬的「葉片」所萃取精油，多半有含氮化合物「鄰氨基苯甲酸甲酯」，它對神經系統具有特殊的安撫功效，能讓人放鬆，並感受到愛的支持，可統合四分五裂的身心狀態，與自己同在。

所以柑橘類的葉片很適合用來製作酊劑。製作方法：先將柑橘葉片烘乾壓碎，約50g，加入100g酒精中浸泡，放置2～3週後過濾，即製成酊劑，使用時再加水稀釋，可用來泡澡、熱敷等。用毛巾浸沾後濕敷額頭，退燒的效果也不錯。

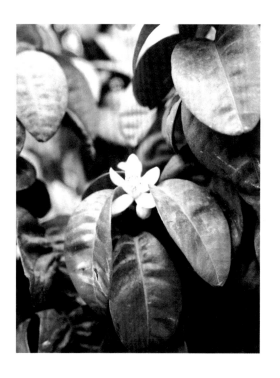

生長背景

正港的苦橙品種，葉片厚重、橢圓、皺捲。而苦橙、甜橙的混種（學名仍標示苦橙），葉片平直、雖橢圓但呈尖狀端。苦橙果實不能直接吃，可加工製果醬。

苦橙原產於北非和南歐，如突尼西亞、摩洛哥、埃及、西班牙、義大利。因氣味受歡迎，是調香的重要角色，現在其他地中海型氣候區也廣為栽種，如海地（品質跟法國一樣好）。

產於北非者，通常比南歐好，品質近似橙花。但法國的品質公認最佳，其實法國不產苦橙，是進口後在法國進行萃取，而萃取方式也會影響到品質高低。

品質條件

❶ 品種：真正苦橙品種所生產的精油，旋光性是「左旋」。雜交品種或混摻精油，則多是「右旋」。「左旋」精油的藥理屬性，通常較強。

❷ 萃取部位：若為了省工，連帶枝幹及未成熟果實一起去萃取，也會偏右旋。只有純以「葉片萃取」才會是左旋。未成熟果實（枳實、枳殼）雖可入中藥，但是由整顆果實達成藥性，萃成精油後很少留存這些成分。

❸ 萃取方法：不能讓植物泡在水裡煮（水蒸餾法），最好純以蒸汽蒸餾（水蒸氣蒸餾法），因為酯類容易水解，導致乙酸沉香酯的含量變低，影響品質。業界向來公認法國蒸餾的品

質較佳，便是蒸餾設備比產地的原始設備來得好。

春天橙花收成後，橙樹通常會進行枝葉修剪，再收集葉片進行蒸餾。1kg的橙葉約可萃取800g純露，500kg的橙葉只能萃取1kg精油，所以苦橙葉精油的價格也不便宜，是介於花與果之間。

分析比較

不同苦橙葉的萃取率比較：

幼樹0.29%　　成年樹0.205%
鮮葉0.28%　　放三日的葉0.225%
全葉0.28%　　碎葉0.26%

由以上這些數據，更瞭解到苦橙葉帶有「鮮嫩」特質。若能以幼樹、鮮葉，以及被呵護對待的全葉，來進行蒸餾，萃油率才會高。

若將苦橙葉、橙花進行比較，苦橙葉的氣味是安靜的中音階，具有《英倫情人》（The English Patient）裡溫文儒雅的書生氣質。橙花的氣味則是高音階，有如《源氏物語》裡的貴公子氣質。如果你買到的橙花精油有點寒酸書生氣，大概就是被混摻了苦橙葉。

特別要提苦橙葉「純露」，其功效幾可媲美精油，因為乙酸沉香酯的比率，比其他純露高出許多，療癒力強，適合用來浸泡、敷貼。

目前苦橙葉精油的最大產區為南美的巴拉圭，約占總市場的八成。不過此區的品質被專家評比「略遜一籌」！因為生長在茂密森林裡，陽光吸收得少，乙酸沉香酯的含量較低，加上此區會下霜，影響品質變差。

通常高海拔地區生產的精油，氣味比較甜美，就是因為接收日照多，酯類含量高的緣故。人也要多走出戶外曬陽光，才會甜美喔！

南美原本是不產甜橙或苦橙的，是天主教耶穌會傳教士，跟殖民者一起進入這塊大陸時，才進行引種。後來變成了半野生，而形成大量的苦、甜橙混種。

南美現在隨處可見苦橙，收成方法粗糙猛烈，對待方式像當年被割頭皮捕捉的印地安人，有著淌血受傷的殘破靈魂。相較下，歐洲的修剪方式細緻得多，精油特質也顯得完整且溫雅。

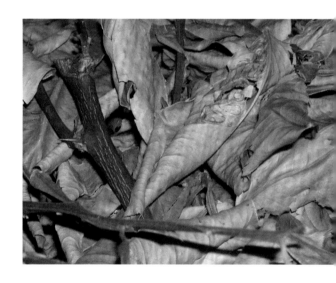

生理療效

苦橙葉的溫文儒雅，特別適合給有破相之虞者使用，例如調理面皰皮膚，尤其是男性青春期的痘痘，苦橙葉極適合陽剛氣質的人。但不要直接用於青春痘上，改加在洗面乳來清潔，效果會最好，也比加在乳液或面霜的效果佳。苦橙葉是不需要一直停留在身上的精油。

另可處理輕微的慢性肝炎，尤其適合經常外食者，早晨一滴加在橄欖油中口服（CT6很適合口服），具有清肝、降肝火、減少發炎的功效，慢性肝病初期患者約用4、5個月可痊癒。

心靈療癒

苦橙葉具有「雲淡風輕」的效果，極適合太有原則、框架過多，或照本宣科過日子的人。這通常是成長過程被嚴格要求，以致失去玩心，用冷冽、無色彩的角度看待世界。或者，太拘泥在自我獨特的高品味中，而無法與他人對話者。

另一種是「隱藏型」的框架者，外形纖瘦清癯，性格似乎開放，對身心靈課程極熱中，但實際觸摸卻發現肌肉很緊，甚至滿臉痘痘，這也是自我要求高、僵直不放鬆的人，才需要定期透過課程進行大解放。

苦橙葉的動能，可讓人打破自己，減輕高標準的壓力。它不是用石破天驚的顛覆方式，而是符合你天生氣質的方式，淡淡地幫你打破疆界，踏出第一步來與人連結。

> 給平庸的生活注入能量

 CT6 成員 檸檬薄荷 *Mentha citrata*

成分分析

檸檬薄荷主成分也是乙酸沉香酯。

因含有牻牛兒醇與高比率的單萜醇，氣味甜美，這也是CT6裡的甜味主來源。

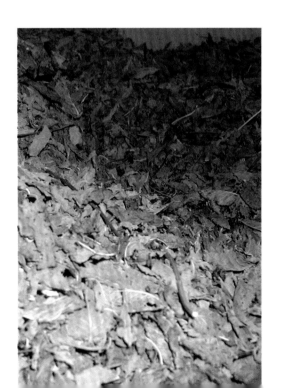

另外含有大根老鸛草烯，讓氣味與薰衣草很不同，大根老鸛草在保加利亞、巴爾幹半島是著名的春藥！大根老鸛草烯具有活化能量、回春、回魂、壯陽等功效。

療癒特色

檸檬薄荷是「水薄荷」和「綠薄荷」的混種。從長相來看，葉片是薄荷家族中最肥厚飽滿者，圓潤的體態，彷彿充滿著強化「性能量」的特質，不是只強化性幻想（無止盡的慾望）而已。

檸檬薄荷能讓細胞恢復活力，促進性機能、女性生殖系統、卵巢機能，極適合不孕個案使用。也讓人的身心恢復到仍對世界充滿想望、可以單純享受身體的「青春期」。著名影集「慾望城市」裡的四妹，就是最佳代言人，無論快樂、失意，永遠對生命充滿精、氣、神，不會抑鬱寡歡。

作家劉黎兒在《大不婚》一書中，精采闡述了現代人普遍不想結婚的現象，但其實大家內心仍想結婚，才會衍生出這麼多困擾。這是不能體察外在變化，與內在需求，得要多用單萜烯。

另外，檸檬薄荷可放鬆這類緊繃僵硬的身心，找回最單純的歡愉，它不是催情而是讓身心「自由」。

生理療效

薄荷家族都可「提神醒腦」，但弔詭的是，用了檸檬薄荷後，卻可能天天睡過頭！因為它並不是像「咖啡因」那種耗費身體型的提神，而是全面性的提振能量。問題是能量從哪裡來？小嬰兒需要長時間睡眠，因為這是很重要的能量補充方式。

既然需要休息，檸檬薄荷就讓你先好好休息（不讓腎上腺過度運轉），讓你懂得暫停，然後才精神飽滿地再出發。

現代人常停不下來，因為大腦皮質的硬性干預，該休息卻不休息，一直耗費陽性能量。檸檬薄荷雖以陰柔的酯類為主，卻充滿著陽性能量，讓人由陰入陽，幫你休息、幫你飽滿。所以初用檸檬薄荷，第一個禮拜會想睡，但調回身體原有步伐後就會解除了。

事實上，CT6的三種成員都具有安撫神經、幫助睡眠的效果，尤以檸檬薄荷「最保證」能讓人睡飽飽呀！

不過，若短時間內哈欠連連，檸檬薄荷來個幾滴，還是能當下立即提振精神。

此外，源於休息不足所導致的疼痛（如長時間失眠導致背痛），檸檬薄荷也非常有效。

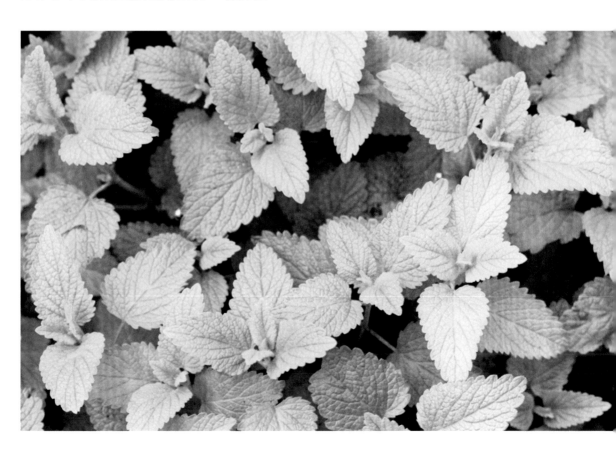

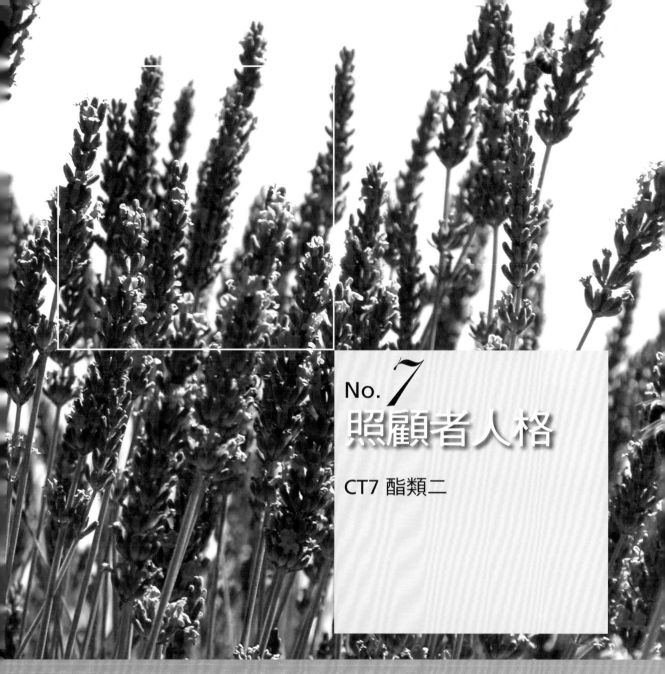

照顧者人格

CT7 酯類二

CT7 的植物成員

真正薰衣草 / 被無條件與絕對的愛包圍環繞

醒目薰衣草 / 宛如徜徉於普羅旺斯的陽光與空氣中

佛手柑 / 藉歌聲驅走陰霾，用回味歡樂取代驚恐憂傷

羅馬洋甘菊 / 掘出最深沉的恐懼，放在陽光下溶解

父母般的呵護與安撫

照顧者人格

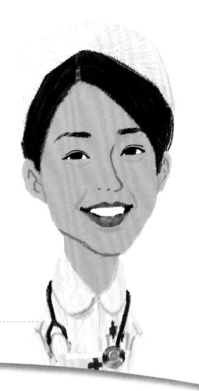

代表職業：醫護人員、保母
類型人物：南丁格爾

正向人格

　　本單元要介紹的是大家最常聽到的精油，耳熟能詳的程度一如親密的家人。CT7成員們皆屬嬌嫩型植物，需要特別細心照料，這樣的能量特質也轉移到精油上，用後會感覺身心猶如襁褓中的嬰兒，被珍惜呵護著，因此延續酯類「愛與支持」特質，CT7像是「父母」般無微不至的愛。

　　相較於CT6是無所不在的大愛，CT7這無條件的家人之愛，跟使用者的距離更親近，濃度與熱度也更高。這種親人給的無盡奧援，是最原始「安全感」的力量來源。

　　不論多大年紀，每個人內在都有一個小孩，需要被安撫、被呵護。CT7能協助我們看見內在小孩，並以無條件的愛來滋養他。

　　最能呼應CT7「照顧者」人格的職業，是視病猶親的醫護人員，尤其深印人心的「南丁格爾」形象，細心呵護患者，不僅照顧了身體、更安撫了心靈。

負向人格

　　負向代表人格，是「孤兒情結」者、安全感失落者。或是生命遇到某些狀況，自覺渺小脆弱、得不到奧援、爹不疼娘不愛時，都很適合使用CT7。

　　另一種適用的負向人格，是那些自恃甚高（或因害怕受傷），而認為自己不需要任何人，CT7母親般的安撫氣味，能提醒他們「人不是生來就堅強的，過去也曾是脆弱的幼苗，受到家人細心呵護才長大的呀！」然後在輕輕撫慰下，願意放鬆並開始信任這個世界。CT7就像愛的羽翼，每個人都可以得到溫暖呵護。

CT7的生理療效

❶ 安撫作用：

　　CT7成員的成分細緻複雜，適用症狀很廣。對於免疫、神經、消化這三大系統，都具有安撫作用。

❷ 皮膚問題：

　　上述三大系統若失調，會反映在皮膚上，CT7能處理各式皮膚問題，包括發炎、莫名腫塊、搔癢等。而且CT7氣味宜人，療癒時還兼具美感經驗。

❸ 心血管問題：

　　注重外表形象、心靈嬌貴、自覺與眾不同的人，通常自我期許很高、遇不順遂容易挫敗沮喪，也較常患有「心血管」問題，CT7能讓人「寬心」，並感到被溫暖支持，適合低劑量日常保養。

❹ 肌肉系統：

　　在日常保養或運動暖身前使用，可保持肌肉彈性，與加強耐力（鉀的能量），不慎有肌肉拉傷也能處理。

CT7成員 真正薰衣草 *Lavandula angustifolia*

> 被無條件與絕對的愛包圍環繞

生長背景

　　真正薰衣草又叫細緻薰衣草，原生於法國普羅旺斯，多生長於海拔1000公尺左右高度。而800～1200公尺的「高地薰衣草」，被視為品質最佳。

　　完全野生時，就像是不起眼的藍色雜草，同時顯現大幅度的生物多樣性，比方花有紫、藍，甚至白色品種（較少見，但氣味一樣）。

　　地中海地區雖然土地貧瘠，卻有各種唇型科植物繁茂地生長著。古羅馬時代就有使用薰衣草的紀錄，但現代它成為普羅旺斯最重要的經濟作物，甚至是文化、節慶的代表，並不是物競天擇、而是人為干預的結果。

　　近一百年前香水工業興起，工廠、農莊、化學家等相關業者，基於商業考量、更好凸顯主題，決定遴選薰衣草為普羅旺斯的代表，大規模開發栽種。

　　實際上，薰衣草不見得是最能代表普羅旺斯當地風土民情或能量的植物！它非優生物種，其實滿嬌弱的，雖不怕土壤貧瘠，但不耐風霜，且極容易受病蟲害侵襲，是需要特別呵護照顧、而非強壯堅耐的植物。

　　花穗表面可看見閃閃發亮的油囊，旁邊的披覆毛有保護作用，並能防止水分流失。精油是由開花的整株植物乾燥後蒸餾。（蒸餾精油大多如此，先乾燥後加工，但苦橙葉例外，需要越新鮮時蒸餾，否則酯類含量大減。）

唇形科花朵，常是蜜蜂的最愛，所以市場可見到薰衣草蜂蜜。

法國的薰衣草，因受到慕名指定購買，出口量逐年遞增，但真正薰衣草近年來產量卻是逐年遞減，實情是別地區栽種、進口到法國加工、再以普羅旺斯名義出口。法國因執香水業牛耳，蒸餾技術跟配備最佳。

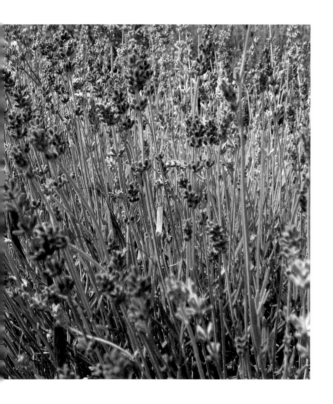

生理療效

真正薰衣草是多分子精油，乙酸沉香酯、沉香醇占了九成，具有著母親般的能量特質，最常被提到的療效是「安撫、助眠」。

其實引起失眠的原因有很多種，能瞭解其中原委才能有效療癒。若是因為生活中紛沓的壓力，或被雜事俗務煩心，而精神渙散、焦慮，甚至導致失眠，選用醚類（羅勒）的效果較好。

若是因為失戀心碎、情感創傷，或攸關人我連結、兩性關係等緣故，讓纖弱的神經受情感波動，而坐立難安，導致失眠，則選用苦橙葉、橙花、橘葉的效果較好。

如果是嬰幼兒因為分離焦慮而惶動不安、睡眠失調，或者大人感到無依無靠，得不到基本生存所需，而心生恐懼，導致失眠，有著母親能量的薰衣草，療癒效果較佳。

薰衣草的拉丁學名「Lavende」，即拉丁文「洗」（Lavare），古羅馬人喜愛泡澡，加入薰衣草更能淨化身心。

「更新」也是薰衣草最經典的功效，包括皮膚燒燙傷的更新，真正薰衣草可促進皮膚細胞再生。不過，穗花薰衣草對燒燙傷的效果更好！

珍貴的多分子特性，讓真正薰衣草如萬靈丹好用，適合搭配其他精油，彷彿媽媽在背後推手，給予助力與支持，故常能奇蹟式地止痛（坐骨神經痛、頭痛等）。

心靈療癒

上述這些看似差異極大的功能（助眠、再生、止痛），其實都源於母親能量，帶來安全感，以及「生之泉源」般的再生力量。因此心靈療效是能呵護我們心中的「內在孩童」，給予無條件的愛與認定，不斷地滋養與提攜，適合飽受打擊、自我存在價值早已渙散的靈魂們。

不過，有些人在成長過程，與母親的愛恨糾結太過複雜了，會本能地排斥母親形象，那不要馬上使用真正薰衣草，因為防衛機制一下子無法消受，建議先使用其他精油，半年後才用真正薰衣草。

CT7 成員　醒目薰衣草 *Lavandula burnatii*

> 宛如徜徉於普羅旺斯的陽光與空氣中

生長背景

長得真的很「醒目」，有真正薰衣草的一倍高，顏色鮮豔，且密集排列栽種。在風景明信片中看到的美麗薰衣草田，幾乎都是醒目薰衣草。

它是「穗花薰衣草」爸爸，跟「真正薰衣草」媽媽的雜交品種。繼承了兩方優點，有著爸爸強壯勇健的外形，跟媽媽甜美的酯類氣味，而且萃油率高（是真正薰衣草的3、4倍），精油價格卻只有1/3。

最早是由蜜蜂當起天作之合的傳媒，但這雜交種雖會開花，卻無法產出種子，繁衍下一代。1925年插枝技術出現，1927年實驗室首度證實插枝是完全複製，這是優點也是缺點！工業最喜歡穩定不變的特性，但也缺乏生物多樣性。

目前普羅旺斯栽種的薰衣草，幾近九成都是醒目薰衣草，產量約為真正薰衣草的10倍，只有中心處的高山區才有真正薰衣草。醒目薰衣草也有媽媽的溫柔氣質，甚至有些品種也同樣易受病蟲害侵襲，導致該品種絕產，例如亞碧拉（abrial）品種就曾因病蟲害，讓產量減到只剩一成。

品種分析

薰衣草的品種眾多，野生的真正薰衣草（種名「Fine」）氣味細緻柔美、豐富活潑，充滿生物多樣性。另有一種插枝的真正薰衣草（種名「Maillette」），等於是真正薰衣草的大量複製版，有其長相卻沒其靈魂，香氣比較固定。

醒目薰衣草的品種更多，精油圖鑑以種名「abrial」為代表；而種名「Super」是與真正薰衣草氣味最接近者；種名「Grosso」則是最普遍的品種，氣味較粗糙、品質較差。

一般來說，醒目薰衣草的氣味較硬，因芳香分子種類較少，氣味複雜度較低，乙酸沉香酯含量也較低，「Fine」跟「Super」都達40％以上，「Grosso」卻不到30％，氣味沒那麼甜。

療癒特色

或許在香水業眼中是劣等、冒牌的薰衣草，但它氣味跟療效也都不差！

醒目薰衣草就像是位傻咚咚的孩子，也有著甜美的笑容，個性更單純直接、爽朗明亮。對於皮膚修復、止痛等效果也不錯，作用很直接。（但「Grosso」的止痛效果沒「Fine」好，因為酯類較少。）

醒目薰衣草同樣有「家庭溫暖與支持」的能量特質，適合擔任日常急救箱的角色。相較下，真正薰衣草的可貴特殊

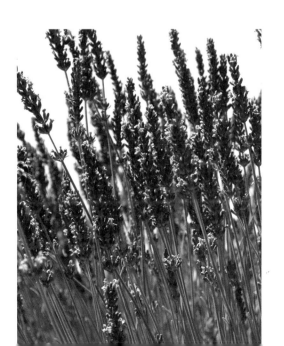

處，是多分子的協同作用，以及「大母親」的療癒能量。

相對於普羅旺斯逐漸大幅生產醒目薰衣草，不少法國以外地方反而大量栽種真正薰衣草，例如澳洲塔斯馬尼亞島（Tasmania）、印度北邊喀什米爾喜馬拉雅山麓、保加利亞等東歐小國，都產有氣味細緻的真正薰衣草，尤其高海拔地區因為乾燥、日照多，酯類含量高，高地薰衣草的品質佳。

佛手柑 *Citrus bergamia*

> 藉歌聲驅走陰霾，用回味歡樂取代驚恐憂傷

生長背景

佛手柑是柑橘家族中最神祕的，出生源頭至今仍是「謎」！因為柑橘屬多原生於東方，只有佛手柑原生於西方義大利，而且誕生時間很晚，令人懷疑它是苦橙的變種，口感跟香氣也很接近。

相較其他柑橘屬家族，佛手柑長得最小、果實最小、葉片最短最薄、花也最小，看來雖無出奇處，卻是香水業者最愛用的果實類香氣，從1725年義大利佛羅倫斯開始有商業推廣，與調香應用後，備受市場歡迎，迄今歷久不衰。

嬌嫩的佛手柑，對於氣候土壤等條件非常挑剔，只能在特定地區生長。主要產區是在義大利南部的卡拉布里亞（Calabria），距美西納海峽才100公里左右的狹小區域，連隔壁的西西里都不生長，因此佛手柑價格偏高。另外，西非象牙海岸也有生產。

在卡拉布里亞，佛手柑是最主要經濟作物，當地多為家族性的小型農業，並非大規模栽種模式，所以不需要特別購買有機栽種品種，因為佛手柑嬌嫩，多會使用農藥，但也不會像大規模栽種投入大量藥。它是屬於精緻農業產品，這也是價格昂貴的原因之一。

品質條件

❶ 除了特定氣候土壤才能生長外，灌溉技術也是一大學問。它需要水分，卻不能太多，否則酯類含量變少、萜烯含量太多，特有的甜美香氣會不足。挑選排水良好的土壤最佳。

❷ 佛手柑的種類很多樣，有圓的、皺的品種，也有綠皮、黃皮不同「熟度」的差異。佛手柑是柑橘屬中酯類含量最高者，其他柑橘屬精油主成分是單萜烯，酯類少，故多半青色果實就摘

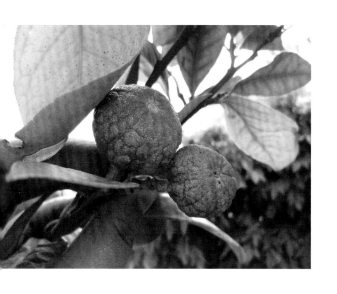

下來蒸餾。市面的佛手柑精油有黃、綠兩種，綠色是青色果實蒸餾，黃色是較成熟的果實蒸餾，其氣味更香甜圓熟，受調香師偏愛，因為成熟果實的酯類含量才高。

❸ 也很講究開花的時間，四月開花比五月開花的佛手柑，酯類較高、萜烯較少，氣味更甜美。

佛手柑精油的代表成分是乙酸沉香酯，另含香柑油內酯、檸檬烯，氣味都超甜美。香柑油內酯是呋喃香豆素，有光敏性（用於臉上要謹慎劑量），但功效強，可通經、令人放鬆，抽掉此成分（標示FCF，表無光敏性）會很可惜。

療癒特色

佛手柑的藥學屬性突出，療癒力多元，生理能抗菌、心靈抗沮喪，讓人無憂無慮地徜徉在羅馬的陽光下。

具有電影《羅馬假期》（Roman Holiday）般的公主氣質，嬌美尊貴，又平易近人。佛手柑比「公主」橙花還多了家人庇護般的支持力量，適合需要被呵護的人使用，比方失戀時，覺得被遺棄、不受疼愛，佛手柑可讓人化身成公主，被百般呵護寵愛著。

同理，佛手柑也適用厭食症、腸躁症等，跟第三脈輪「自我厭棄」有關的消化系統問題。並且是拯救「大和拜金女」的良方，出身貧苦、自覺卑微、抑鬱寡歡，需要靠攀龍附貴，才能解救自己的人。

對於油性皮膚問題、面皰、落屑、落髮，甚至脂漏性皮膚炎，佛手柑都有療效。佛手柑精油組成看似不出奇，其實還有很多複雜成分尚待解析中，臨床上對於棘手個案常有出奇好的效果。

(CT7 成員) 羅馬洋甘菊

> 掘出最深沉的恐懼，放在陽光下溶解

Anthemis nobilis / Chamaemelum nobile

與德國洋甘菊是不同屬不同種，但在早期兩者容易被混淆，甚至把羅馬洋甘菊誤認為是德國洋甘菊的劣質混充品，功效不及。

若指抗過敏、安撫消炎，德國洋甘菊的確功效較佳，但羅馬洋甘菊另有擅長處，能安定神經，對嬰兒起疹發燒等症狀有效。但因價格稍昂貴，尚不普及使用。

生長背景

屬於菊科，主產於法國、比利時，常是比利時栽種、法國蒸餾。喜歡溫帶氣候（涼爽），而非地中海型氣候，是被貼標為「很難種」的嬌嫩植物，怕風霜、需施肥、得細心呵護照顧。

通常施化肥的原則是：
長葉：氮肥。
開花：磷肥。
生根：鉀肥。
「氮」啟動光合作用，具有電光石火的效果。

神經細胞外圍很需要「磷」，可提供能量與反應，植物的花就像人的腦和神經，纖細敏銳。

肌肉無力引起的抽筋問題，需要多補充鉀。它能強化植物的根系，給予穩若磐石般的耐力。另外，果實部位（如香蕉）也常富含鉀，當久站發抖沒力、肌肉缺乏耐力，都可常吃香蕉，是運動員的最佳營養補充水果。

羅馬洋甘菊照理要多施磷肥，偏偏很害怕磷肥過量（拿捏不易），反而較喜歡鉀肥，若缺乏鉀就會葉枯或泛黃。可知羅馬洋甘菊看似長相纖細，卻有著穩重扎根的能量特質。

羽狀複葉，會密密麻麻地撲滿大地，讓野草沒處生長。

植株約40公分高，得人工跪地摘採，可知成本高，精油並不便宜。

另外，要慎防氣候太潮濕，會讓花朵變得土灰。

成分分析

羅馬洋甘菊精油，含有異丁基歐白芷酯、丁酸甲酯，可抗痙攣、舒緩及退燒（但用時體溫仍會有起伏）。

還含有 α-松油萜，這是不同品種、有不同氣味的關鍵成分。

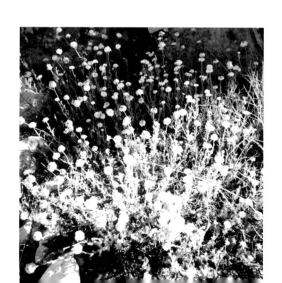

一般來說，羅馬洋甘菊的氣味，比德國洋甘菊來得甜美，卻沒其他酯類（如佛手柑）那麼甜。因為品種不同，氣味是介於青草與蘋果之間。法國比利時栽種的羅馬洋甘菊品種，多用來萃取精油，所含的 α-松油萜高，有青草味，對神經系統佳。英國的「Flora pleno」品種，多用來製造花草茶，酯類高，且成分複雜少見，有尊貴獨特性，偏蘋果味，助眠效果佳。

羅馬洋甘菊曬乾後，除了當藥草茶沖泡外，也可研磨成細粉末，調進蜂蜜或黏土，成為很棒的敷劑，可用來敷臉，或敷傷口。市面上的藥草茶多半只標示洋甘菊，卻沒有註明哪一種，若可見到「黃色花心」就是德國洋甘菊，袋茶包裝者常是此類，功效是有益消化。羅馬洋甘菊是白色花，茶香較甜，安定精神效果較佳。

生理療效

羅馬洋甘菊擅長安撫與保護，是著名的寶寶用油，適合處理嬰幼兒發燒、皮膚搔癢、情緒不安等「身心躁動」問題。

過敏性體質，乃免疫系統太亢奮，動輒過度反應所導致，羅馬洋甘菊可收斂安撫，很適合以低劑量（2%）長期日常保養，用來改善體質，循序漸進地教育免疫系統，對外界變化做出適度反應。

氣喘的成人也適用於日常保養。羅馬洋甘菊通常不用在急症處理，因為有其他更棒的精油可選擇。

心靈療癒

因為含有倍半萜內酯、倍半萜醇，帶來讓人平衡的能量，適合安撫那些心裡還像個孩子，動輒大哭大笑、容易受傷，對遭遇事物「過度詮釋」的大人們。

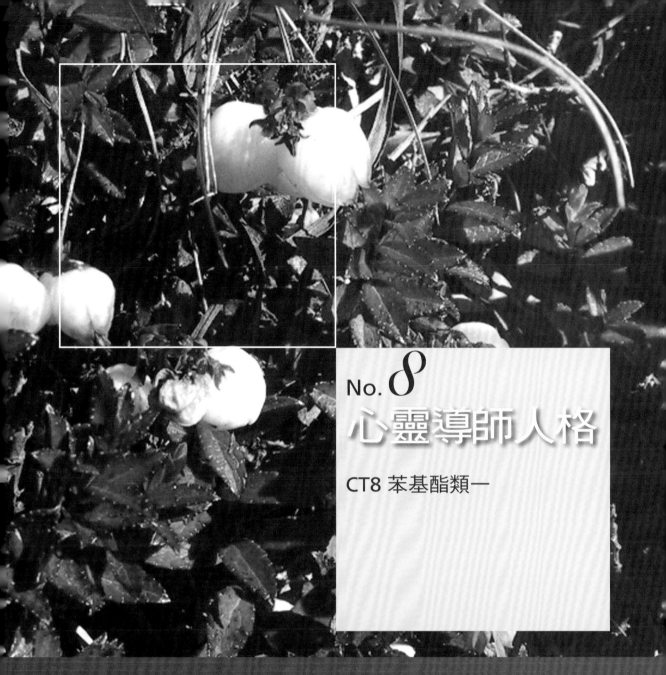

No. *8*
心靈導師人格

CT8 苯基酯類一

CT8 的植物成員

蘇剛達 / 禁得起磨難，讓傷痕變成人生珍貴的紀念品

安息香 / 真誠的關注，溫暖的問候

秘魯香脂 / 打破自閉的藩籬

白珠樹 / 切斷因循苟且的舊習，阻絕暫時逃避的退路

能強力安慰、也棒喝頓悟，
讓人脫胎換骨

心靈導師人格

代表職業：心理諮商師
類型人物：奧修

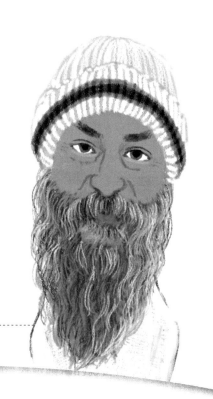

CT8開始將陸續介紹「苯基酯」，它比「萜烯酯」（CT6、CT7）的藥性更強，抗沮喪，使人享受生活，柔情似水滿足感官。苯基酯類，也是延續酯類的療癒關鍵詞「愛與支持」。

正向人格

CT8成分的特質，橙花叔醇是優雅風趣，香草素則五彩繽紛。使用劑量不同，會讓CT8呈現兩極的能量變化，高劑量時，夢境總是絢麗華美（例如馬戲團、博覽會、夜市），故適用於與人疏離者，它能增加身體感。但低劑量使用時，夢境往往變得透明通透（雲朵、晴空、穿牆），故適合跟世界太密切往來，或太在意別人看法的人，能夠學習到雲淡風輕。

CT8處理心理療效時，很適合低劑量（0.5％）塗抹在肩膀，會感受到奇特的支持力量，讓人站在人生十字路口時不會躊躇，不擔心往前一步就粉身碎骨。CT8有種脫胎換骨的特質，彷彿經過大師特別點化，所以正向人格的類型人物代表是新世紀的「心靈導師」，例如奧修，能給人強大的溫暖支持，也會用睿智的教誨，使人頓悟。

在科技高度發展、各類思潮大鳴大放的新世紀裡，宗教領袖，或心靈導師們，通常不會正面承接問題的鋒口，倒不是要刻意迴避，其實接招了就落入窠臼，且發問者會再出別招來攻；反而改用幽默感來棒喝，讓人異地自處，領略到可更通透地看待生命，正如CT8低劑量使用時會讓人產生有趣的通透感。

負向人格

CT8的止痛效果極佳，很好用卻也易濫用，用過頭反而痲痹、失卻感知力、止痛效果也變差。就像心靈導師，彷彿讓人找到一生的強大依靠，卻可能帶來另一種陷阱，讓人過度依賴，對現實痲痹，例如遠離塵世、長期以印度普那社區為家，或是對身心靈課程成癮的人。他們上過很多課、熟悉所有遊戲規則，態度開放、勇於分享、毫不猶豫跟人熱烈擁抱，但弔詭的是，若一團體中「課程成癮者」人數較多時，會被一層親密卻朦朧的霧氣籠罩，反而變成另一種制式與僵化。

上完身心靈課程，再回到個人現實世界，常有惆悵感，得重新調整距離的親疏，面臨溝通隔閡的恐懼，於是期待再次上課，好轉身跳進另一次元，降落在甜蜜星球上。但CT8告訴我們，在現實中快滅頂時，可趕快攀上強大的支持，對自己暫時逃離，但舒緩口氣，也看清真正問題後，還是要鼓起勇氣，回來面對自己。就像CT8代表職業：心理諮商師，能給予強大安慰與支持，也協助人看清問題本質，卻非長年逃避、慣性依賴的藉口。

新世紀的導師們，並不許諾你有救贖的天堂，「我痛故我在」！完全無憂無慮將只是創造一個弱智天堂。維持一定的痛感，或對痛有感知、能同理，是增加生命厚實度的必要能力。如果因為怕痛而阻絕感官，不願去經驗嘗試，也將錯失生命裡的美感。

CT8低劑量能強化身體知覺，高劑量能「強力止痛」，救急時可10％～15％（緊急時偶爾可純油使用），搭配山金車油、聖約翰草油的效果更佳，尤其針對肩頸疼痛及各類痠痛，痛哪裡擦哪裡，密集使用3天（2～4小時擦一次），但之後要降低劑量到1％以下，並搭配適合症狀心理因素的其他精油使用。

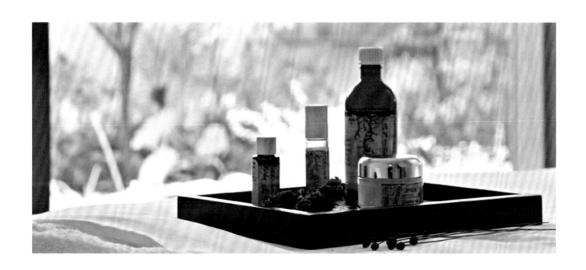

CT8 成員 蘇剛達 *Cinnamomum glaucescens*

> 禁得起磨難，讓傷痕變成人生珍貴的紀念品

原本CT8的成員有黃樺，它和白珠樹有90%的精油成分相同，但近年來較少生產，因此改換成「蘇剛達」。

生長背景

葉片約10～15公分大小、橢圓狀、表面油光，但色澤偏灰，有如白霜覆蓋，又名「白霜葉樟」。

成簇開淺黃色花。果實深紫色，一棵樹可採收100公斤。

印度人稱為「Sugandha Kokila」，俗名直接音譯為「蘇剛達」。「Kokila」指布穀鳥，「Sugandha」指黃色、香水、芳香材料。到底「如鳥般的芳香」是怎樣的形容呢？據印度毘濕奴神化身到人間後發生的戰爭史詩，《摩訶婆羅多》的記載，當人類歷經慘烈的征戰，最後走入森林，聽到鳥叫聲，心中又再度重生曙光。

蘇剛達是能讓人重見新生的香氣。

原產於印度東北方，即著名的阿薩姆紅茶產區，以及尼泊爾中西部，約1000～1500公尺中海拔的喜馬拉雅山區。喜歡肥沃濕滑的土壤，誕生在茂盛濃密，甚至陰暗不見天日的林區，但聞到此香氣反而有種令人重見天日的舒朗感，因此適合烏雲罩頂、失足滑倒、需要破除陰霾的人。

不像樟樹由葉片萃取，蘇剛達的精油是由乾燥的果實蒸餾而成，因苯環結構之故，苯基酯類精油的顏色多半偏深黃。

另含有1,8桉油醇、檸檬醛，使氣味上揚。肉桂酸甲酯、甲基醚丁香酚，帶來溫暖的甜味。

生理療效

肉桂酸是9個碳原子的結構，抗痙攣、止痛的效果，雖非最強，但也很棒！

蘇剛達適合骨盆腔疼痛、坐骨神經痛，或飽受經痛所苦的人。但CT8的止痛安撫作用，雖強力有效、能立即舒緩，卻只能救急、不適合長期使用。

因苯環之故，蘇剛達對皮膚多少有些微刺激，但不至於會致敏。

蘇剛達的抗菌力不強，但很適合處理因環境陰濕，或體內濕氣所引起的感染，尤其是針對皮膚或黏膜的皺摺部位，如陰道的感染。使用宜低劑量，否則刺激性反而容易引起搔癢。約3%塗抹一天，接下來加入其他精油使用。

肉桂酸甲酯用於日常保養，可預防心臟血管的阻塞問題。藏藥配方也用它來處理血液不通暢所引起的各種筋骨問題。在藏傳醫學裡，蘇剛達是用於「通竅」，可開啟血氣或能量的淤塞。因氣場受阻或被外界負面能量影響，而感到沉重負荷，蘇剛達可打通被阻塞的知覺。

心靈療癒

蘇剛達是「明心見性」油。檸檬醛跳脫執著、桉油醇給予理性、肉桂酸甲酯帶來安撫。適合被龐雜的責任或挑戰所塞滿，生命晦暗找不到出口的人，或者已經

忙到三頭六臂，卻總還少那一頭一臂者，蘇剛達使人有一飛沖天的通暢感，跟著印度毘濕奴神升天。

臨床上，能安撫小嬰兒的莫名哭鬧。

「存在感」是超越當下眼前的感官經驗，但小嬰兒還不瞭解這道理，所以看不到媽媽就哭，這種分離性焦慮，大人也是會面臨到，比方對伴侶奪命連環Call，就是對未來的不確定，而引發恐慌、強烈不安，蘇剛達能給予強而有力的大擁抱，讓人鎮定下來。

所以也適合因生活不如意而產生倒行逆施的行為，或惶惶不安以致態度乖張的人。

CT8 成員 安息香 *Styrax benzoe*

> 真誠的關注，溫暖的問候

生長背景

唐代就有安息香的記載，據說名稱的由來有二：一說是能安神避邪；一說此香料來自安息國，也就是伊朗高原。不過安息香是東南亞特產，伊朗並不生產，可能是當時中土多半經由中東國家來認識香料，才借此命名。

屬安息香科，開小白花，葉片背面白，果實呈尖角狀，全株皆有淡香氣，但以樹脂的香氣最濃，精油就是由樹脂蒸餾萃取。主要產地為泰國與印尼蘇門答臘。

泰國產的暹羅安息香（Benzoe Siam），樹脂成塊稱為淚滴，色淡清澈，等級佳，價格高，氣味也較好。另外中南半島北部森林（泰北、越南）也有生產。

印尼產的蘇門答臘安息香（Benzoe Sumatra），顏色較深。香水業者多偏好暹羅安息香，認為蘇門答臘安息香的味道較粗野，因香草素較少。但做為藥材，效果並不遜色！

安息香樹的生長速度很快，有如南方的樺木。木質部可供生產火柴棒。

樹齡較大時會產膠汁，當樹幹直徑30公分、約5公尺高，就可開始採收樹脂。

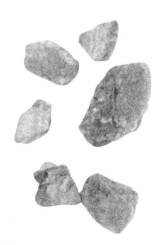

採收加工

現代的採收作法：切15公分V形切口，流出白色乳狀樹脂，乾燥氧化後呈橘紅色。一株安息香樹可生產2、3年，但通常第一年採收後就砍除，因為生長快速。

泰北的古老傳統採收方式：不是在樹幹作切口，而是將整塊樹皮割下，再揉之、打之使其流出樹脂，然後放在太陽下曝曬乾燥，在尚未完全硬化時用手抓樹脂成形。運送的過程也很講究，先挖空薑根，塗上豬骨髓油，才把成形的安息香樹脂塞入其中，再用草席緊緊包捆，運送到曼谷販賣。如此慎重地處理，才能在炎熱高溫下仍完整保存濃郁香氣。

印尼的蘇門答臘安息香多半是野生，平均在12年期間分別採收出頭香、腹香、足香，以頭香品質最好。但因為是長時間地盡量剝削，整體品質比較差。

療癒特色

安息香精油主成分是苯基酯，止痛、抗痙攣。但少量的安息香酸和芳香醛（香草素）更帶來特殊的氣味與療癒能量。

香草素，即香草豆莢上的白色結晶，故安息香跟其他精油調和時，容易變得白色霧狀。香草素的氣味甜美，是調香師愛用的甜味添加劑。存在精油中的含量不高，很少超過5％。因為是芳香醛類，對皮膚有些刺激。

中藥認為安息香能「芳香開竅、興奮中樞」。顯微鏡下看到的香草素結晶是炫麗五彩，有別於平凡無奇的白色粉末印象，其能量形態是把人帶進生意盎然、繽紛多彩、純真無憂的童話世界。

安息香酸（苯甲酸）是天然防腐劑，可抗菌、抑制微生物滋生，卻不像人工防腐劑需擔心顧慮。

「不腐朽」，意味不喪失活力，讓有機體細胞保持活潑能量，使肌肉筋骨保有彈性，所以安息香是跌打損傷用油。

肉桂酸卞酯除了行氣化瘀，也能驅痰、溫暖心肺區，所以安息香是西方國家感冒糖漿的原料。也常做成酊劑，處理呼吸道問題，尤其對治因自覺被遺棄，或徬徨不知如何自處，所引發的呼吸道問題（如氣喘），安息香能安撫症狀，帶來「被包圍的溫暖、被肯定的鼓舞」。

所以也很適合與促進血液循環的精油調和，如永久花、玫瑰、岩玫瑰等，按摩心肺區，可溫暖安撫心輪，讓枯槁的心房再次燃起熱情。

如果出嫁的女兒哭啼地回娘家，萜烯酯（薰衣草）就像媽媽給予溫柔安慰，苯基酯（安息香）則像父親替被欺負的女兒出面討公道。萜烯酯與苯基酯都是「愛與支持」，但苯環具有組織感與秩序感的特質，所以CT8是帶來更權威性的依靠支持。以正義的力量，助你驅散暗箭小人、魑魅小鬼。

樹皮受傷後、還被感染細菌，才會形成特殊芳香。這種「越挫越勇」的特質，適合處理「揮之不去的夢魘」，讓人越遭受打擊、越激發再生力量，中藥也常用安息香來淨化空間。

安息香的危險性極低，頂多只對皮膚些微刺激。這也是CT8的弔詭處「樹脂類的雙面性」，既能修復傷口、促進皮膚細胞再生，卻又帶來皮膚的刺激性。其實這中間的奧妙，就端視劑量如何拿捏。

搭配CT1（檸檬）或CT20使用，可活化肌膚、美白再生。

秘魯香脂 *Myroxylon balsamum*

CT8 成員

>打破自閉的藩籬

生長背景

秘魯香脂並不產在秘魯！西班牙統治中南美洲時，各項物資是透過秘魯的海港出口到歐洲，當時中南美洲對歐洲人是如此遙遠又陌生，所以只以集散地或賣出處「秘魯」來命名。

真正的產地是薩爾瓦多，鄰近的瓜地馬拉也有少量出產。在薩爾瓦多境內，與可可、咖啡、甘蔗等其他熱帶經濟作物的產區有重疊，不過所生產的秘魯香脂氣味較淡。主產區是西北方的火山區，所生產的秘魯香脂氣味最濃郁、品質最好、沒有混摻、比重最大。

大型豆科植物，樹高約18公尺、直徑1公尺，生長在海拔300公尺高的山坡地，樹齡25～30年時即可開始採收樹脂，但量少且品質差，要樹齡60年以上才有最佳品質的樹脂，所以多半為野生，因人工栽種會耗時過久、讓成本過高。

採收加工

秘魯香脂有兩種採收加工方法：

方法❶

步驟如下：

① Cascara樹皮割萃法：

先火燒樹根約10分鐘，等過了8～10天樹皮變軟後，用傳統南美開山刀切下30X60公分見方的樹皮，先以揉製擠壓讓樹脂流出，再用熱水燙，燙出的精油密度大於1，會下沉、黏在底層，最後再水煮淨化。

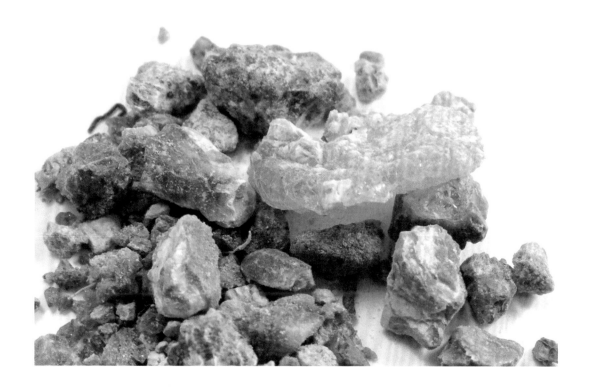

一塊樹皮約可產出140c.c.的精油，整棵樹從下到上輪流切割樹皮，一整年約可生產20公升精油。同一樹皮區，每隔兩個月可以再切割一次，這跟安息香切下樹皮後將整株砍下的作法很不同。

通常芳香分子在乾季的生產量比濕季大，秘魯香脂在雨季的產量約只有乾季的2/3。遇開花期時，樹脂的產量也會減少，因為植物畢其功於一役，將能量放在開花上。

② Trapo麻布吸取法：

把麻布塞在上述已切下樹皮的傷口裸露處，待一個月後吸滿樹脂，將麻布放入水中煮約1小時，取得黑色黏稠如糖漿狀的精油。它遇空氣並不會乾燥，比重又大，因此薰香有點麻煩。同一處傷口，隔兩個星期就可再塞入麻布吸附。

方法❷

先進行步驟②，再進行①。

香水工業通常比較喜歡「Trapo法」，因為「Cascara法」的精油較濃稠、質地較硬、產量也較少，「Trapo法」的精油較稀軟、萃取量較多。買到的精油通常是兩者混摻，100公斤中約有20公斤是以「Cascara法」採收的。

如果送到外地加工，絕對會有更先進的技術處理精油，但當地人工實在便宜，目前仍以在地加工為主，我們只好繼續使用會黏在瓶底的秘魯香脂精油！其中40％是黏稠樹脂，不容易倒出來。

會造成CT8有砂質顆粒感的是安息香，讓它黏稠沾手的則是秘魯香脂。苯環再加上黏稠的緣故，秘魯香脂容易對皮膚造成刺激性。

生理療效

秘魯香脂含有苯基酯的當家成分苯甲酸卞酯，前身是擁有7個碳原子的酸類，抗痙攣、止痛的效果最強大，有如嗎啡作用，秘魯香脂和依蘭都很適宜安寧患者的止痛與安撫神經。不過因為氣味太甜，一般人難以想像它具有如此強大止痛力，較少被如此應用。

香豆素能通氣血，適合作療傷油膏。凡戰爭、車禍、機械絞傷等意外，造成血肉模糊的嚴重傷口，秘魯香脂是首選No.1。潘威爾醫生曾用來處理手被斧頭砍傷的個案，止痛效果佳，且癒合速度快。

優雅清爽的氣味，很適合用來擴香。

秘魯香脂對呼吸道的效果不錯，跟安息香一樣，也經常是咳嗽糖漿的成分。擅長處理因內心挫敗而感到呼吸不順，可搭配葉片類的精油來使用，因為它和橙花叔醇的氣味特別合。

精油主要排出管道是肺跟腎，使用香甜的秘魯香脂後，吐氣會香如芝蘭，連排尿都有一點撒隆巴斯味！這是正常反應，不用驚訝！

心靈療癒

苯基酯是能提升觸感的芳香分子，像是用溫熱的厚手掌來為你握持，讓人感到豐美的身體感，以及緊密連結的土地感。

倍半萜醇（橙花叔醇）則像是精心設計的極簡風格，線條流暢滑順，讓人平衡優雅，清爽如不沾鍋。

這兩者加在一起，讓秘魯香脂具有特別的雙重性格，有如聆聽師父開釋，給予無限地包容支持，卻又隨時當頭棒喝。

CT8 成員 白珠樹 *Gaultheria procumbens*

> 切斷因循苟且的舊習，阻絕暫時逃避的退路

生長背景

　　早期有多種翻譯名，冬青、冬綠，甚至錯誤翻成「鹿蹄草」等，名稱容易混淆。白珠樹為杜鵑花科，植株低矮，趴地生長，有燈籠袖形狀的白色花朵，結紅色小漿果。也跟同科家族（格陵蘭喇叭茶、髯花杜鵑）一樣，具有超強耐力。

　　生長在尼泊爾的艱困高山地區，植株不到10公分高，無法跟周遭的大樹競爭陽光，也任人踐踏。這種卑微的生存條件，讓白珠樹成為典型的「小人物」精油，適合過度使用、任人剝削，或自我犧牲所導致身心「疼痛」問題。塗抹在肩頸和背部，讓人更能承受壓力。

　　另外有一個品種「Gaultheria fragrantissima」，不是趴地生長，是約2～3公尺高的灌木，所萃取精油的水楊酸甲酯含量較低。

生理療效

　　白珠樹主要成分是水楊酸甲酯，有30～80％高比率。此成分越高、止痛的效果也越高，許多藥品皆含有此成分。部分歐美芳療師寫的精油安全指南，將白珠樹列為危險精油，但如果來到東方世界大概會受驚嚇吧！因為我們日常生活處處充斥著含有此成分的疼痛藥品。它其實是安全的！

　　真正得小心危險性的是心血管疾病患者，若使用抗血管硬化或心肌梗塞藥劑，就不宜再「大量」使用白珠樹。因水楊酸甲酯也有抗凝血功能，兩者併用將加乘溶血塊效果，造成內出血的疑慮。但心肌梗塞患者是可以使用「極低量」的CT8，因為能促進血液流通，而且水楊酸的前身是安息香酸，兩者皆具有防腐效果，能保持有機體的活力與新鮮度。

　　所以白珠樹是「養老院」用油，舉凡疼痛、風濕、心血管硬化等等，都能搞定。

　　杜鵑花科多半有助肝臟引流、淨化養肝。人工合成的水楊酸甲酯並沒有養肝效果，但天然水楊酸甲酯不僅能養肝，其他微量成分也能抗衡毒性。長期1％低劑量，或點綴性的使用，可強化肝臟。

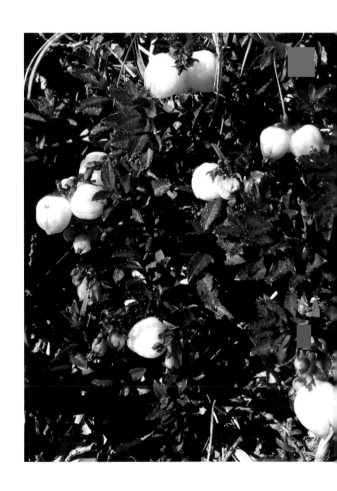

白珠樹並非像惠氏大藥廠所配製的藥，它是大自然生產的，功能可厲害多了！

然而白珠樹的止痛效果，具有很大誘惑力！CT8其他成員也都是，會讓人不自覺想提高劑量。十多年前，坊間曾有店家研發新的療程，以大量白珠樹精油搭配「開背穴」手法，能瞬間達到強效，造成市場大紅，但白珠樹只能偶爾1、2次高劑量拿來救急，不宜長期高劑量使用，因為屢次剝削水楊酸甲酯的強大療效，後來效果將越來越不好。

心靈療癒

苯基酯氣味濃郁，白珠樹更具有壓倒性氣味，不容易調油。

但曾撰寫《香氣與心靈》的蘿比老師，有一經典配方「白珠樹＋玫瑰」，用來處理具「倖存者」特質的個案。當被逼得走投無路，覺得自己毫無價值，或者一路平順卻青天霹靂、霎時失去所有、瀕臨崩潰（如中年轉業、老年離婚）的人，此配方能讓人宛若貼上滿布玫瑰花瓣的粉紅色撒隆巴斯，在玫瑰的誘惑，和白珠樹的忍痛下，重新擁有度過難關的勇氣，被「愛・幸福」的啦啦隊所鼓舞。

可將CT8先稀釋到5％，再以1：5跟CT10（或CT11）調和使用。

曾有位個案，早年經過辛苦奮鬥移民到美國，也逐漸擁有了幸福，卻在911事件後再也無法安眠入睡，因為發現連「天堂」都不安全，那麼世上再也沒有可以相信的地方了！這個案在療程時特別喜歡白珠樹的氣味。

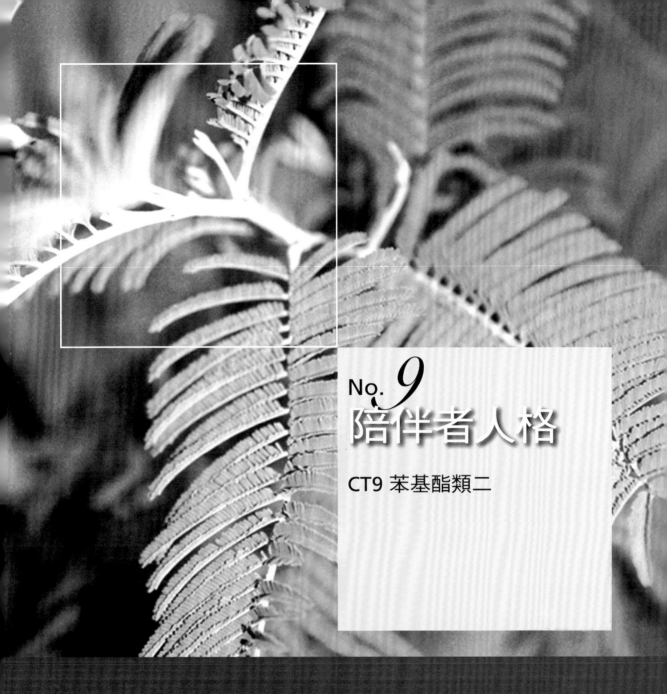

No. _9_
陪伴者人格

CT9 苯基酯類二

CT9 的植物成員

鷹爪豆 / 脫去矯揉作態的面具，自由奔放

銀合歡 / 解憂躪忿，樂天知命

桔葉 / 解開使人瀕臨崩潰的糾葛情結

大高良薑 / 抒發長久積累的情緒

阿密茴 / 撫平椎心之痛

無私無求的陪伴，
雖有點距離，卻最忠實

陪伴者人格

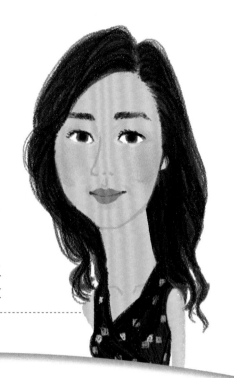

代表職業：輔導老師、協談志工
類型人物：精神科醫師鄧惠文

CT9的氣味不像CT7柔美，也沒有CT8熱切，是帶有一點距離的，加上CT9能開啟心輪，對心血管問題佳，所以CT9的植物能量，比較像是「朋友」般的愛與支持。

沒重大問題時，CT9適合低劑量、長效使用，具除憂解怨、心血管流暢，類似朋友協談的功能。急症時可高劑量15％，2小時用一次，不超過3天。

正向人格

西元1189年鐵木真成為蒙古可汗時，讚美孛斡兒出的友誼說：「在我除了影子，沒別的伴當（同伴）的時候，來作影子，使我心安。」忠誠的朋友就像是影子，當人處在光亮時容易忽略它，黯淡下來就發現它始終沒有離開，長伴左右，協助我們度過難關。

CT9的「陪伴者」人格，具有「導盲犬」特質，無私無求的陪伴，雖有點距離，卻最忠實。最能呼應的職業是心理分析師、輔導室老師、協談志工等。

負向人格

負向代表人格是「曖昧者」。隨意逗玩導盲犬，或態度曖昧，都會嚴重影響牠執行任務。友誼的最大殺手是「關係界線模糊」，尤其距離過近、牽扯上曖昧，或許暫時如膠似漆，但拿捏不易時，很容易從忠實的陪伴者，轉變成附和者、冷漠者，甚至敵對者。CT9能放鬆、寬心，避免關係過於黏膩。

曖昧也常是包裝「別有所圖」的糖衣，因為不敢用直接坦率的方式表達，改用壓抑模糊的態度來面對，反而容易心裡悶痛、委屈難言，這些都是CT9擅長處理的人格特質、情緒困擾。

CT9 成員 鷹爪豆 *Spartium junceum*

> 脫去矯揉作態的面具，自由奔放

生長背景

豆科，具有狀似四季豆的豆莢。高約150公分的小灌木，平常就像不起眼的矮竹叢，但開花時，滿樹的鮮黃色蝶狀花朵，燦爛奪目，堪稱石灰岩上最熱情耀眼的明星！

鷹爪豆的種子，得先經過冰火五重天的對待，在滾水中浸5秒，再放入冰水中泡48小時，然後在春天播種，可以想見種子內蘊著多大的爆發力。

原生地是普羅旺斯香水區，因為調香師方便取得，常用於調香。與真正薰衣草的產區有重疊，經常同時見到兩種蹤影。鷹爪豆就像一位「幫襯型」的朋友，熱切地陪伴在旁，以鮮明熱情的性格，凸顯了柔弱安靜的真正薰衣草。

氣味特質

鷹爪豆花香味甜美，調香師形容是「橙花＋葡萄」的氣味，對昆蟲具有極大吸引力。尤其受到普羅旺斯區蜜蜂的偏愛，常先吸飽鷹爪豆花蜜後，才移往其他花朵採蜜，因此普羅旺斯出產的蜂蜜，無論口味為何，嘗起來多少都有鷹爪豆的香氣底韻。

萃取方法

其精油是由花朵萃取。鷹爪豆的花朵堅韌，但摘下後會快速凋零，必須盡快萃取。鷹爪豆和銀合歡都是只能溶劑萃取的花香類精油，因為多半是大分子，不容易蒸餾出來。

早期用石油醚、現在改用己烷溶劑萃取，1200kg的花才萃取出1kg的凝香體，再製成0.3kg的原精，產量稀少珍貴。

成分分析

調香師也常以蜂蜜氣息，來形容鷹爪豆甜美的氣味特徵，不過這股甜味並不是來自含苯環的苯基酯，而是長鏈狀的脂肪族酯類，但「茹絲的蛋」模型中並沒有專屬位置，才被歸類在苯基酯區。

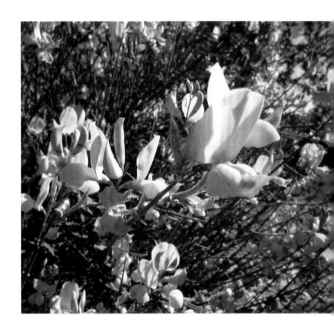

另外還有脂肪族酸——辛酸，這成分通常要溶劑萃取的精油才會出現，在椰奶和母奶中也含有此成分。果然鷹爪豆是又蜂蜜又奶味般的甜美！香水工業常把辛酸拿來做人工合成酯類的原料。

辛酸進入人體後，會協同其他物質，啟動下視丘、攝食中樞，使人胃口大開。除了吃東西變得更有滋味，也啟動心靈去感受生命的豐富多彩，因此看待世界的眼光就不會變得平板無聊。

鷹爪豆也有抗菌（白色念珠菌）功效。當代熱門的保健產品「蜂膠」，同樣是具有脂肪族酸、脂肪族酯成分。鷹爪豆是否也有蜂膠般的抗病毒功效，尚待研究中。

花香調的氣味通常比較輕盈，有如薄紗般具有空氣感。但鷹爪豆還含有微量酚類，讓氣味多了一些熱度，被調香師形容為「皮革味」，有個性、有力量。

有時也被形容如胡椒味，因為新鮮、刺激、有勁的特質。

此外還含有萜烯類（松油萜）及醇類（芫荽油醇）的綠色清新氣味。讓CT9在強勢的苯基酯氣味背後，還能細聞到綠色鋪成的音符，層次非常豐富。

療癒特色

黃橙如太陽般的鷹爪豆花朵，對治的正是「吸血鬼伯爵」症狀！

正確說法是，如「吸血鬼」的蒼白柔弱者，使用鷹爪豆後能帶來有活力的血色。而像「伯爵」太過於文質彬彬、教養過度，反成教條奉守者，使用鷹爪豆後能帶來生命新樂趣。因此，適合身心失血者，如缺血虛弱、經血過多、患有心臟疾病者、內心故步自封的人使用。

另外，鷹爪豆也能讓沉溺於虛擬世界的宅男宅女們，重新呼吸到新鮮空氣、感受真實世界的熱度。

鷹爪豆就像是一位既熱愛運動，又懂得尋找世間樂趣的朋友，帶你去到處體驗，打破原有舊框架。

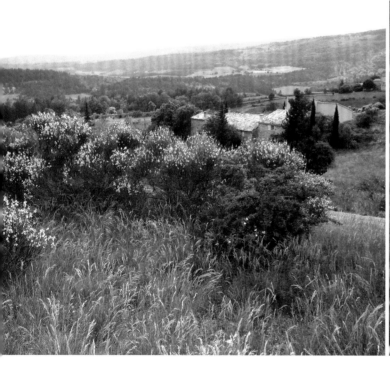

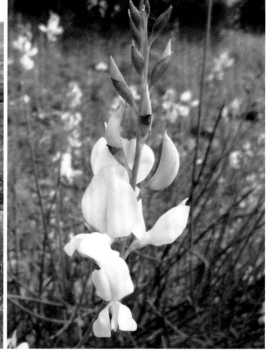

> 解憂遣忿，樂天知命

CT9 成員 銀合歡 *Acacia dealbata*

也是豆科植物，但與鷹爪豆精油的成分不同，仍是以苯基酯類的芳香族為主，並非脂肪族。

生長背景

銀合歡高約9公尺，遠看時，樹形巍峨高大，但不過分雄偉。近看時，則見纖細嬌柔的枝葉，難怪有「含羞草」的俗名。鮮黃色的球狀小花，彷彿滿樹閃耀著太陽光輝，元氣滿分！

銀合歡耐熱耐旱，目前的主要產地是摩洛哥。

原生地是澳洲。同科屬的金合歡（Golden Wattle）是澳洲國花，品種超過300種。19世紀隨香水工業的興起，被引進法國格拉斯，再陸續移植到普羅旺斯、印度、北非等地，不過澳洲以外地區的品種較少，才十多種而已。

銀合歡喜愛含矽的土壤。矽的特質是通透爽利，有別於石灰土的密實、黏質土的黏稠。「矽」這礦物質，也與人體的支持性或防禦性系統的健康息息相關，比方骨骼關節、肌腱韌帶、皮膚指甲等，它能強化骨骼中的結締組織，交叉結合膠原束。矽能讓指甲不容易斷裂，適合去作藝術指甲彩繪。

「支持」的能量特質，也表現在銀合歡的療癒使用層面，運動員受傷可先用CT8止痛，再用CT9修護癒合。

銀合歡喜歡普羅旺斯地中海型的氣候，卻不喜歡其石灰質土壤。會喜歡石灰岩的植物，通常能耐風、耐鹽、可飽經風霜的。銀合歡頂多只能忍耐乾旱，其他的一點都不耐呀！再次反映它高大卻纖細害羞的個性。

萃取方法

銀合歡金球般的美麗花朵，常作為花藝的切花素材。每年2、3月的開花期，主要都是送往花店，這階段的精油含量也比較少。精油是生命能量的代表，等過了傳宗接代的顛峰期一段時間後，植物才能再次蓄積能量，所以通常是4月花季尾聲才用來萃取原精。

200kg花朵可溶劑萃取出1kg凝香體，再製成0.2kg原精，萃油率不低，比鷹爪豆平價許多，廣受調香師喜愛。

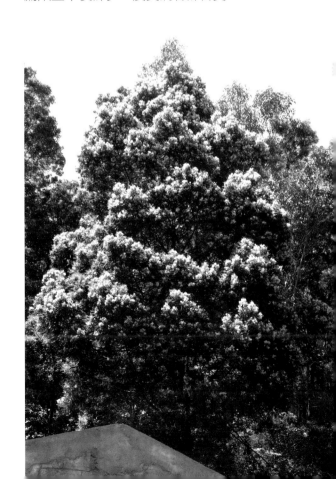

氣味特質

　　銀合歡的氣味近似蜂蠟。蜂蠟雖然也甜味，但比細緻的蜂蜜還粗獷一點，同時多了些木質味，也就是帶有支撐、凝結的氣味特質。所以有調香師形容銀合歡的氣味像紫羅蘭，也略帶些蔬菜荷蘭豆的綠色調香氣。清幽淡雅、略帶點距離感，不是會照三餐問候的那種朋友。

　　相較之下，跟它同屬不同種的金合歡，氣味則比較令人聯想到伊蘭。

療癒特色

　　銀合歡這樣的氣味特質，被譽為調香界的「和事佬」，可將多種複雜衝突的不同氣味加以融合。彷彿將外顯、刺鼻的其他角色，覆蓋上一層膜，和緩地磨去其稜角。

　　因此心靈療效上，很適合個性孤僻、多稜角、容易生氣、不滿世界，或者滿腹委屈的人，能撫平情緒。不妨試試這配方，銀合歡（多量）＋馬鬱蘭（次量）＋茉莉（少量），聞起來有如「花束」的香氣。平和協調地把爭奇鬥豔的花朵們收攏在一束，同時也把多樣的起伏情緒收攏在一起，為自己的心房獻上一束幸福捧花。

　　雖然調香師用來得心應手，銀合歡卻容易被芳療界忽視，誤以為原精萃取的銀合歡只具有調香價值。但銀合歡其實也具有重要身心療效，它所含的洋茴香酸、洋茴香酯、洋茴香醛，能對皮膚基底層的美拉林（Melanin）有影響，抑制酪胺酸酶作用，阻斷黑色素的形成，能有效改善膚色暗沉。

　　俄羅斯的整形醫師也用於手術後，促進傷口癒合，並且美白。開刀技術再怎麼高超，都不及沒留疤痕厲害！

　　從心理層面來看，整形是對自己的形象不滿意、不認同，銀合歡這位高大卻害羞的朋友，很能理解這樣的心情，與個案產生共鳴，不會用嘲笑、指責的態度來對待。其通透爽利特性，也給人無限包容的支持力。

　　人生，不能只有指正型的朋友，可無條件支持的朋友也很重要。

　　銀合歡是能義氣相挺的朋友，適合給討厭這個世界（其實是源於討厭自己）的人使用。能消解對世界的不平之氣，讓人變得雲淡風輕起來。

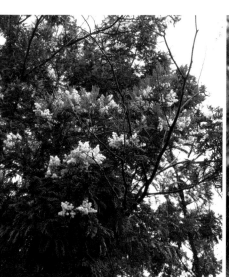
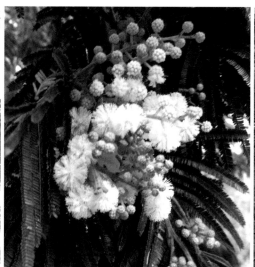
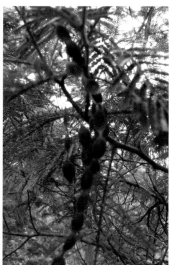

CT9 成員 桔葉 *Citrus reticulata*

> 解開使人瀕臨崩潰的糾葛情結

橘樹的產地（如義大利），為了讓果實長得更好，通常每年2～4月會修剪橘樹枝葉。這些葉片可收集來蒸餾精油，所以是橘產業的副產品。

成分分析

桔葉精油的身心療癒作用強大，法國醫師偏愛使用。

鄰氨基苯甲酸甲酯，前身是具有7個碳分子的酸，抗痙攣能力名列前茅。它帶有苯環，比重為1.1682，比水重。而且桔葉精油中，它含量超過50％，所以蒸餾時，精油是一半在水上、一半在水下的狀態，肉桂精油也有此奇觀。

鄰氨基苯甲酸甲酯是含氮化合物，使人愉快，又保有張力（大分子之故）。也是提供香氣來源的分子，常出現在大名鼎鼎的香花裡，如橙花、茉莉，不過比率都微量。桔葉中的含量達到高峰，但也沒有比較香，因為香氣並非隨比率遞增，含量也不是多多益善的。

但桔葉精油令人愉悅，且低劑量仍香的特性，非常適合用來作手工皂，相得益彰！不過不宜做白色皂，因為含氮化合物久了會氧化而逐漸變紅，會有越洗越髒的異樣感覺。

要更瞭解桔葉的療效之前，得先花些時間來談「氮」。

雖然大氣中含有80％的氮氣，卻是處在安定狀態，無法直接被植物利用，得先分解才能被吸收。

植物固氮的兩大幫手：

❶ 靠「閃電」破壞其分子的安定態，溶於雨水中，再被植物吸收。
❷ 靠土壤中的固氮「細菌」來分解吸收。

閃電的能量震撼強大、速度快，細菌生長繁殖的速度也快。無論植物取得氮的途徑是閃電或細菌，都與「速度」有關，因此含氮化合物的能量特質，是讓植物帶有動能和速度感。

當植物得到氮之後，枝葉會長得茂密。充滿元氣的芸香科，其精油多半都含有鄰氨基苯甲酸甲酯，但以桔葉的含量最高，正是氮與枝葉兩相呼應。

這種蓬勃生發的特質，卻具有令人放鬆的效果，為什麼？會矛盾嗎？

來作個實驗，如果用桔葉精油擴香於亞麻根部和大麥幼芽，也就是細胞快速分裂、生長最蓬勃的部位。實驗結果卻出現兩種極端反應：生長得更快，或者停止細胞分裂。

原來，鄰氨基苯甲酸甲酯的動能和速度感，並不是像跑百米般的衝刺，而是協助找到屬於自己的韻律和節奏。所以實驗時，根、芽的生長速度受到調節，可能調快或調慢。

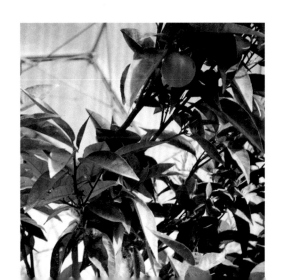

療癒特色

談到現在，就可以理解為何法國醫生常拿桔葉來處理身心症問題。因為身心症患者通常是抓不到自己的生命節奏，引發失眠、月經不調、頭痛腰痠等失衡症狀。

桔葉就像是一位跟長跑選手陪跑沙灘的朋友，在旁幫忙調整速度。

心靈能量上，桔葉適合處理「形象」問題。

電影《吹動大麥的風》（The Wind That Shakes the Barley）男主角原本打算習醫，有著大好前景和上等生活形象。卻在個人前程和國家前途兩相權衡下，選擇了後者，滿懷著愛國情操成為反抗軍，最後悲慘地壯烈成仁。如果你是主角，會作怎樣的選擇，面對結果會不會感到惋惜？

人總是善於將自己塑造成別人樂見的形象，卻到了某個生命階段，突然意識到自己的內在本質，跟原先刻意維持的形象不符合，這時該怎麼辦？要聽從內心的本能召喚，還是繼續努力維持原有形象？

不管作任何選擇都好，只要不後悔。最怕的是走不出兩難的拉扯，那才是造成種種心身症的主因。

桔葉是對「因」下藥，而不是對症下藥。適合那些特別在意自己外在形象，或努力維持某種自我形象的人。

不願意離婚、憂心換工作、不想作任何新嘗試的人，其實也都是想努力維持舊形象，而抓不到新的外界脈動，或者擔心放棄了舊節奏，就亂了自己。

桔葉也是台灣人應該多用的精油。

放眼當下世界，如果還局限在舊框架（當年亞洲四小龍的光環）下，就會對台灣的未來感到沮喪無助，覺得經濟一再向下沉淪。然而，世事不是只看一路往上飆高的數字而已，有廣度、也要有深度。台灣的階段性任務（以往的經濟奇蹟）已達成，未來的台灣應多著眼在文化深度上，不再單看外匯存底的數字大小。

桔葉將有助我們找到屬於台灣人的步調。

CT9 成員　大高良薑 *Alpinia galanga*

> 抒發長久積累的情緒

大高良薑的苯基酯適合作用於心肺區，肉桂酸甲酯可促進循環代謝。

此外，對甲基蘇合香烯（單萜烯），帶有讓視野更深遠、超越當下、生生長流的樹脂類能量特質。

生長背景

同屬不同種的大高良薑和小高良薑，皆是中藥材，原生於中國高良郡，即現在的廣東省茂名市東北方。小高良薑的葉片窄長，花朵樣貌成熟，根部沒鮮紅外皮，比大高良薑更常作中藥藥材。

大高良薑長得更挺拔，約120公分高。葉片較寬闊。花朵則嬌嫩幽雅、清新娟秀，發出淡雅微香，讓杜牧以少女之姿來形容薑花之美，「娉娉嫋嫋十三餘，豆蔻梢頭二月初」。果實曬乾可作中藥，對消化系統佳，又名「紅豆蔻」。

根部的香氣最濃，有鮮紅外皮，新鮮時多做食材、香料。精油是由根部蒸餾。

生理療效

跟一般的薑相比，大高良薑是清新多過於辛辣，可提神、讓人耳目一新。

中醫認為藥材進入人體後，會依特性、作用在特定經脈和病症，大高良薑在中藥歸經為肺經、脾經，兩者均屬「太陰」能量。

其實中醫的陰陽最終都指同一件事：「元陽」。陰，乃陽的另一種表現，就像月光。所以太陰是指陽氣完全進入「收藏蓄養」的狀態。

「坤也，至柔。坤為腹，坤厚載物。」腹部是誕生的來源，也是大高良薑最常使用的部位。不只能幫助消化，還豐富坤土、休養生息，讓我們蓄養陽氣，更能長治久安。

今年春茶的品質不佳，因為「天氣太好」了？人類總是會錯誤想像，以為動植物只喜歡溫暖的太陽！但根據茶農的說法，暖冬使得茶樹休息不夠、蓄養不足，造成茶的品質不佳。今年的蛇也很不快樂，因為沒有冬眠，不斷消耗能量，減損了陽壽。大高良薑適合活動過度、無法休息，或睡眠不足者。

也適合無法遵守「中庸」哲學、不懂得適可而止的人。馬不停蹄地工作、玩樂、戀愛等。連「吃」也挺消耗能量的，所以日本動畫《神隱少女》中的無臉男會腹滿而吐，因為攝取過多不必要的養分。

上課、念書也是種消耗，千萬別為了補充腦袋能量而邊吃邊用功呀！會造成消化差、人易累、毒素易累積。

另外，到處上課、密集進修、把自己行程排到滿滿滿、生怕漏掉一絲知識餵哺的人，也容易過度消耗陽氣，貪多而嚼不爛。

大高良薑是「靜心內觀」精油，能幫你含藏、收斂，讓你適可而止、休養生息。

心靈療癒

大高良薑可消除心中的抑鬱情緒。

清朝第一詞人納蘭性德，與表妹相戀卻無法結合，終日抑鬱寡歡。在〈蘇幕遮〉一詞中，以紅豆蔻來傾吐無法抒發的滿腹委屈。

「掩銀屏，垂翠袖。何處吹簫？脈脈情微逗。腸斷月明紅豆蔻，月似當時，人似當時否？」

被壓抑的情感無法抒發，糾結集疊成塊，終至病死。如果納蘭性德當時不只寄情大高良薑，還能直接使用，或許還有別的轉機。

大高良薑的功效，不是要「表出」情緒，而是直接「消化」情緒。

同時也是著名的醒酒藥。大高良薑像是一位最懂你的酒友，陪伴著發洩苦悶，又適時幫你醒酒，重新感覺到人世溫暖。

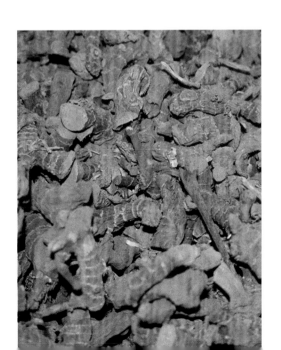

阿密茴 *Ammi visnaga*

CT9
成員

> 撫平椎心之痛

生長背景

阿密茴原產地是地中海型氣候區。普羅旺斯真是繖形科精油的大本營！

具有繖形科的典型樣貌，葉片和傘狀花朵細緻嬌柔，但仍可感到一定的支撐能量，優雅但不柔弱，渾身散發著「數大」的美感。

漂亮的傘狀花朵，也常作花藝切花。種植於南歐者多用於觀賞，種植於北非者則多用於製藥，尤其是摩洛哥產區。

花朵在完全成熟後會收傘，曬乾很像美濃紙傘骨架。當地常整束出售，供作牙籤使用，所以阿密茴俗稱「牙籤木」。精油則由種子萃取。

生理療效

自古以來，阿密茴被用來處理呼吸道問題，如氣喘、感冒。二次大戰後，一家英國小型藥廠想開發呼吸系統疾病用藥，但經費少、只能向傳統藥草取經，繼而萃製出成藥凱林（Khellin），才開始被引進西藥領域。

阿密茴是酯類精油中，藥學屬性最被推崇的。療效主要是來自最重要的成分：

呋喃香豆素、呋喃色酮（二甲基呋喃並色原酮Khellin、阿密茴素）。

成藥凱林是平滑肌的鬆弛劑，可作用於胸腹區的重要內臟平滑肌，如心臟、肝、膽、腎、膀胱、肺等，包括心肌梗塞、粥樣化、促使膽結石排出、氣喘等問題。平滑肌痙攣會引起劇烈疼痛，凱林有抗痙攣功效，故廣泛應用於氣喘藥、心臟藥、結石藥。

呋喃香豆素可促進血流、疏通血管，並加乘呋喃色酮的前述功能，稍有光敏性、小心即可。

此外，主成分苯基酯的異纈草酸苯酯，也加助了抗痙攣效果，難怪阿密茴的療效會如此出色！

心靈療癒

孟克的名畫「吶喊」，扭曲變形地張嘴，充分表現了現代人的強烈苦悶。日本有個綜藝節目「校園瘋神榜」，讓高中生站在頂樓，大聲叫喊出內心不敢說的祕密。「不夠大聲！還要大聲！再大聲！」大聲喊出來之後，這些高中生的表情，不是開始流淚，就是能微笑了！

但多數人或許是好面子，讓苦悶變得無處可訴說！又或許是椎心之痛，巨大到難以承受，才會呼喊不出痛楚！

大高良薑對應的是幽密情感，這還能借酒澆愁。但阿密茴處理的已不是單靠買醉就可解決，是巨大撕裂的情緒。

喊叫過後，情緒被釋放了，五臟彷彿被熨平，呼應阿密茴的平滑肌鬆弛劑效果，它是一位可以陪你吶喊的朋友。

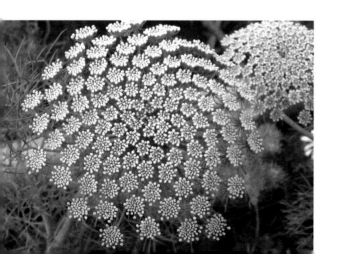

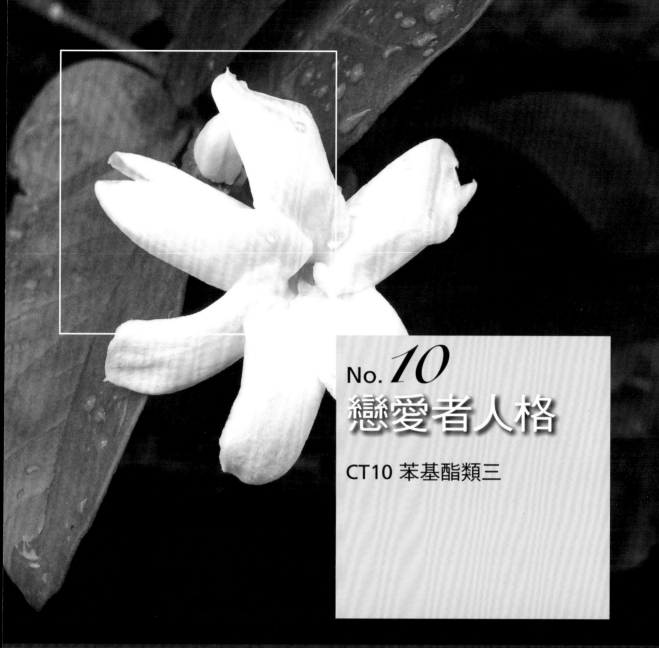

No. *10*

戀愛者人格

CT10 苯基酯類三

CT10 的植物成員

香草 / 卸下冷漠的面具,心滿意足
摩洛哥玫瑰 / 沉浸於被愛的感受中,生命宛如含苞花朵一瓣瓣綻放
摩洛哥茉莉 / 使自己受苦慢慢貼近夢,自信
阿拉伯茉莉 / 鼓勵與擴大同理心,寬容

讓人愉悅放鬆，喚醒感官覺知

戀愛者人格

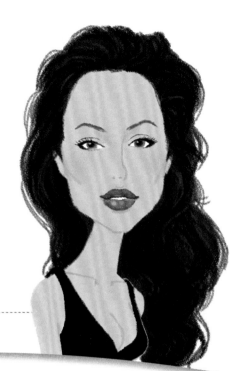

代表職業：明星、美容保養業者
類型人物：安潔莉娜・裘莉

CT10是昂貴花香類精油，氣味甜美宜人，在「愛與支持」的酯類系列中，屬於「戀人」之愛！生理療效多被界定為回春護膚、養顏美容，但在大家熟悉與愛用下，能否有更深刻的探討或可能性？

正向人格

其實CT10讓人意識到「身體」的愛。呼應「戀愛者」特質的角色是「明星」，歷代的性感女神，瑪麗蓮・夢露、安潔莉娜・裘莉等，渾然天成的魅力，彷彿每個細胞都在傳唱著我愛你，而舉手投足也讓人意識到身體的美好。

負向人格

知名女藝術家Niki的作品來台展覽，會場有個小孩指著「大地之母」形象的雕塑品說：「好大的ㄋㄟㄋㄟ唷！好噁心！」但嬰兒原本是歌頌乳房（滋養生命）呀！結果長大些，卻受到社會的文化污染，變得害怕面對身體。

東方社會較保守僵硬，很難對感官有完整深刻地認識，總是偽善地避談。但西方世界不見得比較好，性解放之後似乎不再有任何禁忌，結果卻濫用，過度消費感官經驗直到冷感，對身體缺乏新鮮的感動。

CT10能打破東西方加諸在身體疆界的「過猶不及」，重新喚醒感官知覺的敏銳度，以及好奇探索心。

美好和諧的感官經驗，不是只講求深度、長度、硬度，或者頻率、對象多寡。而是愉悅放鬆地回到新鮮人眼光，打破僵化局限，解放固有的禁錮觀念。CT10是讓人達到陰陽調和、生命和諧的養生保健用油，會有動能去改變自我，變成多面向的人，讓人生更有滋味。

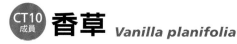

CT10 成員 香草 *Vanilla planifolia*

> 卸下冷漠的面具，心滿意足

生長背景

香草是蘭科植物，花形美麗優雅，能量特質有如大地之母，充滿土地的溫暖與尊貴。原生於赤道美洲，也就是中南美洲鄰近赤道的國家。墨西哥阿茲特克人是最早將香草用於飲食文化的民族。

第一次嘗到香草可可的西方人，傳說是西班牙探險家克茲（Hernan Cortez, 1485-1574）。純樸的阿茲特克原住民，將首次見到的白皮膚人奉為上賓，獻上香草飲品。西班牙貴客喝完驚艷連連，見獵心喜變成掠奪的強盜，最後還滅絕了原住民帝國。另有一說，哥倫布才是第一位嘗到香草可可的西方人，不論孰真，大航海時代的來臨，也開啟了新嗅覺的時代。

香草不容易在其他地區種得活，只能被成功引種在印度洋沿岸國家，如西塞亞群島、模里西斯島、科摩羅島、留尼旺島，以及馬達加斯加（這也是目前香草的主產地）。好不容易種活了，沒想到又出現新問題，移植後的香草能開花，卻結不出豆莢，但豆莢才是香氣的主要來源！

原來，香草花的雄蕊、雌蕊間有一層薄膜，在原生地是靠中南美洲小蜂鳥當傳媒，牠會穿透這層處女膜讓花受精。歐洲人移植了香草植株，但沒辦法把小蜂鳥也移民，所以只開花卻不結豆莢。後來法國人發現這祕密，改以「人工」穿破薄膜讓花受精。整個早晨頂多只能處理700～1000朵花，加上採收後繁複的加工過程，費時又費工，難怪香草是排名第二昂貴的香料，僅次於番紅花。

這種需要穿透薄膜的特質，也表現在療效上，具有穿透僵硬身體的能力。

香草是攀爬性植物，喜歡依附蔓延在年輕的喬木，比方木麻黃、胡桃樹等。它需要吸收陽光的熱能，同時也需要強壯的喬木給予保護，以避免熱帶陽光過度曝曬。這種吸附年輕能量的偏好，也呼應香草具有回春能力，尤其用在道貌岸然的中老年男性身上（心理卻像小男生），效果最顯著。

養分通常是由腐爛的熱帶果樹來提供，常以香蕉莖部當肥料。不僅可增加香草的甜度，也讓香氣多了熱帶風情，同時具有優雅蘭香與飽滿果香。我們可在香草身上嘗到熱帶民族優閒慵懶的生活態度，和豐美富足的人生滋味。

加工過程

一株香草栽培約10年，其間可生產4～5次。每次收成需花費2～3個月，大約90%的花可發育成豆，等到豆莢尾端發黃（約7個月久）才能採下，若太早採收豆莢會木質化。豆莢採收後，還需經醃製過程才能散發香草氣味。非洲馬達加斯加的作法是先在63℃的熱水中浸泡3分鐘，

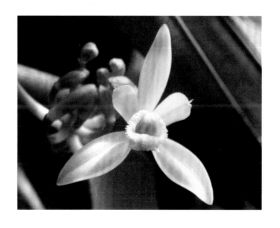

再放入有絲質襯墊的桶中發汗1天,然後每天日曬6小時連續1週。最後的步驟最困難,得在「微風」中陰乾1～1.5個月,風勢不能過大。

墨西哥的作法,則不泡水不發汗,直接進行曝曬,但會先在豆莢上劃幾刀,讓水分流出,日曬才不會變形。

豆莢完成醃製後,塗上橄欖油或蓖麻油,防止表面的香草素流失、方便保存。

天然香草非常昂貴,但氣味輕盈甜美,常用於料理,甜、鹹(清燉排骨湯)皆宜。一般在食品加工業用的是人工香草(imitation vanilla),是由伐木業紙漿中提煉,氣味甜膩呆板、沒有花香層次,甚至還有紙被泡爛的氣味,過量會帶苦。

成分分析

香草豆莢用溶劑萃取成原精,成分以帶苯環的芳香族為主,氣味強勁。多種成分的協同作用,具有歡欣鼓舞的特質。

香草素,含量比秘魯香脂多,具有「芳香開竅、興奮中樞」功效,並讓人生繽紛多彩、多了幻想冒險、浪漫奇想,甚至是喜劇趣味。

香草素讓人快樂自信,長大成人了、還對世界充滿想像慾望,賺錢之餘仍保有樂趣和夢想。

還含有洋茴香酸、洋茴香酯、洋茴香醛,如同銀合歡精油,可作用於皮膚基底層的美拉林(Melanin),抑制酪胺酸酶作用,阻斷黑色素的形成,有效改善膚色暗沉。

療癒特色

香草對應中醫的腎經,能調和陰陽、催情、補腎。但不單指功能的強化(持久、刺激),是提升對身體的知覺能力,打開細緻的感官,和豐沛的情感。所以香草能幫助男性恢復性機能,因為輕鬆愉快地回到天真無邪狀態,對身體每吋肌膚都充滿好奇探索心。

臨床上,因性問題求助者,多半源於對生活不熱中,這往往跟心理的負面連結有關,香草不是讓人的性慾高漲,而是去除負面連結的禁錮,重新用灑了糖的新奇眼光來體驗人生。

補腎功效,也能處理產後腰痠問題。

呼應香草的主題曲是Billy Ocean譜寫的「When the Going Gets Tough, the Tough Get Going.」事情越嚴重,越要用好玩的態度來面對!走越困難的路,反而越行得通!

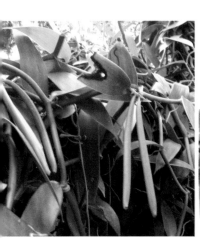
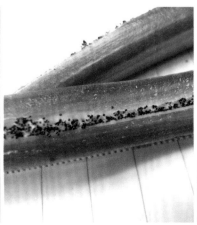
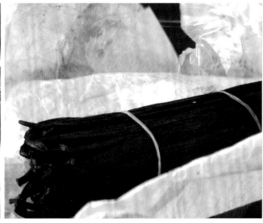

CT10 成員 摩洛哥玫瑰 *Rosa centifolia*

> ＞沉浸於被愛的感受中，生命宛如含苞花朵一瓣瓣綻放

生長背景

玫瑰極容易雜交混種，全世界現有玫瑰品種非常多，但多以觀賞用途為主。所謂「香花不美、美花不香」，香氣夠濃來萃取精油，不外乎就這三類品種：摩洛哥玫瑰、大馬士革玫瑰、白玫瑰。

前兩者的命名，容易讓人混淆、不好比較，因為摩洛哥指的是產地，而大馬士革指的是品種。所以摩洛哥也有種植大馬士革玫瑰！大馬士革反而不是大馬士革玫瑰的主產區，而是土耳其、保加利亞。

一般俗稱的摩洛哥玫瑰，乃指主要產地是在摩洛哥，其品種的正確學名直譯為「百葉玫瑰」，是形容花瓣層層包覆的特徵，另有俗名包心菜玫瑰（cabbage rose）。

玫瑰原生於中東伊朗（古波斯），是回教文明的聖物。玫瑰曾長時間被波斯人壟斷，直到十字軍東征時，歐洲人雖搶不回聖城，卻帶回了玫瑰，還有蒸餾技術。北非、南歐在中古世紀也開始種植玫瑰，到19世紀才大規模商業生產百葉玫瑰。目前主產地是摩洛哥，但法國格拉斯雖產量少、品質受推崇。

一畦玫瑰田的產齡約12年，種下隔年即可收成，第5年達到顛峰。

法國是種於100～250公尺高的平原上，需要灌溉，且易受病蟲害侵襲（俗稱rusted生鏽）。

摩洛哥則種於海拔1150公尺的高山處，耐旱不需灌溉，不會生鏽，體質佳可長到120～150公分高。當地常將兩株的枝幹交叉，使其水平生長，也就是讓它長得高、再要它彎腰，好方便摘採。高山土質差，經過考驗後的玫瑰，香氣更佳更濃（萃油率多30～35％）。被保護的、無刺的玫瑰，氣味比較不甜。

玫瑰比茉莉容易栽種，不太需要特別照顧，但栽種前得先犁過田地，除了翻鬆土壤，還要犁得夠深，種出的玫瑰花才會香。這種經過「深耕」才會爆發香氣的能量特質，有助我們往內在自我耕耘、創發萌生力量，把內心的優美高貴面提煉出來。使用玫瑰後，身體就像被犁過般舒活。

摩洛哥常把玫瑰種成圍籬狀，變成甜杏仁樹、麥田等果樹或經濟作物的圍籬，這種「保護者」角色，也呼應其抗菌、美白、強化自我的能量特質。

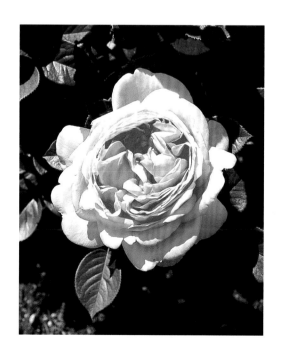

玫瑰花朵需在陽光曬乾露珠前完成採收，多半清晨4～8點，由當地小男生負責採收。

萃取方法

大馬士革玫瑰多為蒸餾萃油，但也可溶劑萃取，可是摩洛哥玫瑰只有溶劑萃取成原精，沒辦法用蒸餾方式，因為蒸餾的萃油量太低。

從前是以石油醚、現在以己烷為溶劑，雖難免有少量殘留（凝香體中約2～6%），但低量對人體無害。己烷可不斷回收、重複使用，加上萃取的時間短（攪拌3次，約1小時即得凝香體），因此比蒸餾萃取的大馬士革玫瑰便宜，但不意味比它品質低劣！

剛溶劑萃取的帶蠟凝香體，外形有點像大同電鍋煮出的白飯，經過去蠟即可販賣。若以酒精再萃取，可得更濃味的原精，黏濁度高、色澤深、不結成固態。玫瑰凝香體比原精便宜，但香氣的持續力低，不適合芳療使用，多半用於日常用品的添加，或製成油膏。

400kg玫瑰花瓣，約得1kg凝香體，可再製造成0.5kg原精。

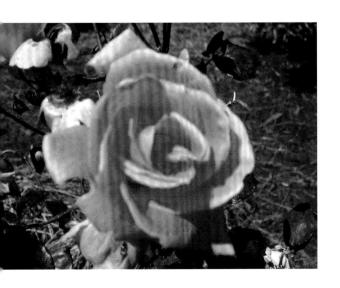

此外，印度人會用脂吸法以芝麻油吸附香氣，或直接製成浸泡油。也常加入釀酒，使酒味更迷人。

歷史人文

從玫瑰的使用歷史和考據，我們更瞭解其身心療效。

回教徒對美非常講究，就算再窮也極愛乾淨，因此回教古文明建築中必有水池跟玫瑰，讓身心都聖潔、對美保有嚮往和追求。靈性之美，是以肉體跟大地能量為基礎。

後來羅馬帝國也學到愛用玫瑰，當時人們喜歡在各式菜餚灑上玫瑰，頻繁程度就像現代人用餐總習慣灑胡椒鹽一樣。也大量使用玫瑰水，不過不是用蒸餾，而是用花瓣浸泡而得。

傳說埃及豔后為慶祝安東尼的登基大典，地上鋪滿厚達45公分的玫瑰花瓣，是炫耀富庶、歌頌美好事物的終極表現。她要去見凱撒大帝前，先在全身塗抹玫瑰油膏（Pomade），當時未有蒸餾技術，這較像凝香體。玫瑰是極樂羅馬、極樂埃及的代表。

不過，荷馬在伊里亞德史詩中有段描述，英雄赫克特被凌辱至死的屍體，以玫瑰油膏塗抹全身，能修復身心的重大創傷。

羅馬神話中，緘默之神哈波奎特斯（Harpocrates）意外撞見維納斯的祕密戀情，當時維納斯的兒子丘比特就在附近，趕緊要求他發誓保守祕密，並送給他一朵玫瑰為報答，哈波奎特斯收下玫瑰賄賂後緘默不語。因此玫瑰花被當作「嚴守祕密」的象徵，作客時若看到主人家餐桌放朵玫瑰，就明白這桌上所談的一切均不可外傳。古代許多的宴會廳、會議室，也

常在天花板繪畫或雕刻玫瑰花，用來提醒在場者要守口如瓶，也是「sub rosa（在玫瑰花底下）」這拉丁成語的由來。史上最廣為人知的祕密組織「共濟會」，入會儀式則要拿朵玫瑰進行宣誓。

玫瑰作為守密的象徵，乃表達人世間美好事物得之不易，所以要低調進行、不得張揚，這是一種內斂和珍視的心情，就好像準媽媽在懷孕前三個月都三緘其口的道理一樣，「小心翼翼地凝聚能量，才能保守住幸福」。百葉玫瑰層層密疊、內斂凝聚的能量特質，最能與之呼應共鳴。

羅馬帝國時期的作家路鳩士‧阿普留斯（Lucius Apuleius），是摩洛哥原住民柏柏爾人，他收集民間傳說、融合自己幻想、著作「變形記：金驢傳奇」。書中描述某位奇人的太太極享受做愛樂趣，魚水之歡時能變成蟲魚鳥獸，主角聽聞後也想嘗試，但女傭偷錯了藥膏，結果擦完沒變成鳥、反而變成一匹驢，據說驢的做愛時間超短，且品質粗糙。

最後能恢復人形的解藥，是吃玫瑰，可以想見古羅馬人也把玫瑰視為引渡者，能從駑鈍粗糙、化變為高尚細緻。

玫瑰的能量，使人體會到細緻的感官經驗，以及宇宙中的存在感。

成分分析

摩洛哥玫瑰含有苯乙醇、香茅醇，和牻牛兒醇。新興的保健聖品「紅景天」，根部也含有相近成分，紅景天原生於西伯利亞和中國，能抗氧化、回春、補益精氣神。摩洛哥玫瑰也具有這方面功效，用了就high！

苯乙醇是玫瑰氣味的典型代表，人工合成玫瑰氣味至少要用到10％的比率，天然的玫瑰可高達60％。因為苯乙醇易溶於水，蒸餾萃取的大馬士革玫瑰精油，其含量不到10％，反而純露中還比較多。溶劑萃取的原精，可保存更多的苯乙醇。

苯乙醇的化學結構，與人體生物胺類Peptides類似，能作用於交感神經的神經傳導物質，如正腎上腺素、多帕胺、血清素、組織胺等。其盾牌狀結構，彷彿能幫人抵抗生命裡的各種傷痛，用後會覺得世界像個美好的大花園。

精神分裂症患者，多半也患有嗅覺缺失，因為邊緣系統受損了，而嗅腦也位在邊緣系統裡。研究確認苯乙醇可改善嗅覺缺失。或許也能藉此修補邊緣系統，帶來新的療癒契機，雖尚在實驗階段，不過苯乙醇的確可作精神分裂症用藥的成分。有情緒困擾者，要多用摩洛哥玫瑰！

療癒特色

回教徒進入清真寺，會先用玫瑰純露來淨身。顯微鏡下觀察玫瑰純露，結晶彷彿藍色陰鬱、灑上紅色光彩。這呼應玫瑰的療癒特質，讓人戴上粉紅色眼鏡，享受玫瑰人生。

電影《美麗境界》（A Beautiful Mind）描寫是患有精神分裂的天才數學家如何克服萬難，並戰勝衝突分裂的自我。最後在獲頒諾貝爾獎殊榮時，發表動人的感言：我一直相信數字、邏輯、理性，但因為精神分裂，在追求的過程一直自問到底何者才是真理性？最後的解答就在這句話中：「各種的邏輯推理皆可在奧妙的愛情方程式裡發掘到。」（It's only in the mysterious equations of love that any logical reasons can be found.）

也就是「所有的意義都在愛裡面」。摩洛哥玫瑰，便是讓人找到愛的方程式。

摩洛哥茉莉 *Jasminum officinale*

> 使自己受苦慢慢貼近夢，自信

生長背景

摩洛哥茉莉，又稱為法國素馨，原生地可能是印度喜馬拉雅山區，然後傳到回教文明，再到地中海型氣候區，如南歐、北非等。摩洛哥茉莉（Jasminum officinale）、大花茉莉（Jasminum grandiflorum），兩品種常會接枝。

摩洛哥茉莉的葉片細小，未開的花苞帶有紫紅色。它是公主型植物，對外界環境很敏感，或說對疆界的拿捏很仔細。它需要被全神貫注地照顧，比玫瑰還難種。

喜歡溫暖多濕、稍具黏質的土壤（黏質易留住水分、有凝聚力）。茉莉愛喝水、需大量灌溉，但水又不能太多、怕爛根。春季若太暖，會長得太快，香氣反而出不來。

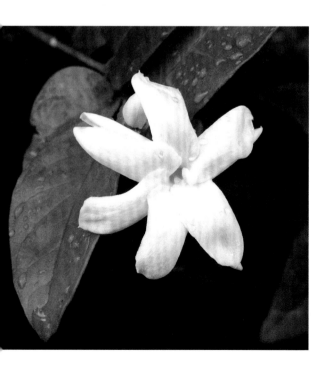

非常挑剔土質。種過無花果、橄欖、桑樹的土壤，最不適合種茉莉，花會不香。聖經有段記載，要把只長葉不結果的無花果樹砍掉，意味信徒要忠貞。無花果的葉片極大，且很會生長，極容易把力氣消耗，而不結果，同時會大量耗用掉土壤中的氮。橄欖樹則整年都看不到禿頭樣貌，因葉片可兩年不落地。桑樹也是以茂盛大片的桑葉著稱。因此，種過這些植物的土壤多半缺乏氮，難怪會讓也需要大量氮的摩洛哥茉莉不香。

種過五穀，或牧草的土壤，用來栽種茉莉最理想。鄰氨基苯甲酸甲酯、吲哚，是摩洛哥茉莉中很重要的兩大含氮芳香分子。植物取氮的兩途徑，閃電，或細菌（繁殖），都帶有速度感，因此有含氮化合物的植物也帶著強大動能。茉莉精油能提振信心，讓人老神在在，卻又有行動力。

成分分析

摩洛哥茉莉的芳香分子複雜，包括「高音」氣味的乙酸卞酯，這是廉價人工茉莉的香氣主來源，人工合成模仿茉莉需要含此30％。

「中音」氣味的吲哚，是最珍貴成分，它又叫「糞便素」，這讓人對屁屁的不潔聯想改觀唷！茉莉在花苞階段時，還沒出現吲哚，開花後才會生成。夜間時堆積於花朵中，白天則散布在其他部位，因此茉莉最適合在夏天夜晚裡採收。

採收後的茉莉花，仍會持續產生吲哚，但要氣候適當才會聚集。

擺放也會增加吲哚。玫瑰反而不能擺太久，苯乙醇會變酸。

用溶劑萃取法，700kg的茉莉可萃取1kg原精。印度人則以脂吸法，先用剝皮後的芝麻粒吸附茉莉香氣，或以芝麻油浸泡花瓣，之後再進行萃取。脂吸法的萃油率是225：1，而且吲哚的含量較多（多了3、4倍），但目前不作商業生產。

吲哚可能導致變色、變酸，故在調香時，茉莉劑量宜低，免得氣味易酸敗。

含氮化合物具有重新掌握生命韻律的能力。顯微鏡下的吲哚結晶，看似繽紛又似艱苦。就算跌到憂鬱谷底，吲哚也讓人期待生命裡下一次繽紛，因此願意忍受痛苦，慢慢接近夢想。

「低音」氣味有茉莉醛（戊基桂皮醛），構成茉莉的甜重味，也同高音氣味一樣廉價（不廉價者是吲哚，適量就能讓茉莉氣味飛上天堂）。

還有素馨酮，含量低，是倍半萜酮，具有雲淡風清的特質。它的化學結構與前列腺素相像，功效是平滑肌的抗痙攣，因此可助產（促進子宮平滑肌的收縮，能縮短產程）、排經，以及陰莖射精、陽痿不舉的問題，也可讓喉嚨及肌肉更有彈性。

摩洛哥茉莉含氮（吲哚）較多，阿拉伯茉莉則含倍半萜酮（素馨酮）較多。因此，阿拉伯茉莉顯得清幽高遠，摩洛哥茉莉則較熱情（尤其還有微量的酚，帶點陽性能量）。

療癒特色

電影《愛你在心口難開》（As good it gets），片中男主角傑克·尼克遜飾演一位偏執狂，很難與人相處，且不肯乖乖服藥控制。但愛上女侍後，隔天就開始主動吃藥，因為「You make me want to be

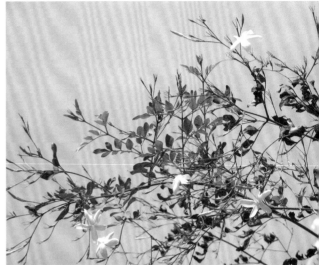

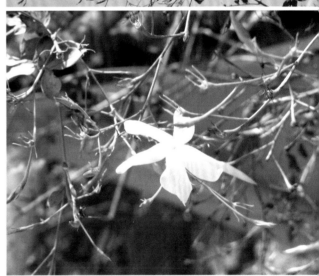

a better man」。

摩洛哥玫瑰是讓人找到愛的方程式，摩洛哥茉莉則讓人找到愛的力量，不陷溺於苦情，想願意改變、提升，讓自己變成更好的存在，所以也可以忍受過程的痛苦。它是讓人思想活躍、改變生活、建立新人生的重要用油。

阿拉伯茉莉 *Jasminum sambac*

＞鼓勵與擴大同理心，寬容

生長背景

阿拉伯茉莉，又稱中國茉莉，就是我們平常慣稱的茉莉。其精油成分和摩洛哥茉莉類似，比率稍不同。

原生地是印度、中東。印度人的婚禮上，新娘會用上大量茉莉花苞，因為其淨化的力量，能讓人擺脫陰暗依附的狀態，超越受苦狹小的格局，所以也常用來貢佛。

唐朝時引入中國，茶區農民常用來薰香茶葉。可作用於心肺區，讓人心曠神怡。

耐雨害的能力較強，通常5～7月開花，5月尚值雨季，下雨時不容易有落蕾現象，也不怕雨水浸潤式的磨損。這樣的能量特質，可協助人對抗因每天單調重複而造成身心的磨損，比方定時打卡上班、老是面對同一伴侶等等。

中藥認為茉莉花，性溫、味甘辛，能理氣、開鬱、安神、辟穢，和中，主治頭暈、頭痛、下痢、腹痛、結膜炎、瘡毒、中耳炎。上述對應的幾乎都是些開竅部位。甘辛安神，即指能對抗太過興奮，或太過悲哀的情緒。茉莉這種「抗磨損」加上「安騷動」的特性，能讓枯竭的狀態，給予活水源頭，所以是日常百姓用油！

療癒特色

「一身詩意千尋瀑，萬古人間四月天」，民初才女林徽因，當年同時愛上了金岳霖、梁思成兩人，並對他們坦白這困擾，兩位男士在剖析彼此條件後，都建議她與對方交往，這是一段清高動人的三角戀愛。雖然林選擇了梁，但三人終生維持好友關係。一生未娶的金岳霖，最後由梁林的子女來送終。

這三人都非常「阿拉伯茉莉」，高潔而通透。談不成感情不一定就要撕破臉，情敵之間也不是非要誓不兩立。

阿拉伯茉莉很適合太在意所愛而出現極端行為者。

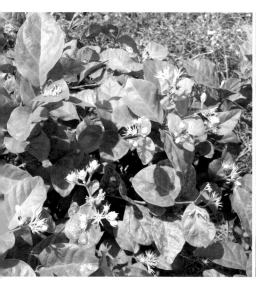
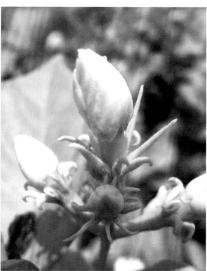
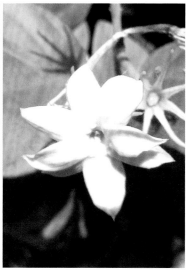

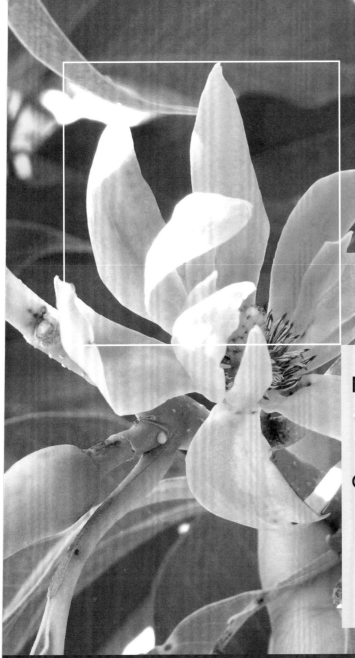

童真者人格

CT11 苯基酯類四

CT11 的植物成員

白玉蘭 / 不忘初心，永懷一個人一生中最純淨的想望

黃玉蘭 / 消弭動輒得咎的不安感，相信眾生平等與小人物的尊嚴

水仙 / 激發靈感，安於獨處

晚香玉 / 以優雅的舞步滑過人生之低谷

紅花緬梔 / 凝聚向心力，融入團體，看得見希望，有如燦爛的陽光灌頂

我們對馬路旁買到的玉蘭花，印象是香味濃郁，甚至在計程車密閉空間內會濃到有點不舒服，因為太近距離接觸了！但其實長在高大樹上的玉蘭花，不僅花形相對顯得嬌小，香氣也在枝葉間若隱若現，常只聞暗香卻不見花影。

所以象徵性格安靜內斂、不張牙舞爪、默默含情、不喜喧鬧；喜歡恬靜的鄉下，不喜歡繁雜的都市，不過被迫身處狹窄空間時仍能恬淡安居，花朵依然活潑奔放，豐富表情就如小號依蘭！

所以玉蘭花雖性格收斂、仍能達成自我目標，一旦找到自己的定位，就奔放起來。因此白玉蘭適合極想出人頭地、汲汲營營者使用。喜歡待在鄉下並非就要渾噩過一生！

生理療效

中藥認為白玉蘭「開胸散鬱、除濕化濁、行氣止咳」，能處理慢性支氣管炎、咳嗽、中暑、頭暈、胸悶及前列腺炎。這些多半是黏膜過多，或頭部充塞的問題。

臨床上還針對兩種病症有效，一是「脾虛濕盛」型白帶，這是種「土不剋水」的狀態。土是指蓄養含藏的力量，原本是水來土掩、土能剋水，但若蓄養不足、揮霍過度、消耗太多，就會造成濕氣太盛、土不剋水，而帶來黏膜過多的問題。

通常原因有二，擔子太重，不斷輪耕卻不休耕，以致寅吃卯糧。另外就是性格傾向，無時無刻需要聚光燈和掌聲的人，性格常過於張揚、不斷求勝求先、過度揮灑陽氣。這類型白帶可用低調內斂的白玉蘭稀釋後，塗抹陰道來處理。

另一種適用症狀則是鼻炎、流鼻涕、鼻塞，這也是土不剋水型，而造成黏膜異常、黏液過多。通常也是沒有拿捏好自己

的生命節奏，使得內裡能量不足，稍遇外感就出現症狀。安居的白玉蘭可協助人牢牢地掌握大地能量，一旦土能剋水後，感冒不適很快就好，並能讓黏膜清澈一如孩童的雙眸！

治咳嗽、百日咳的玉蘭花蜜配方：玉蘭花5朵、蜂蜜45克、水60cc，隔水燉服，連服4～5天。

心靈療效

引用泰戈爾（Tagore）的詩作《流螢集》（Fireflies），來展現白玉蘭的特質，「葉子沉靜的擁抱著花朵，每朵花都是葉子的心語。」（Leaves are silence around flowers which are their words.）就如清新高潔的白玉蘭，內斂安靜地在空氣中默默吐露芬芳。

不禁想到一段與白玉蘭的私密邂逅：

某個淒風苦雨的大清晨，天還未透光就需奔波到外縣市出差，而且是明知沒啥成果卻仍得硬著頭皮去處理的棘手任務。當時還正懷孕著，加上繁多的工作量讓身體疲憊不已，隻身走在風雨路上不禁悲從中來。

這時突然聞到一股香氣，抬頭尋找到了玉蘭花。心想著下這麼大雨，路上行人匆匆，既沒人看見，也少人聞到，很快地花就被雨水打落一地，真是與我心有戚戚呀！旋即在白玉蘭靜默芬芳的香氣包圍下，所有一切都釋懷了！因為我就是做自己喜歡做的事，不管會不會有結果、有沒有掌聲，過程的艱辛都不重要了，不過就是做我自己。

「安靜地自我賞析，不為環境變化所左右，知其不可而為之」，這就是白玉蘭的療癒能量。

CT11 成員 黃玉蘭 *Michelia champaca*

> 消弭動輒得咎的不安感，相信眾生平等與小人物的尊嚴

成分分析

白玉蘭是以酯類、苯基酯為主，氣味偏向果香甜美。黃玉蘭則多了倍半萜烯、倍半萜酮（獨有的黃玉蘭酮），讓香氣多了文雅的書卷氣，像大家閨秀，不張揚。

倍半萜類包括丁香油烴12.6％、β-欖香脂烯13.49％、反式丁香油烴12.77％、雙環10.32％、葎草烯5.53％。倍半萜烯通常並不特別好聞，但因為是大分子，會讓香氣持久，因此整個香氛更接近原植物花香。

生長背景

白、黃玉蘭皆原生於印度、馬來群島（馬來西亞、印尼、爪哇、菲律賓），再延伸到中國南部及喜馬拉雅山南麓。目前白玉蘭主要產地以中國南部為主，黃玉蘭則主要產於東印度奧里薩省（Orissa）。

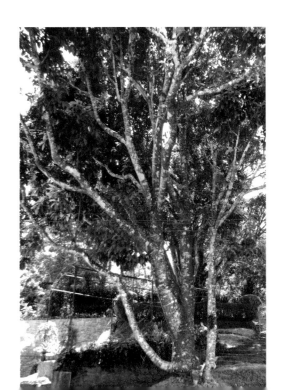

黃玉蘭比白玉蘭略矮些，葉片也較嬌小、圓鈍，不過植株還是相當高大粗壯，野生可長到30公尺高，栽培也達10公尺高。白、黃玉蘭的木材均堅實，黃玉蘭常用來雕佛像，白玉蘭則作家具、獨木舟。

跟白玉蘭是同屬不同種，也同樣有肥厚的根，抓地力強，不喜歡移植，不喜歡被修剪，像個晚熟又討厭被管的小孩，只渴望自由地成長、自在地成熟。

喜歡潮濕腐質土，但排水需良好。黃玉蘭是充滿土型能量，在黏答答的土中悠然自得，這樣的能量特質很適合因自慚形穢，而抗拒與人交往者。

樹齡15歲時才會開花，故晚熟、需要時間好整以暇。但一開花就能量飽滿、完全展現自我，花期可長達3個月，從晚春開到盛夏。

黃玉蘭的花形與白玉蘭相近，但市場較少賣花苞，花通常只開一天就謝。在印度、東南亞稱作「jampa」，多拿來供佛。

移民他鄉的白玉蘭，開花後不易結果，很少能以種子播種，「非原生地就不結果」故屬於「獨善其身」型性格。但黃玉蘭就很不同，其個性親和、願意開枝散葉、結實纍纍，是一種對世界的親善舉動。因此相對於清高的白玉蘭，黃玉蘭就像有充沛生命熱情、多子多孫多福氣的類型，這是兩者最大不同處。

黃玉蘭的果實、種子皆可食用。種子長相似菱角，可拿來榨油，能處理足部龜裂問題，軟化效果佳。對消化問題也很

棒，如脹氣、驅寄生蟲等。精油也有相同療效。

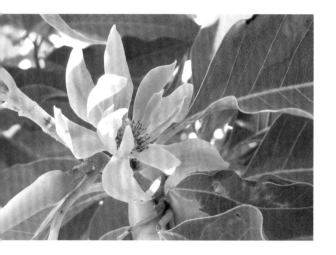

萃取方法

CT11的昂貴花朵均為溶劑萃取成原精，但在印度奧里薩另有Attar蒸餾法來萃取黃玉蘭。Attar既指蒸餾技術、也指最後的成品名稱，與一般蒸餾法不同處，是在冷卻桶裡先注入5、6kg檀香精油，充當香氣捕手，以吸收花魂。通常用來蒸餾昂貴花朵，但與單純由檀香加花香的調油不同，因為經過火的融合過程。考古研究Attar蒸餾法早在兩千多年前就存在。

黃玉蘭花摘採後極易凋萎，脆弱不耐久運，常以攜帶式的Attar蒸餾器在當地就近處理。所得純露會重複注入蒸餾桶，做循環水蒸餾。

1日工作12小時，將花材分兩批，每6小時換花1次，持續蒸餾至少1個月。然後置於陰涼室內擺，等候年份。如此Attar蒸餾法萃取的黃玉蘭成品，稱作「sona champa」。

若以溶劑萃取法，800kg花朵約可得1kg凝香體，再得50%原精，產量不低，但因印度當地需求量大，價格仍頗昂貴。

印度還有種獨特的「花香脂吸法冷壓芝麻油」，將剝皮的白芝麻撒入花瓣以吸附花香，再過篩網、瀝乾後去榨油，是護膚護髮的美容聖品。

生理療效

印度有黃玉蘭浸泡液，可治陽氣過盛引起的熱性疾病，如消化不良、反胃、發熱。還能治療「關係」的身心問題，身體層面是指與人過度關係的「淋病」，心理層面則指「腎疾」。腎是「關係」的呼應器官，包括對自己、世界、伴侶的關係，主要是對自我沒信心、怕受傷，然後壓抑，或擴張，甚至過度占領別人的生存空間，這類人格易患有腎疾。

黃玉蘭浸泡油外用也可處理開竅處問題，如眼鼻發炎、頭暈、頭痛、風濕。開竅處也是關係的通道呀！

印度人將玉蘭樹的灰質樹皮磨粉，可用來處理熱帶常見病，如發燒、痙攣、胃炎。或混摻入肉桂皮粉末，調在檳榔中食用，可調理熱病。

黃玉蘭精油也有上述療效。雖然倍半萜類不是罕見，但黃玉蘭高達54.5%，能抗氧化、回春，讓身體回到孩童般重新出發。而黃玉蘭的瓜疊綿綿、多子多孫形象，呼應養腎、補身，尤其能補強生殖之器。不孕、男女性徵不明顯，皆可調理。

心靈療癒

因含有倍半萜類，黃玉蘭的能量特質多了跟自己連結，因為喜歡自己、接受自己，所以愉快地與人交流，可以再次與世界和解。對於童年創傷陰影、性格冷漠，或被害者情結的人，特別有撫慰效果，能過濾掉生命的陰影殘渣，修補受傷的靈魂，給予強大的身心補給。它有跳脫與再生的效果，讓人重新變回高興的孩子！

CT11 成員 水仙 *Narcissus poeticus*

品種分析

目前拿來萃取原精的品種有三（皆是古老品種）：口紅水仙，副冠邊緣紅色，像擦了口紅，帶有詩意且迷幻的特質。黃色水仙，俗名長壽花，上述兩者常會混摻精油。法國水仙，平日最常見，與中國水仙是相同品種。

生長背景

野生種水仙，原生於地中海區，西班牙、葡萄牙地區最多，北非、希臘也常見。目前主要商業栽種區是法國南部科斯高原（Caussols），在海拔1000公尺的茂瑞斯（Maures）高山上。

水仙喜歡低溫，約10～18℃。球莖能耐寒，與晚香玉大不同。但水仙所處的環境溫度不可變化太大，要少移植。故能量狀態是屬於內斂自省型，世事看多了所以不在乎，但也易與人產生距離。

相較於晚香玉像不問世事、飄在上方的仙子。水仙的氣味較重，且六片花瓣的中心突出副冠，都呼應其能量特質是「中心性格鮮明顯目」。

水仙的鱗莖大，富含養分，若以刀刮取會分泌透明黏液，這種強大修護力，也呼應水仙對髮膚的修護力佳。

溶劑萃取法，500kg花朵可得1kg凝香體。因水仙花朵的耐力夠，另有熱油浸泡法，以花3油1的比率，浸泡於40℃左右的熱油中，萃取香氣。

療癒特色

科學家至今仍不確切知道水仙的香氣結構，只知其成分會讓人暈眩迷醉。臨床發現水仙的能量特質，與原生地希臘羅馬的神話吻合。

納西斯（Narcissus，即水仙），是河神塞菲索斯（Cephisus）的孩子，剛出生就得到神諭「不可讓他看見自己」。太漂亮的小孩，容易在扭曲的價值觀下長大。美男子輕易贏得眾人的愛意卻不予回應，最著名的悲劇就是回聲女神（Echo）的悲鳴。納西斯最後是看見自己的容貌，迷戀不可自拔，而抑鬱以終。

耽美、自戀，最後卻變成致命傷。

水仙精油的能量，是讓人能感受自我，適度地愛上自己，卻又不過度耽溺迷戀（記取神話的教訓）。除了適合沒自信、不愛自己的人以外，也適合念念不忘當年榮光者。這是一種不若過往、自我陷溺型的傷痛，愛的是當年的我，而水仙的迷醉感，讓人適度卻不過分地意識自己「當下」存在，願意愛上現在的我。

對於生殖系統、頭部生髮有療效，這兩者是創造力的象徵，水仙與摩洛哥茉莉是強化創造力的最佳拍檔。

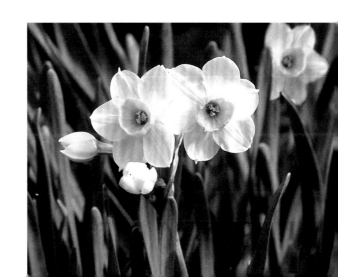

成員 **晚香玉** *Polianthus tuberosa*

> 以優雅的舞步滑過人生之低谷

晚香玉有類似水仙的鱗莖，原本被納入石蒜科，但近幾年龍舌蘭科從石蒜科中分出，晚香玉現在改歸為龍舌蘭科。

台灣原本販賣玉蘭花的小攤販，近來也常兼賣起晚香玉，賣者稱作「夜來香」，但其實兩者是不同的植物。

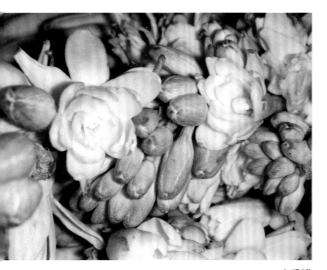

↑ 重瓣

成分分析

精油成分包含水楊酸甲酯、鄰氨基苯甲酸甲酯、苯甲酸卞酯，皆為7個碳原子酸的結構。把抗痙攣、止痛力最強者一次到位，再加上倍半萜類的支持，療效讓人驚豔！

生長背景

晚香玉原生於中南美洲，以墨西哥為中心，與香草隨著阿茲特克帝國一起發光。具有富足、豐美、天堂般的質地，當時就是有錢人專用。隨著帝國殞落，被帶往歐洲，移植到法國南部香水城格拉斯周邊，即蔚藍海岸區，現今坎城、尼斯、摩納哥等地。法國曾是晚香玉的重要產地，但現在此區也變成有錢人專屬地，寸土寸金，所以不再栽種。目前晚香玉的主要產區，是東南亞的馬來西亞及印度。

晚香玉非常難栽種，對土壤很挑剔，排水要良好，喜歡富饒肥沃的三角洲扇形沖積平原土，但又不能過度肥沃，如果施肥太多就會死掉。而且很怕冷，法國人每年10月要挖出鱗莖，保暖過冬，待春天再種下。

晚香玉很少能在同一塊土地上、生長超過一年，需要經常搬家換房，要重新尋找養分，石蒜科類的植物地下莖發達，都非常耗費地力。

不同於玉蘭的安身立命，晚香玉需要先天環境良好，但不能被過度栽培，最好能四海為家。

晚香玉有「單瓣」和「重瓣」品種，現在來個小測驗「哪一種比較香？」沒錯，單瓣比較香，多拿來萃取精油。要開出多瓣就要多消耗力氣，重瓣晚香玉多用於觀賞切花。

萃取方法

若以溶劑萃取法，1150kg花朵只能萃出1kg凝香體，昂貴程度跟鷹爪豆差不多，是早期格拉斯生產最高級香水的必有成分，地位就像現今名門淑媛的柏金包，不提是不出門的。

脂吸法比溶劑萃取法可多得15倍的

原精,更可多得56倍的鄰氨基苯甲酸甲酯,因為溶劑在攪拌時,還是會破壞到嬌弱的晚香玉!但目前已很少用脂吸法做商業生產,有也僅用於香水工業。不過告知這些訊息,是要說明晚香玉的鄰氨基苯甲酸甲酯原本是可以很多的(目前精油中最高者是桔葉),但療癒能量仍在,也適宜處理精神官能症問題。

療癒特色

東南亞常將晚香玉做成花環供佛,也廣泛運用在室內設計以表現亞熱帶風情,或塑造SPA空間的軟性氛圍。晚香玉無論香氣或姿態,都顯露出尊貴優雅的氣質。這種尊貴不是遠離人群的空谷幽蘭型,是仍由土地裡長出、經過細緻呵護、而羽化入天堂的,所以晚香玉具有「提升視野、大化肝火」的能力。

要避免火氣上身、化解彆扭怨氣的精油有兩大類:讓人高山仰止的「針葉類」,以及高貴優雅的「花香類」。

晚香玉有三種7個碳原子酸的苯基酯,具強大止痛效果,擅長處理落枕、肌肉緊繃僵硬,可搭配CT10、CT8使用。只是太過珍貴,少用在身體層面,較常處理心靈上的疼痛,比方從雲端慘跌的人生巨創,或者被人辜負、不被理解等痛苦,晚香玉能打開視野、開闊心胸,所以不那麼在乎當下的痛,也不會想隨便與人扭打。同時讓你更適應不同環境文化,不再陷溺於一處,以強大的動能幫助你很快轉動到下一階段!

比起黃玉蘭的親切,晚香玉的性格稍微孤高,呼應適用對象的性格需要特別對待,但又不可太過度噓寒問暖,才能激發其強大的潛在動能。

再來談到教育方式,晚香玉比較像歐美父母,對待小孩子的態度,彷彿世界是座大花園,親子可以一起去玩耍探索。中國父母則老是把世界視為龍潭虎穴,生怕稍沒看顧好,小孩就會受傷,結果搞得親子都緊張兮兮。尤其現代社會少子化,父母們經常變成了直升機,永遠在孩子頭上盤旋干預,甚至爺奶親友也加入意見,變成多層螺旋槳!這時就需要多多使用晚香玉。

印度傳統醫學常用晚香玉來處理小孩的各種問題,包括胎毒、嬰兒夜啼、驚嚇等。其實小孩各種問題,多半源於大人的焦慮態度,或能量狀態,晚香玉可同時安撫大人與小孩,讓心情放鬆、不會緊張。越是抱持著輕鬆遊戲的態度,孩子越能在面臨各式危險中保護自己,未來才不容易挫折受傷。

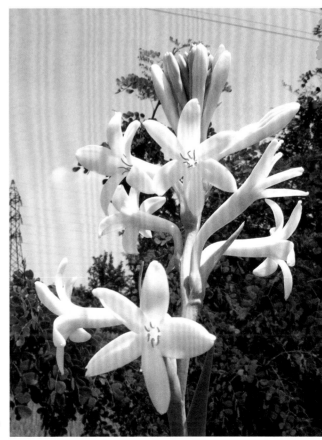

單瓣→

紅花緬梔 *Plumeria rubra*

CT11
成員

> 凝聚向心力，融入團體，看得見希望，有如燦爛的陽光灌頂

成分分析

花香類精油中，紅花緬梔是藥學屬性較被人確定者，相關的科學研究與臨床報告也比較多。它的成分複雜，其中的特殊酯類「水楊酸卞酯」是壓倒性成分，約占20%，具有療傷止痛功效。

另有苯乙酸卞酯、苯甲酸甲酯等。苯乙酸卞酯帶有清爽俐落的木質氣味，讓花香氣味中透著剛毅堅強。苯乙酸橙花酯也是帶有木質調的花香氣味。

紅花緬梔同時具有木的清新與花的優雅，是屬於「陰陽調和」的精油。

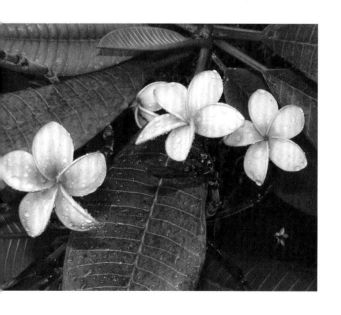

生長背景

原生於中美洲加勒比海區。17世紀荷蘭人將白花緬梔引進台灣，紅花緬梔則在1967年由新加坡引進台灣。紅花緬梔是夾竹桃科，枝幹會流出白色汁液，也是很常見的庭園樹，尤以白花緬梔較多，俗稱「雞蛋花」。

東南亞多種植在寺廟旁邊，因此也有外號「temple tree」，具有神聖性能量，堅毅的保護力，和慈悲的包容力。

通常葉片落光才開花，但台灣種的紅花緬梔有時會長葉又開花。它是不怕驕陽與風雨的堅強樹種。遇下雨天，花還是照樣散發香氣；受烈陽曝曬，花也不會枯萎。

多半以扦插法來繁殖。偏好砂質土壤，不怕乾旱，其體內多汁（就像自己帶著小水壺），不需要經常灌溉。而白色乳汁可防病蟲害、病毒感染與風濕問題。

療癒特色

紅花緬梔的能量是陰陽調和、左右逢源，能平衡左右腦。也是CT11中生理療效最顯著的，可處理頑強的病毒感染，及腫瘤等重大問題，與大馬士革玫瑰是兩大病毒感染用油，尤其疱疹病毒。

不太需要水，也不怕水的特性，呼應它能抗霉菌，尤其對治因潮濕引起的呼吸道感染問題。如果住家是位於山之顛、水之涯，很適合紅花緬梔來相伴，又香又美又堅毅。

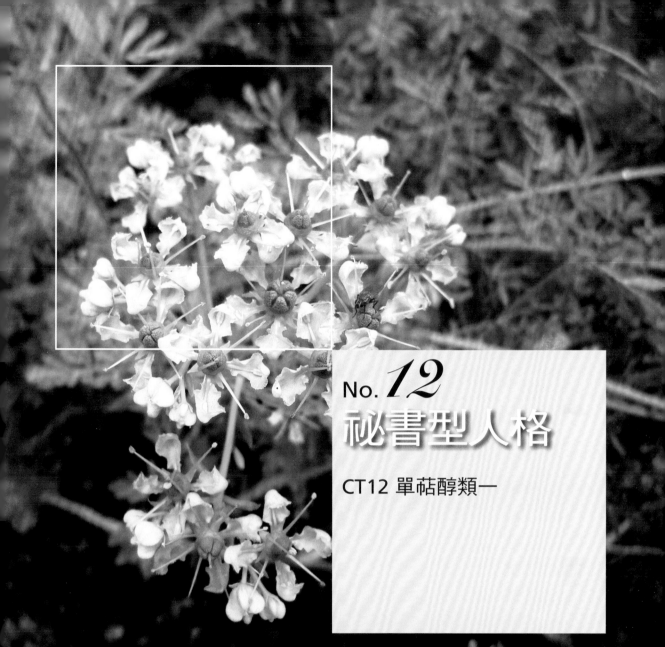

No. *12*

祕書型人格

CT12 單萜醇類一

CT12 的植物成員

花梨木 / 心生慈悲，捐棄成見

芳樟 / 得到可靠的支柱與陪伴

芫荽 / 使人愉悅坦誠，宛如心靈雞湯

沉香醇百里香 / 保持永不氣餒的童心

側柏醇百里香 / 患難見真情，不離不棄

龍腦百里香 / 相敬如賓，體貼互動

值得託付、使命必達

祕書型人格

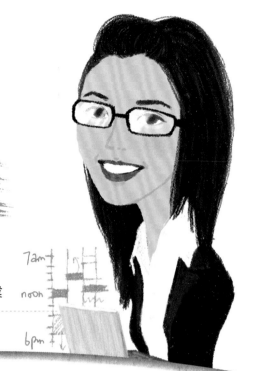

代表職業：祕書、服務業

從CT12開始進入單萜醇系列精油，這是一群具有明確生理療效的芳香分子，有三重功效：

① 抗菌、抗感染，可直接作用於病原性微生物。

② 改善身體的感染症狀。

③ 強化免疫系統。

另外，單萜醇多有「養肝利膽」作用，例如側柏醇，激勵肝機能。薄荷腦，激勵肝機能、收縮血管。龍腦，激勵膽囊。

它們的功能性強、行動力大，很好用、可常用，又沒啥風險，因此單萜醇的共通特質是「合作者」，就像忠貞不二的老黨員、值得老闆信任的好員工，能完全配合下達的指令，將任務順利完成。但缺點是生理療效太過鮮明，人們常見常用，只記得功能性，卻沒想多深入了解，反而忽略其他的療癒可能，及植物人格。

正向人格

CT12的氣味好、功能強，不管疑難雜症，或日常小問題，都能妥善處理，所以在單萜醇合作者人格中，CT12像是「萬能祕書」，具有千手觀音般的能力，擅長在團體中擔任「促成」的角色。

不像業務員的目標是開疆闢土（類比為衝鋒型精油），祕書的最大功能是幫老闆打理好一切，能穩定軍心，沒後顧之憂，而且值得信賴、不擔心被挖角。當你還搞不清是何種疾病時，仍可在第一時間安心使用CT12，多半不會辜負使命，萬能好用、不太可能出問題。

醇類具有「合作與協助」特質，包括CT12（與個體合作）、CT13（與大眾合作）、CT14（與團體合作），故呼應CT12的職業除了祕書，還有各

級後勤人員（行政、總務），另外服務業者、百貨零售人員是協助個體的生活機能更好，也呼應CT12能量的代表，這類職業需要大量接觸人或物（醇類能抗菌），超時工作或日夜顛倒（CT12養肝利膽、增強體力），任務機動多變（CT12給予溫暖的穩定感與支持力、不會慌張失措）。

負向人格

祕書的危機是功能強大，卻個性模糊，可是誰想要祕書很有個性呢？CT12對峙的負向人格，是只依照心情來做事的「千面女郎」。原本是和善笑臉的幹練祕書，一旦走向負面情緒，就高掛萬聖節的南瓜鬼臉，變成難以捉摸的不定時炸彈。

另外，CT12也適合為了要面面俱到，而幾乎讓自己人格分裂的人。這類個案往往對上司的命令，或別人的期望「過度認同」，要求自己要隨時完美配合，卻同時扮演過多角色、分裂自己、失去真我。最後只能在扮演的功能性角色裡得到滿足，把失去的自我往外投射，性情複雜得像多面人，就算別人想靠近也不得其門。例如家裡排行中間的孩子，為了得到注意與關愛，常會成為最聽話的小孩，隨時要滿足大人的期望，無法表達真正自我。CT12可以讓這類人格，在尋求認同時，也能拉開些距離，為自己保留適當空間。

CT12成員們各有出色療效，更適合當藥引。自己多才多藝，又善於與他人合作，既可以領銜、也可以跟班，穿梭在各種角色中卻不會失去自己。

個案分析

CT12是極為安全的油，唯一出現特殊個案，用後產生不適反應，但分析其背後心理，剛失戀、寄望被可憐，又抗拒真療癒，而且習慣戲劇性地表現情緒，若當場有可供宣洩的對象就會依附過去。偏偏CT12是安靜有力量、不要人演戲的性格，個案才出現如此劇烈撞擊。

>心生慈悲，捐棄成見

CT12 成員 花梨木 *Aniba rosaeodora*

成分分析

　　CT12介紹的前三種精油，以沉香醇為主。沉香醇是合成香水裡很受倚重的成分，氣味是陰性柔美、近乎花香。它可再區分成左、右旋（指偏極光通過該化合物後的旋轉方向，兩者互為「鏡像」關係），左旋沉香醇的性格較細緻，生物活性較大。右旋沉香醇較平穩安靜，抗菌力較不突出。

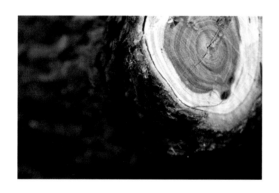

　　花梨木有很多的亞種，皆可萃取精油。成分多半以右旋沉香醇為主，含量約80~95％。花梨木的香氣沉穩、溫暖，頗能安撫人心，雖抗菌功效較不突出，卻很適合用在黏膜部位，如生殖泌尿器官。

　　另外還含有酮類（對甲基苯乙酮）、氧化物（桉油醇），讓花梨木的氣味在花香中，多添了木香，與風的氣息。

生長背景

　　花梨木是高大常綠樹種，原生於亞馬遜河流域（巴西帕拉洲、亞馬遜洲）及鄰近國家（北邊的法屬蓋亞那）。在19世紀末、20世紀初時，以法屬蓋亞那生產的「首都花梨木」品質最好，其沉香醇高達95％且為左旋，非常特殊，只是當時保育觀念差，多已被砍伐殆盡，雖然現在漸有復育工作，種下也要10年後才能砍伐應用，所以還沒恢復到二次大戰前的風光。

　　現在最大產區是巴西，沉香醇含量較少，且為右旋。

　　亞馬遜河流域中，最急需保育的地區是北方森林，花梨木則多生長於南邊。在早期，花梨木砍下主要供作精油蒸餾，遠超過其他用途，這跟別種木質類精油多是剩餘木屑再利用的模式很不同。巴西政府早年（1932年）即頒布法令「砍一棵就要種一棵」，但實際監督不易，保育效果不彰。現已改為「每賣20公斤精油要種一棵」，並由官員眼見栽種才簽收，復育工作還不錯。

　　花梨木質地堅硬，剛劈下時心材是黃紅色，再漸轉為紅色，木色溫暖漂亮，家具業也喜歡當原材。由於木材堅硬沉重，加上雨林地區搬運困難，砍下後就漂流而下，再將製造家具後的剩材裁碎、浸水，直接在岸邊進行精油蒸餾。

　　花梨木精油為黃色，顏色越黃通常氣味越香。因蒸餾時間短，只需2.5小時，所以價格不貴。

生理療效

　　花梨木是堅硬紅木的陽性能量，卻帶有陰性的花香氣息，「兼具陰陽」的特性，最重要功效就是能「平衡陰陽」。

　　對於各類型皮膚皆有平衡效果，乾性者可滋養潤澤，油性者可處理痘痘。

也能平衡因身兼數職產生的身心分裂狀態。

心靈療癒

花梨木特別能滋養「心輪」。讓心不偏不倚，不過度偏向別人或自己。適用的個案，常不由自主去犧牲奉獻，過度認同所付出的對象，而失去自我。倘若，沒底線的付出，卻沒得到適度回饋，就會歡喜做卻無法甘願受，逐漸感到被榨乾、心枯萎。花梨木的滋養作用，讓人不會因付出太多而耗竭自己，也能讓早已乾枯無味的心，添加入新風味。

中年婦女較常有此狀態，使用的感受也特別深刻。花梨木帶來花香的撫慰，又給予木質的支持，讓人自我茁壯起來。

> 得到可靠的支柱與陪伴

CT12 成員 芳樟 *Cinnamomum camphora*

生長背景

沉香醇的含量略低於花梨木，不過因為是左旋，抗菌等生理療效反而比花梨木更明確顯著。再加上芳樟精油是用葉片蒸餾，只需修剪枝葉、不必砍樹，市場競爭力更強。

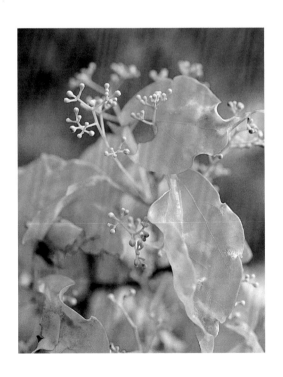

二次大戰前，全球的「沉香醇」市場主要是巴西（花梨木）與台灣（芳樟），不過戰後多改為人工合成而逐漸沒落。

本樟比芳樟的葉緣平整一些，但兩者長相很接近，台灣行道樹也常交替栽植，不好從外觀區別，以搓揉葉片、聞香氣來判斷最準（其實它整株都芳香，包括樹根、樹皮），本樟所含的單萜酮是樟腦，但芳樟所含的單萜酮屬於脂肪族酮，氣味較甜美秀麗，更溫和安全，且比率不高。

本樟的生理療效很突出，芳樟也不錯，尤其對治呼吸道、消化道、生殖泌尿道等黏膜的感染。

療癒特色

比較氣味表情，花梨木是沉穩濃重，芳樟則輕快飄揚。療癒特色上，花梨木是平衡付出與回收，芳樟則平衡過去與現在，不讓過往種種妨礙向前邁步。

芳樟的倍半萜醇，能促進靜脈代謝與循環。患有靜脈問題，常彰顯生命有某種遲滯狀態，例如感到今是而昨非、想完全

抹煞掉過往，或耽溺於過去的美好（或陰影）中，芳樟都能協助人輕盈地過渡。

因此，適合在嫁入不同習慣的家庭，或移民到陌生國度時使用，也適合「舊換新」，如換工作、換伴侶、換髮型等，芳樟堪稱「擺脫」用油！故也極適用於「戒」字上，如戒煙、戒賭、戒女色、戒奶嘴等。

這種擺脫並非側重在療傷止痛，比較像在腿上綁了不同負重的沙袋，幫腳步調節到新節奏，自在地融入新環境，瀟灑揮別過去，不管好的壞的都可放下，讓生命之流繼續往前走。

 CT12 成員 # 芫荽 *Coriandrum sativum*

> 使人愉悅坦誠，宛如心靈雞湯

芫荽的香氣很特殊，愛者極愛、惡者也極惡，台灣俗稱「香菜」，但西方國家有「臭蟲」之類的渾名。

右旋沉香醇又稱「芫荽油醇」，是芫荽的代表氣味（含量約70％），甜美溫暖。

繖形科精油常含有呋喃香豆素，不過芫荽只含微量，除了增添甜味外，光敏性有限，仍可安心用來護膚。還含有單萜烯、單萜酮（樟腦），比花梨木、芳樟的氣味，多了些理性特質。

生長背景

原生地很廣大，南歐、中歐，甚至俄羅斯。長得最好者在匈牙利。後來也移民到新大陸，二次大戰後主要產地為南美洲，如阿根廷山區。

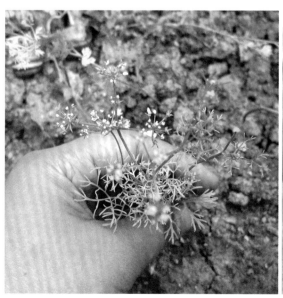
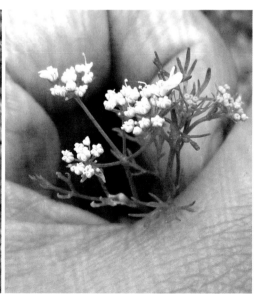

芫荽的適應力強，不挑土壤，有無施肥均可，這種「誰來都可搭配、誰走也能安然」的超合作性格，很適合與他種作物輪種。但它有項局限「害怕野草」，因為芫荽較嬌柔，遇到莽夫鐵定競爭不過！所以栽種前必須先除草，種子再種得深些，90天後就能開花結果。

芫荽喜歡生長在粗礪、開闊的大地，但外貌為繖形科的嬌羞柔美，故能量特質是強悍粗獷中帶著優雅靈性。芫荽喜歡濕冷、有水氣（但也不太怕乾），若有露水時採收、萃油率最高，也都呼應其嬌柔靈秀。雖然沉香醇的性格偏暖，但芫荽仍多了涼靜、理性，和氣。

芫荽精油是由乾燥果實蒸餾，淺棕色時摘下，曝曬乾燥、碾碎之後，約蒸餾3小時（若沒碾碎要蒸餾12小時）。果實狀似卵巢，芫荽的確適合長期調理卵巢，是屬於路遙知馬力型的保養（非急救）用油。

若是葉片萃取，氣味完全不同，聞起來較接近台灣常見的香菜。

療癒特色

芫荽除了對生殖、消化系統極佳外，也很適合按摩，可當身心靈分裂的平衡用油，例如用腦過度，或太耽溺感官知覺的人。

對於「鷹」派人士（太偏身體者），按摩總吃重鹹，慣用「硬來」方式強迫肌肉放鬆。不妨先用芫荽精油，喚醒其痲痹感官，才能欣賞輕柔的美感，體會多層次的身體觸感。

至於「鴿」派人士（太偏腦袋者），自我感覺很放鬆，似乎做哪種按摩、放哪種音樂都沒差，但其實太活在自己的想像裡，腦袋自覺放鬆，身體依然僵硬，芫荽能讓大腦重新與身體連結。

芫荽堪稱SPA用油的票選No.1，尤其在辛勞上班、用腦過度的一天結束後，使用芫荽來泡澡，讓身心再次融合，回歸完整，日子也有了重心。芫荽的心靈療效，是讓人無入而不自得，很快地與各種事物相容！

> 保持永不氣餒的童心

^{CT12}成員 沉香醇百里香 *Thymus vulgaris（CT linalol）*

生長背景

唇形科植物常因生長環境的不同（如海拔高低），而有不同的化學結構組成CT（Chemotype），氣味也不相同。百里香大概是芳香植物裡CT版本最多的，幾乎主要的芳香分子大類都可找到相對應的CT百里香，例如沉香醇、側柏醇、檸檬醛、牻牛兒醇、萜品醇等不同CT。百里香生命力旺盛，不斷調整自己來適應各種環境。雖然長得嬌小，卻很強壯，就連台灣這麼潮濕悶熱的環境也能存活，外來的唇形科植物中，只有迷迭香跟百里香在台灣適應得最好。

百里香原生於地中海型氣候區，普遍應用於日常生活中，烹調、藥用、萃油等，最大產區是西班牙。法國、摩洛哥也

多產。

　　百里香的葉片短小精幹，第一年莖幹還很柔弱，第2、3年開始變成堅韌，不易拔斷。

　　精油是由帶花的葉片萃取（莖沒啥氣味）。

　　古羅馬士兵會將百里香別在盔甲上，象徵「勇氣」。最典型的百里香（百里酚百里香、野地百里香、香荊芥酚百里香等），抗菌力極強，就像強盛的古羅馬兵團！不過CT12中的3位百里香成員，是家族裡的嬌客，調性較軟。它們不是衝鋒陷陣的廝殺者，比較像擬定策略的後勤人員。

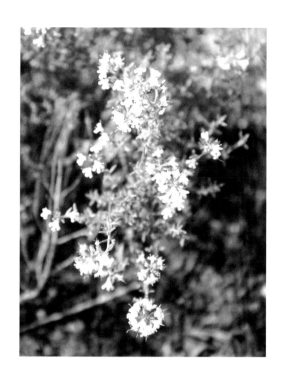

療癒特色

　　沉香醇百里香是甜百里香的一種，成分最溫和安全，適合處理兒童各類問題。也是百里香家族裡，芳香分子種類最多者，作用多元，不容小覷。不過，它什麼角色都能扮演，個性反而不鮮明，遇到症狀不會第一個想到，得多介紹它的特色。

　　沉香醇百里香可單獨使用（因為是多分子精油），但與其他精油搭配時，效果更加乘。CT7和CT12皆為「伴侶」型精油，效用溫和多元，可常伴我左右，並適合調和其他精油，尤其調油氣味不理想時，添入它們會有妙手生花效果。但兩者的作用稍有差異，CT7酯類（乙酸沉香酯）是「愛與支持」，可把各精油的突兀處統統包容起來，全變成我疼愛的小孩，磨掉個別稜角以達到整體和諧，是「感性融合」。CT12醇類（沉香醇）則拉遠距

離、多些思維，比較像鼓掌部隊，能把各精油的個性烘托出來，不會模糊掉個別，又讓整體效果加倍，是「理性融合」。

　　因此，沉香醇百里香非常適合當作「藥引」，CT12成員也多有此特性。中西自然療法皆發現，被確認療效的藥物（或精油），用在某些人身上卻功效不彰，沒發揮應有作用，通常是缺乏帶路的藥引。可先用其他精油一段時間、再回頭用原配方，或加入藥引型精油一起使用。

　　沉香醇百里香具有提攜作用，能把別精油的藥性帶往疾病核心，並啟動身體到可接受的狀態，層層障礙如漣漪般散開後，藥的效果就會出來了。

　　這也呼應沉香醇百里香的心靈療效，是平衡、提攜、中和。當有小障礙阻隔在前時，它會幫你收整情緒、敲敲邊鼓，然後事就成了。

> 患難見真情，不離不棄

CT12 成員 側柏醇百里香 *Thymus vulgaris（CT thujanol）*

生長背景

側柏醇百里香生長在普羅旺斯海拔800～1000公尺以上高度，比其他百里香更高，是最嬌生慣養的百里香。精油產量少、容易歉收、供貨不穩，曾一度需要配給，稀少卻很好用！

療癒特色

成分比率最高者是「萜品烯酸」，適合處理各種黏膜組織病變。側柏醇百里香也是經由黏膜組織，最容易被吸收。

側柏醇具有「養肝利膽」功效，可處理肝炎、肝臟病變。與龍腦百里香同為CT12中生理療效最突出者。

肝臟是轉換器官，身體裡最大的化工廠，能把有害物質轉化處理掉。免疫細胞是第一線作戰，之後的殘局收拾全由肝臟細胞負責，故各式感染最後都動用到肝臟，但它沒有神經細胞，若出現狀況代表身體已陷溺在問題裡很久了！側柏醇百里香精油，能幫助肝這座化工廠運作，強化「轉換」特質。

心靈療癒是讓人跳脫陷溺，協助人從一個角色或狀態，轉換到另一個角色或狀態，故很適合用來改掉壞習慣、戒除各種依賴，是能讓人改頭換面的精油。

百里香是很機靈的植物，能讓人保持敏銳度。側柏醇百里香可平衡因過度複雜，而衍生的身心問題，也就是具有「化繁為簡」的能量特質，大小問題都適用。

曾有肝腫瘤個案，持續一年使用含它的養肝複方油，癌細胞消失。其實日常低劑量使用，如日常小感冒，能強化免疫力，並讓身體隨時保持對小處靈敏，才不會遲鈍發不出警報！

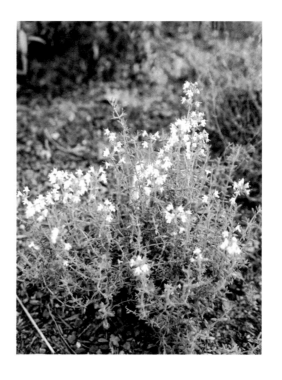

龍腦百里香 *Thymus satureioides*

成分分析

龍腦百里香所含的「單萜醇」有時可高達50％，極適合用來處理呼吸道症狀。另有17％～20％的酚類，略有皮膚黏膜刺激性。CT12通常能直接純油幾滴使用，不過用於黏膜，或皮膚敏感者，還是稀釋較佳，因為龍腦百里香的緣故。

龍腦，即冰片，聞起來像龍角散的氣味，具有利膽功效。若龍腦再氧化作用，會變成樟腦（單萜酮），氣味也相近，有利腦（神經）功效。

龍腦百里香游走於醇、酮、酚類的特殊性，可單用一瓶塗抹脊椎兩側，用來處理緊急感染問題，功效跟側柏醇百里香不遑多讓。

生長背景

龍腦百里香是摩洛哥獨有的品種，從法國引種後，加上當地廉價勞工的細心照料（法國的採收是整批砍，摩洛哥則用手摘，純度極高），而形成特有成分品種。喜歡生長在粗獷乾燥的環境，性格就像摩洛哥當地原住民柏柏爾人，他們堅忍耐勞，不怕苦熱，常如沉思雕像獨坐在廣陌的沙漠中，卻不覺蒼涼，天性較看重能自由移動於浩瀚天地，比駱駝還適應沙漠（駱駝還會群居呢！）

龍腦百里香就具有這般陽剛堅忍的特質，其葉灰綠、莖褐紅（一般百里香是葉綠、莖粉嫩）。產於中部亞特拉斯山及北部。這地區除了是著名的大西洋雪松產地外，也生產很多藥草，因為與西班牙的地理氣候文化皆相近，西班牙會生長的藥草，此區多半也有。

療癒特色

除了與側柏醇百里香一樣能養肝利膽、強化轉換能力，龍腦百里香最著名的療效是「壯陽」。不是只挑情、增加慾望，而是器質性（非心因性）強化生殖機能，對男女皆適用；女用還可助產。

它是精油界的威而剛，但不是讓人縱慾，是能「平衡」水火、陰陽。中醫認為它主要作用於腎經（從湧泉穴循行大腿內側往上），主管生殖機能、骨骼關節。整個百里香家族成員都對骨骼關節有助益。

另外，龍腦百里香也可增強免疫、強化體能，與側柏醇百里香併用，是重要的養病配方，適合慢性疾病、體衰臥病，或重大感染患者。

龍腦百里香樸質粗獷、內斂老實的性格，不是讓人用後瞬間脫胎換骨，它是安靜地盡忠職守，扮演好「保健把關者」的角色，就如大地般安全可靠。稍感不適，可塗抹脊椎兩側，即使嚴重如疱疹，也能提升身體整體機能。

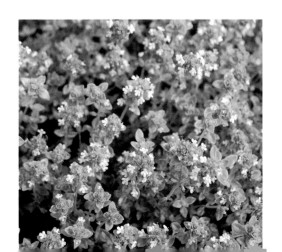

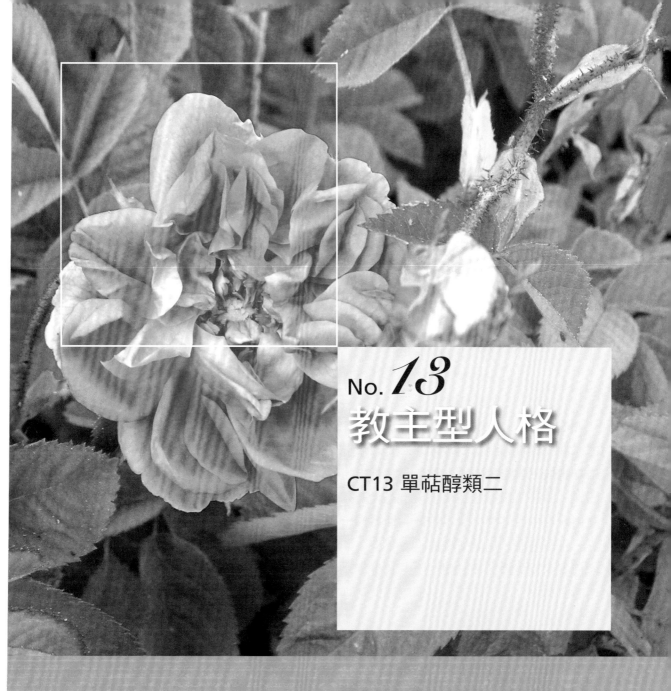

No.13
教主型人格

CT13 單萜醇類二

CT13 的植物成員

蜂香薄荷 / 放下無謂的矜持，真情流露

玫瑰草 / 化狂亂幻想而為旺盛活力

波旁天竺葵 / 填補局面不在掌控中的虛空，與情勢不如預期的失落

玫瑰天竺葵 / 減輕疏離感，處理表面癒合而內在仍腫痛的心理傷口

大馬士革玫瑰 / 安撫渴望迴響卻得不到回應的憤怒、焦躁與狂暴

橙花 / 純潔無私的情誼，忠誠

防或處理妊娠紋，因荷爾蒙變化造成皮膚變差。懷孕後期的痔瘡、靜脈曲張。臨盆時，可幫助肌肉收縮（助產）、強化子宮支撐力，產程中按摩肚子可減輕生產疲憊。產後則處理荷爾蒙失調，子宮脫垂、陰道鬆弛的恢復與強化，腹部沉重感的消除等。只要調以2～3％劑量，就可避免些微刺激感。

更年期婦女也適用CT13，可以幫助子宮定位，避免陰道乾澀、分泌不足，還可以護膚回春。

❷ 全方位的美人用油

平衡與回春的功用，對各種膚質都有效，可讓油性面皰皮膚收斂，也讓乾燥皮膚潤澤。既能追求美豔動人的外表，又能展現嬌美女性特質，是美感、功效兩相宜的女性恩物。

但牻牛兒醇有微似酚類的刺激性，用於臉部應低劑量，一般正常皮膚或可用一滴當精華液，敏感性肌膚最好調在1～2％以下使用，尤其接近眼睛處勿擦太多。

精油護膚，因為是結構性地改善皮膚根本問題，短期不見得看得到效果，需要長程使用，功效反而優於一般保養品。

❸ 養肝

單萜醇多半有養肝功效，但使用方向稍不同，能在不同階段提供助力。CT12及CT14是用來處理重大疾病的「救肝」精油！急性感染適用CT12。感染已被控制，或癒後保養，則適用CT14。相較下，CT13適合長期蓄養肝臟能量，雖沒疾病但功能耗損者，如皮膚暗沉、體力衰弱、易疲倦。

肝經與腎經，都與性能量有關。「肝經」屬東、屬春、屬木，是升發、展現、向外彰顯的生育能量。腎經則屬北、屬冬、屬水，是集中、收藏、向內蓄養的生育能量。CT13外顯奔放的能量特質，與肝經特別合。能讓內裡（內分泌）與外表（皮膚）皆完美，睡美容覺前不妨多使用！

> 放下無謂的矜持，真情流露

⬤CT13 成員 蜂香薄荷 *Monarda didyma*

牻牛兒醇含量是精油中最高者，玫瑰草要品質夠好才稍可相比，只是蜂香薄荷價格較貴。

生長背景

蜂香薄荷有個令人容易混淆的俗名「佛手柑薄荷」，但跟佛手柑或薄荷都沒有任何關係。

植株高約3、40公分。花色有鮮紅、橘紅、紫紅等，外形冶豔奔放，高大醒目，其「外顯」特質在唇形科較罕見。

鮮豔欲滴的紅唇花瓣，彷彿什麼話都敢講、敢作敢當的個性，豐美地自我展現，毫不低調，但也不媚俗。蜂香薄荷的能量特質，就非常伊莉莎白·泰勒（或瓊·考琳絲）！會以老牌女星來比喻，是因為時代審美觀改變了，當代流行的是紙片人，頂多像沉香醇而已，不夠牻牛兒醇。

生理療效

蜂香薄荷的牻牛兒醇高，抗菌力強，除了可處理常見的感染問題外，也能讓人擺脫各種見不得人的皮膚狀態，例如面皰、油性、問題皮膚等。它能夠收斂肌膚，展現姣好門面。

不過略刺激、有灼熱感（尤其是黏膜），宜稀釋後使用。曾有個案用不低的劑量來敷臉，馬上叫出來，因為覆蓋更顯刺激，忍耐幾分鐘後卸下面膜，痘痘症狀明顯減輕，但不鼓勵這般激烈用法！

蜂香薄荷也擅長處理生殖泌尿道問題，比方陰道搔癢、分泌物過多等。

心靈療癒

蜂香薄荷的能量特質，是敢於展現自我本色，並欣然受人愛戴，適用對象是日劇裡常出現的角色，畏首畏尾、不相信自己可以得到幸福的人。使用蜂香薄荷，會有一股「當仁不讓、捨我其誰」的氣概，雖然凡事難有十成把握，但可用十成的期望與決心去追求幸福。

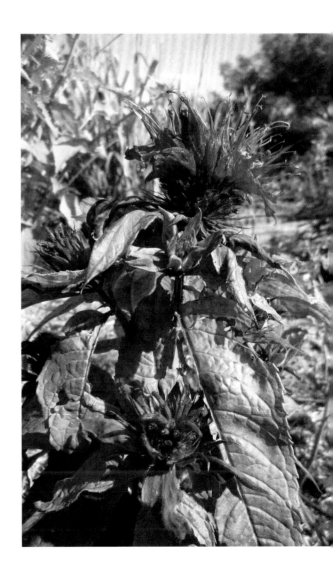

北非產的波旁天竺葵氣味，比東非留尼旺島更淡雅細緻。

天竺葵生長不易，非常挑剔土質，喜歡亞熱帶溫暖有濕度的砂土地質，透氣性要佳，但台灣太潮濕並不好養（花市常見，又叫「防蚊樹」）。若種植在黏土中，含油量將大減，且無法產生複雜氣味。若遇氣溫3℃以下或多雨的環境便活不了。得耗費人力去細心照顧，但價格不錯，算是高經濟價值作物。

精油是由開花時的葉片蒸餾而成，以萃取部位來看是葉片類精油，但以香氣特質跟療癒方向來看，則偏向花朵類精油。它是屬於有溫度的精油（難怪不能生長在氣溫經常很低之處），用了能在皮膚表面產生溫暖感，有輕微禦寒效果。

通常在葉片開始變黃（即乾燥些）時收成，此時氣味會從檸檬味轉變為甜美的玫瑰味，即牻牛兒醇變多、香茅醇變少。

收成後要先乾燥發酵24小時，在氣味達顛峰狀態時再進行蒸餾。所有含牻牛兒醇者，都必須經過發酵以增加產油率。

生理療效

天竺葵對所有內分泌系統都具有調整功效，例如卵巢（它可處理更年期問題），胰島腺（可做糖尿病輔藥），腎上腺低下或亢進（也可處理女性過度陽剛風格），甲狀腺機能亢進（或過於敏感、情緒激烈、停不下來），腦下腺（或莫名感到孤寂、憂慮、焦躁）等身心問題，皆能調節平衡。

也常用來處理因自主神經失衡，導致女性機能失常問題。另外，能舒展四肢、處理抽筋問題，讓整個人舒放開來，故很適合用來調按摩油。

心靈療癒

這種舒展效果也顯現在心理療效上，波旁天竺葵堪稱「婆婆媽媽」型（又摳又緊縮）用油！很適合掌控型人格使用，如歐巴桑、權威媽媽，總習慣把所有人都綁在身邊，一切都要抓在自己手裡，此類型人格易患糖尿病，呼應波旁天竺葵是糖尿病主要輔藥精油。

另外，對金錢物質太過計較，身形動作太小心翼翼，行事太小家子氣的人，波旁天竺葵可讓人學會放手，變得大器。

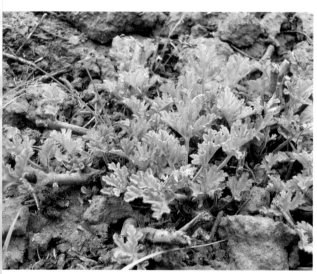

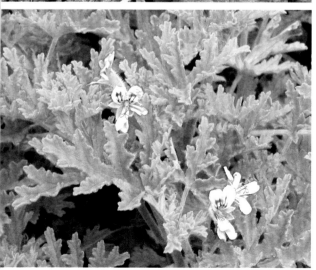

CT13 成員 玫瑰天竺葵 *Pelargonium roseum*

> 減輕疏離感，處理表面癒合而內在仍腫痛的心理傷口

品種分析

因為天竺葵容易雜交，玫瑰天竺葵、波旁天竺葵這兩品種，現並不容易驗明正身，外形與生長習性幾乎都相同，只有香氣與成分不同。

玫瑰天竺葵，目前的最大產國是中國大陸。

玫瑰天竺葵精油的成分結構比較單純。異薄荷酮含量較少些，也不含薄荷腦。因此「一般人」會覺得玫瑰天竺葵的氣味較甜美好聞，比較像玫瑰，不若波旁天竺葵複雜的清新綠調而沖淡了甜蜜花香。但其實玫瑰天竺葵的牻牛兒醇更少、香茅醇更多，更像年輕少女，很適合30歲以下使用。而波旁天竺葵豐富多層次的氣味，香水工業認為更棒，高雅又理性，很適宜熟女使用。

生理療效

玫瑰天竺葵雖然成分較單純，但作用也很出色，對內分泌腺的調整很明顯。

牻牛兒醇氧化變成檸檬醛，此成分被證實可抗腫瘤，玫瑰天竺葵已在小白鼠實驗有治療效果，臨床常用於腫瘤的預防或癒後。

CT13以牻牛兒醇為主，能當腫瘤疾病預防用油。

心靈療癒

比起波旁天竺葵，玫瑰天竺葵的氣味簡單明朗，毛茸茸的葉片親切不扎手，但也不算太柔軟，能量特質是敞開自己，同時保有堅強性格，能拿捏好最適當距離與世界應對，同時能保護好自己。

故特別適合常在關係中進退維谷、不知該保持多大距離的人，例如剛進入戀愛關係的年輕女性，常因拿捏不了「該主動或含蓄」的分寸所苦，既希望與對方靠近，又怕失去自我。玫瑰天竺葵讓人找到重心，並有勇氣表現自我。

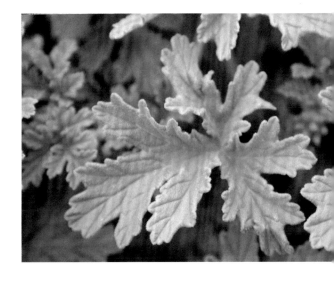

那未婚的熟齡者呢？早已習慣自己一人的特定生活模式，是否還願意再跟別人近距離地磨合，一起共同生活？該不該結婚？或繼續維持現況？

不管妙齡或熟齡，面對關係時，一樣是「忐忑」。兩種天竺葵都能讓不願失去自我的人，勇敢地去與人靠近，有足夠自信能保護自己，不必然選擇孤獨。

CT13 成員 # 大馬士革玫瑰 *Rosa damascena*

> 安撫渴望迴響卻得不到回應的憤怒、焦躁與狂暴

生長背景

大馬士革玫瑰的花瓣，外形華美、開敞綻放，是少數可萃取香氣的古老玫瑰品種（通常美花不香、香花不美！），出現時間很早。

雖稱為「大馬士革」玫瑰，卻不是其產地，跟秘魯香脂的命名類似，緣於當初大馬士革是中東回教文化薈萃之地，也是阿拉伯世界的主要轉運口，各種市集與文化交流都在此地發生，玫瑰交易也是。不過當時製造與保存條件差，市場賣的主要是玫瑰純露。

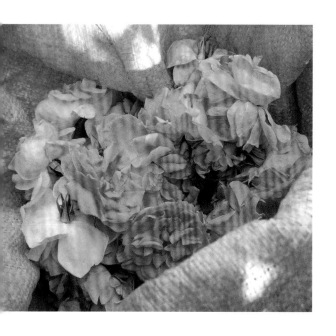

大馬士革玫瑰的真正原產地，是波斯（今伊朗）的卡珊（Kashan，在德黑蘭南方），位於高原地區裡的低窪河谷中，這是能被移種的重要環境條件，也使它具有開敞又嬌羞的性格。之後，土耳其、敘利亞也有生產。

玫瑰在回教文明裡，等同於可蘭經及阿拉真主的化身，地位崇高，遠超過蓮花之於佛教徒。因此，玫瑰也隨著回教的散播，被移民出去。

亞歷山大大帝於色雷斯（現今保加利亞、土耳其、部分希臘地區），跟波斯王對戰時，歐洲人首次驚豔到玫瑰的魅力。十字軍東征時，更加認識玫瑰純露。但西方人較偏好精油。在保加利亞，玫瑰精油就直接叫「attar」（註：此與印度對attar名詞用法不同），意指精粹美好之物（essence）。

回教世界仍偏好玫瑰純露，目前全球消耗量最多地區是沙烏地阿拉伯，因為文化傳承，以及很有錢的緣故。

品質條件

大馬士革玫瑰的著名產地，是「保加利亞的玫瑰谷」，其實這並非地名，而是多處產有大馬士革玫瑰的集合性概念，其中最有名產地是喀山拉克（Kazanlak，位於保加利亞首都索非亞右邊），每年5月底到6月初有玫瑰慶典。

保加利亞的玫瑰，是由土耳其人引入栽種，當時保國仍為土耳其領土。但是**保加利亞生產的大馬士革玫瑰，比土耳其產的品質更佳，其原因如下：**

❶ 保加利亞傳承了回教的蒸餾技術，與工藝傳統，萃取技術優良。

古代的蒸餾設備簡陋（像印度的attar蒸餾器），約300年前，回教人改良成蒸餾、冷卻、收集三部分的精細構造。而且保加利亞更特別，是「循環水蒸餾法」的

發明地。

　　因為西方人喜歡精油，阿拉伯人喜歡純露（回教徒常淨身），保加利亞地理位置接近歐洲，同時看重西歐、阿拉伯兩市場，故特別發展循環水蒸餾技術。玫瑰很多重要成分（醇類）易溶於水，此技術才會得到較多的精油。

❷ 保加利亞氣候得宜，玫瑰蠟較少、香氣較濃。

　　土耳其的陽光過於乾烤，玫瑰為了防曬，防止香氣散逸，本身會製造較多玫瑰蠟。玫瑰蠟含在玫瑰中是無色，萃出是白色結晶，它會讓香氣比較不透散，故土耳其玫瑰的氣味較含蓄。

　　保加利亞的玫瑰谷，氣候條件最「陰陽」得宜。全年總雨量不是最高，但每天都會下點雨，空氣中濕度重。然後也有充足陽光（花苞才會結得多），卻不是強烈曝曬型，故所含玫瑰蠟較少，氣味開敞、通透，牻牛兒醇較多，也就是說保加利亞玫瑰香氣較濃。

❸ 保加利亞有特殊的栽種方式，叫「KESME」（保加利亞語，意為「土堆高堤」）。

　　夏天時先除土，挖出間隔200公分、深度50公分的壕溝（土耳其、摩洛哥等地只挖淺水溝，外加籬笆）。所挖出的土，分成上土、下土各放一邊。再從6歲以下的老玫瑰品種剪枝，這可保持親株特性，讓優良血統一直延續。插枝的方位還得參考風向，要能擋風又有充足陽光。然後把上土覆蓋回，但下土仍擺旁邊一段時間，好讓土壤自行改良，等覆蓋回去時便成為自然堆肥。

與摩洛哥玫瑰精油最大不同處，是苯乙醇含量較少，因蒸餾時流失，溶在純露中。

　　土耳其玫瑰精油的玫瑰蠟含量較多，約10～15℃會凝結，大馬士革玫瑰精油的玫瑰蠟少，10℃以下才凝結。古代玫瑰交易常以溫度計或相關儀器來測量結凍狀態，當時較喜歡易結凍者（玫瑰蠟多，12～15℃結凍者），現代則較喜歡玫瑰蠟較少，約8～9℃才凝結者。

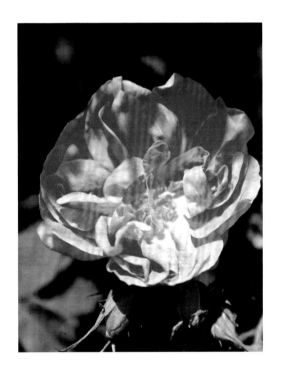

療癒特色

　　大馬士革玫瑰的療癒作用多元，除了一般熟知的養肝、美容外，能量特質是把牻牛兒醇、香茅醇的「彰顯、外放」性格，表現得最淋漓盡致。她毫不保留地敞開自我，華美地呈現最美好的一面，不吝正視自己的美麗，大聲向世界宣誓「我一定要幸福！」

CT13 **橙花** *Citrus aurantium bigarade*

> 純潔無私的情誼，忠誠

成分分析

雖然牻牛兒醇的含量低，但關鍵成分「橙花醇」為其鏡像異構物，故仍把橙花歸類在CT13裡。

另含有素馨酮，是屬於倍半萜酮。

與CT13其他成員的差異關鍵成分，是鄰氨基苯甲酸甲酯、吲哚，讓橙花具有暗香浮動的特質，表面上不張揚但後座力很強，性格比較接近CT11。

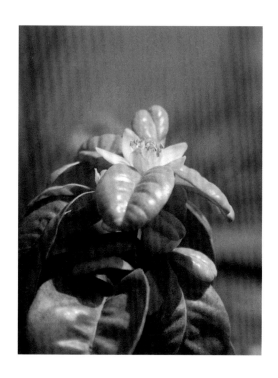

生長背景

橙樹，原產於南印度，後由阿拉伯人帶到南歐，義大利及西班牙一帶。中古時期，薩拉森（Saracens）回教王國非常喜歡橙花，連婚禮、洞房都以橙花裝飾。

橙花的花形純潔無瑕，但魅惑力十足，具有催情、助性、增強生育能力的能量特色，難怪是阿拉伯新婚習俗的代表花，象徵多子多孫多福氣。

療癒特色

橙花精油的護膚效果佳。也能養肝，強化肝經循行能量。

具有安撫、鎮靜的效果，能止頭痛，特別是鬱悶、不清爽所引起的頭痛，含鄰氨基苯甲酸甲酯、吲哚者多半有此功效，如水仙、茉莉。此成分具有動能特質，但橙花中比率很低（0.6%）、較含蓄，加上花形的文雅明亮，故只是隱隱在檯面下流動，帶給人「在不動聲色中去改變」的能量。

可以冷靜地作改變時的種種必要安排，不先被情緒淹沒，不預想會遭遇怎樣困難，而耽溺在煩憂痛苦中。橙花讓CT13有更好的底韻，有了這般安靜的決心，敞開自己去面對困難，才能得到真正幸福。

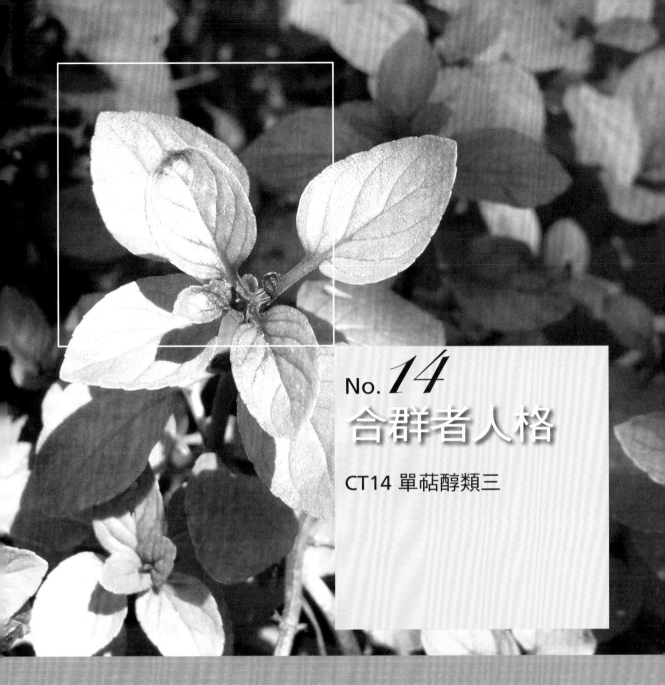

No. *14*
合群者人格

CT14 單萜醇類三

CT14 的植物成員

茶樹 / 不斷壯大自我，迎接每一個挑戰

馬鬱蘭 / 認清最大的勇氣在於接受自我

胡椒薄荷 / 慎思明辨，坦蕩磊落

野洋甘菊 / 家鄉的呼喚、親情的安慰、組織的保護

甜羅勒 / 在體制外優游自得，不受控制

與團體合作，
又不失卻自我

合群者人格

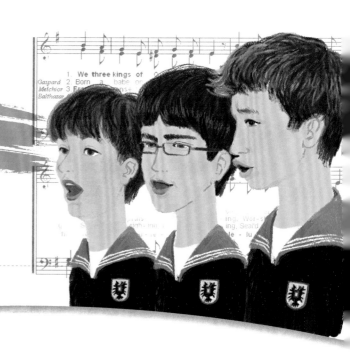

代表職業：合唱團員、軍警
類型人物：維也納少年合唱團

正向人格

CT14協助人與「團體」合作，最佳代表是天籟美聲「維也納少年合唱團」。

「合唱」，最重要的並非強調「個人」的聲音特色或高超技巧，而是要與大家的聲音能夠融合。偏又不能為求協調只做假動作不出聲，所以困難處是一方面要保有自己聲音，另方面要與人合作無間，共同創造整體和諧。就像團體生活，何時要收、何時得放、何時要給、何時該拿，處處都是藝術。

童軍團就是一例！在神氣的制服下，看到團體形象遠重於個人塑造，但團隊至上並非單純地絕對服從而已，反而先強調每個人都需具備獨立能幹的求生技能，團隊才能塑成。「team work」的重點是要能work！而不是隨便聚堆成team。得先照料好自己，才有能力再去服務別人。

團體看似會模糊掉個人，但有時越身處在團體中，反而越容易發現自己的獨特。就像跟別人握手時，更易發覺自己手的大小粗細，與別人排排站時，更易發覺自己的高矮胖瘦。自我與團體之間，將是不斷辯證的過程！

負向人格

鏡像（負向）人格，也是一種集體，不過往往只為滿足某些利益，或強權者的野心而結合，成員們喪失了個人基本判斷力，只有盲目服從領導，或被同儕牽著鼻子走，是屬於結黨型，或發酵渲染型的性格。

例如，公寓大樓委員會決議要砍掉庭園內幾棵珍貴老樹，好讓出空間規劃新停車位，供出租獲利。在「大家都贊成、多數已決議」的情況下，你能否說出自己的聲音？做出正確的判斷？

簡言之，CT14的正、負向人格，就是論語說的「君子群而不黨、小人黨而不群」，群指的是團隊合作，黨則是結黨營私。職場裡常有不得不向某些權威者靠攏，以共同對付不同陣營的情況發生，這時不妨多藉由CT14的療癒能量，在複雜的處境中堅持自己，保有個人判斷力，不跟著別人搖旗吶喊，淪為打手或棋子。

CT14的生理療效

簡單地說，CT14是以「合作」主義，來代替主流西醫的「對抗」主義。

對抗療法強調把所有致病因子都消除掉，自然療法則取法於「大自然法則」，也就是如何與之和平共處。雖然微觀會看到生死競爭，但大方向上，不同族群仍共生在同一塊土地上，獅與羊並非處心積慮地想把對方消滅殆盡。所以自然療法的重點，不在藥物如何取材（西藥仍可用），而是背後的哲學精神與應用方向。學習如何與病毒或癌細胞共處，並尊重生命有一定時序，疾病需要歷經特定的過程與時間才能痊癒，而不是對抗療法總認為人定勝天，卻欲速而不達。

CT14可增加身體自我照護及免疫能力，與病菌合作，維持平衡共生。它不是打擊病菌型用油，而是長期調理型用油。適合慢性疾病、肝臟問題（肝炎、肝硬化）、重大疾病癒後調養（如化療、器官移植、生產、車禍意外等）。

攻擊、防衛、蓄養，這三者方向很不同，精油用法也不同。倘若把所有力氣都花去攻擊外侮，而沒機會發展大後方，就算打了勝戰卻沒飯吃，潰敗仍不久矣。所以蓄養力非常重要，長期病榻，或使用對抗療法的患者都適宜CT14。它的功效主力不在痊癒，甚至疾病指數短期沒起大變化，但能逐漸調養身體，讓整體生命機能更好。

CT14也具有養肝、清血、排毒的功效。

CT14的心理療癒

小孩天生抵抗力弱、上學適應困難，或者出國旅遊大量接觸異文化、面臨身心衝突時，都適用CT14。

在傳統大家庭裡，小孩子很自然就學會如何與人合作相處，可是當代社會少子化、小家庭化之後，只能直接到學校自行摸索。無奈我們的教育體制，強調服從權威，並看重大我，社會也普遍有單一主流價值，不容易接納陌生的異文化。這讓不同背景、觀念、意見下的學子，不知如何與他人攜手合作，共同尋找可行的解決方案。所以開始有適應環境的障礙，或相處的困難，甚至會恐懼融入團體就失去自我。也因為缺乏這樣的練習與教導，一聽見反對或不同聲音時，容易以情緒來應對。

精油會激勵多帕胺、血清素的生成，消滅人對異文化、異意見的陌生恐懼，可以有質疑，但不會馬上防衛，改以老神在在的平和心態來面對衝突。

把衝動型罪犯送去監獄，或許不如改關去芳療室來得有效吧！

因為瞭解自己有能力保護自己，就不容易受傷，所以不會因為別人意見不同就覺得孤單。人在世間，若沒有與世界合作的能力，無法跟身邊的人，甚至動物、植物連結，那多麼孤單啊！CT14很適合讓我們在面對「不同」時不孤單，仍保有自我，也能融入其中。

CT14以口服的效果最佳，長期使用可激勵免疫系統。第二是吸聞的作用，能認清自己，與人溝通合作。再其次是塗抹，擦在脊椎旁或太陽穴上，有薄荷腦的輕微清涼感，適合一邊問自己做人最重要為何？可帶來充分的勇氣。

精油口服法：通常是1茶匙植物油配上1滴精油，1天1次，且需由專業人士諮詢和指導使用，勿私自貿然進行之。

 CT14成員 茶樹 *Melaleuca alternifolia*

> 不斷壯大自我，迎接每一個挑戰

成分分析

茶樹能讓人隨波逐流卻不被人流感染，也就是擅長處理感冒、香港腳等傳染性疾病。但所含的萜品烯四醇、側柏醇，抗菌力並不突出，主要功效是使免疫細胞活潑。「防守是最好的攻擊」，以棒球為例，「強投」的重要性遠大於「強打」，因為投手是防衛的第一線，CT14的地位就像強投。

茶樹的桉油醇若太高，萜品烯四醇就低，常被視為品質較差。

綠花白千層醇是種倍半萜醇，能抗腫瘤又強化免疫系統，是同時擁有進攻與防守兩種能力的天才球員，白千層屬成員幾乎都含有此成分。白千層屬又叫剝皮樹，層層剝落的樹皮代表旺盛的再生能力，對於皮膚細胞的更新與再生具有特殊療效，澳洲當地有用精油的醫院，常用於燒燙傷、割傷患者。因為「對抗療法」所造成的身體危害，如藥物殘留、毒素累積、化療後的重傷害，也很適用。想美白時也別忘了茶樹、白千層、綠花白千層這幾個成員！

茶樹也適於心理的更新，讓人隨時保持好奇心，充滿生命力，再生出新眼光與新習慣，不見得只靠服從或犧牲自己一途才能進入新環境。適用固著保守、怯懦擔憂的人。

生長背景

野生茶樹可以長到6公尺高，供商業生產則不超過一人高。精油主要以葉片蒸餾，但花苞也有油點。茶樹花朵具有桃

金孃科典型特色，激情奔放、坦率直接，聞起來有蜂蜜甜味。如此坦率與清楚展現自我，絕對是能與人合作的最前提。而犧牲自我，或迎合別人，甚至隱藏自己、結果肚內另有腹案等，都無法達到真正的合作。

原生地是澳洲新南威爾斯州東北角雨林區，白千層屬植物多喜歡生長在水邊或沼澤地區，氣候特色是會突然下起傾盆大雨，又驟然停止，因此茶樹具有特殊耐力。其中以邦加沃賓（Bungawalbyn）的野生茶樹品質最好，萃油量最高。

歷史人文

20世紀初就有農民想商業生產茶樹精油但沒成功，除了缺乏大量宣傳，也與當地白人的觀念有關。因為澳洲畜牧業開墾初期，茶樹被視為到處亂長、除之不易的「雜樹」，沼澤地區也被當成傾倒垃圾的劣等土地。加上茶樹品種多，但外形不易區別，長相幾乎一樣的兩棵樹卻可能化學結構差異甚大、療效相去甚遠，白人又不想向原住民取經，種種原因使得當時推廣茶樹很困難。

後來，「茶樹」巨星的誕生，與「星期四農莊」（Thursday Plantation）的創辦人克里斯多福·狄恩（Christopher Dean）的發跡有關。他因棘手的腳趾甲感染，而領略到茶樹神奇療效，決心移民澳洲投入茶樹研發。與先前白人不同，他願意長期居住在沒水沒電的滿荒沼澤區，進行評比選種，再費心栽種、萃取、於當地市集推廣販售。這市集可不像一般夜市只是劣等百貨集中地，它結合產業、文化、觀光、學術研究，所以逐漸吸引其他農民投入茶樹的種植與推廣。他的「星期四農莊」公司也蓬勃發展，其命名乃與政府斡旋多年後，終於在一個星期四核准其邦加沃賓流域的租地。

接著來談巨星的殞落。茶樹在澳洲政府大力推廣，與有機概念興起下，曾達到顛峰，堪稱是澳洲國樹！其實當地還有很多抗菌力更強的植物，如檸檬香桃木、綠花白千層，但生物多樣性的眼光下，不因抗菌力不如人就一無是處。追根究柢，造成巨星殞落的真正問題核心，與當初的成功誕生，是一體兩面，就出在它的商業操作，只過度誇大療效，故期望越高、失望也越大，終於造成銷量大減，再加上中國大陸南方也開始大量種植，分搶競爭市場，終於讓澳洲茶樹的榮景大不如前。

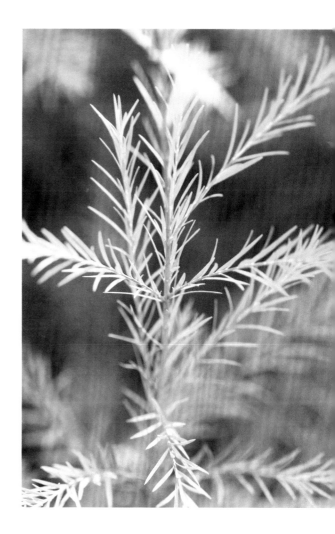

CT14 成員 胡椒薄荷 *Mentha piperita*

>慎思明辨，坦蕩磊落

生長背景

薄荷品種眾多，胡椒薄荷的身世複雜，多以插枝栽種，少以種子播種。它是綠薄荷、水薄荷的雜交種，其中綠薄荷又為窄葉薄荷、圓葉薄荷的雜交。而胡椒薄荷本身可再形成兩類變種，黑胡椒薄荷（莖幹紫黑色）、白胡椒薄荷（莖幹青綠色）。血統混雜者的能量特質是適應力強、能跟上環境變化；血統純正者就傾向保守，容易固守傳統無法接受異文化。

通常在開花前採收蒸餾，保有最高含油量。胡椒薄荷常在調香時扮演合作者角色，氣味雖濃重，若劑量選擇得宜，很能與人調和，並加助其他精油的療效。胡椒薄荷屬於多分子精油，抗病毒力強、作用也很多元，整體呈現水火共濟，既清涼又溫熱的獨特性。

所含的薄荷腦具有「轟炸機」效果，能粉碎迷障、解析釐清、快刀斬亂麻，幫助人重新調整心智狀態。薄荷腦會結晶，胡椒薄荷精油久了氧化略黏稠。

此外，還含有薄荷酮，雖是單萜酮但安全，而胡薄荷酮較危險但比率低也安全，不過孕婦仍要節制使用。

療癒特色

原生於地中海氣候區，藉由當地的希臘神話，我們更瞭解其植物能量。少女門忒（Mentha）被已婚的冥府之王哈德斯（Hades）看上，兩人談起戀愛，卻被冥府之后波賽芬妮（Persephone）得知，忿將少女門忒碎屍萬段。冥王哈德斯深情地拚回少女屍體，卻幻化長出了香氣植物，也就是薄荷，拉丁學名「Mentha」。

希臘神話中常見風流的男人與遭殃的女人，不過從門忒的角色觀點，雖身分卑微不被認同，但經過了心靈相契對象的滋養，充分瞭解到什麼才是自己生命中最重要的，所以即使被踐踏、碎裂、拚貼，之後仍能自我滋養其中，越是散發濃郁香氣，讓這情感不因任何阻撓而斷線。

薄荷的植物能量，就是讓人看清輕重緩急，只掌握要節，不被繁瑣細節而挫敗，並能剪掉糾纏或阻隔，也不必在意世人的眼光。

胡椒薄荷的功效：
❶ 能養肝利膽。肝是掌管怒火的器官。人最容易因看不清而被細瑣事，升起無名怒火。胡椒薄荷是肝炎癒後的良伴。相較下，適合處理肝炎當下的精油是CT12的側柏醇。
❷ 能淨化排毒。在單萜醇類屬中是含酮量最高者。看清了輕重緩急，過濾掉雜質，呼應它淨化血液、激勵免疫功能。

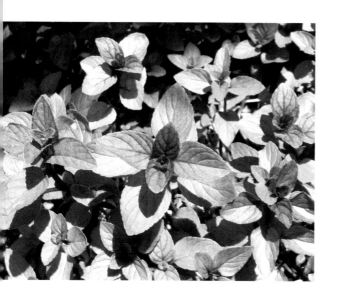

❸ 能提神醒腦。想想看「醒腦」的目的為何呢？意識清楚！的確，這是很能讓人意識到自己存在的精油。「心智」（Mental）也與「薄荷」（Mentha）來自相同字根。強化了心智，即使面對排山倒海的中傷閒語，或成敗得失，都還能找到自己的位置，不會失去方向。

 CT14 成員 野洋甘菊 *Ormenis mixta*

＞家鄉的呼喚、親情的安慰、組織的保護

成分分析

早期易被誤認是功效比不上德國洋甘菊的次級混充精油，但兩者根本是品種不同，成分不同，用途方向也不同。

野洋甘菊含有其他精油罕見的單萜醇，如艾蒿醇、薰衣草棉醇。「薰衣草棉」是種富含酮類氣味的藥草，這讓野洋甘菊具有兩面性格，氣味聞起來是令人清醒、理性的酮類，實際接觸卻是被溫暖擁抱的醇類。

精油呈墨綠色，乃單萜醇加氧化物的顏色。

療癒特色

是摩洛哥特產的菊科植物，外形最特別處是花朵中心的一圈黃色「月暈」。

一個人講，很容易無助；很多人講，才會擴大並渲染出去，這種「月暈效應」讓人充分感覺到團體感，野洋甘菊的花形呼應此能量。

形單影隻時也容易有生存焦慮，因為單獨一人易受攻擊、沒有安全感，這種焦慮容易引發膀胱炎。野洋甘菊精油，擅長處理橫膈膜以下的腹腔部位發炎，如子宮、卵巢、膀胱等發炎，可有效即時處理感染。

換另一種角度，野洋甘菊花朵在太陽下山後就收垂花瓣，是會根據自然環境變化來調整自己的「識時務者」，這植物能量能幫助人找回身體原有的韻律節奏。膀胱炎患者，便是該尿時不尿的拖拍失序者，通常很容易反覆發作，也常需要不斷替換用油。

凡與環境格格不入，或無法融入其中，所導致的身心問題，都能在野洋甘菊的簇擁下得到調理。能隨著環境變化調整自己，太陽下山也跟著打烊，讓自己放鬆地融入，安然地生存下去。

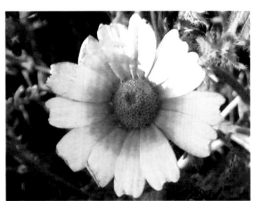
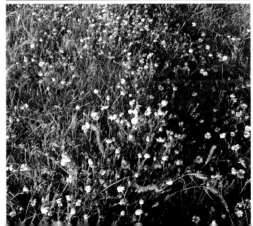

甜羅勒 *Ocimum basilicum*

> 在體制外優游自得，不受控制

生長背景

坊間若只標示「羅勒」（Basil），通常指的是「甜羅勒」。

羅勒的雜交品種很多，血統很複雜，因此常以產地來辨別。甜羅勒主要產於歐洲、北非，葉片圓、大、捲曲略皺，花色有白、有粉紅。

甜羅勒精油含沉香醇較多，這也是「甜」字命名由來，例如沉香醇CT的百里香也叫甜百里香。因為沉香醇的甜緻氣味，加上不含樟腦，被香水工業認為是品質最好的羅勒。

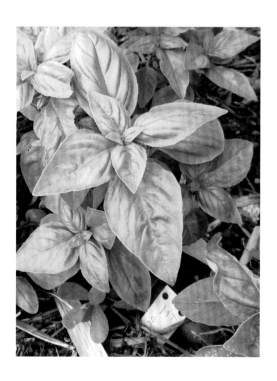

歐洲產的甜羅勒，雖然甲基醚蔞葉酚含量較少，卻是功能突出的左旋；科摩羅島產的熱帶羅勒則含有較多的右旋甲基醚蔞葉酚。兩者均具有抗菌、抗痙攣與放鬆效果，但甜羅勒的放鬆，比較是因為非常瞭解自己身分，而油然自得的自在放鬆，帶有恬淡雅致的性格。

療癒特色

羅勒拉丁學名中的屬名「Ocimum」意為「我感覺」。猶如電影《水男孩》中的主人翁們，雖然正值最敏感的青少年青春期，但不畏同儕嘲笑捉弄，勇敢順從自我感覺，堅持所愛的水上芭蕾，並在過程中從「我感覺」體會到「我存在」，進而看清自己的價值，不會恓恓惶惶，這是羅勒帶給人的療效。

恓惶慌張也易導致膀胱炎、消化不良，也是羅勒擅長處理的症狀（此功效與野洋甘菊有重疊）。

種名「Basilicum」意為「皇家的」。因為瞭解自己的尊貴性，所以不覺得被人冒犯。甜羅勒自貴又輕鬆的能量特質，特別適合自卑者，總自覺學歷不高、身分不貴、樣樣比不上人，或誤認別人都時時在衡量、評斷自己，因而焦慮無法放鬆。這也呼應甜羅勒的放鬆助眠功效。

相較下，其他品種的羅勒則帶有草莽氣質、爽快風格。

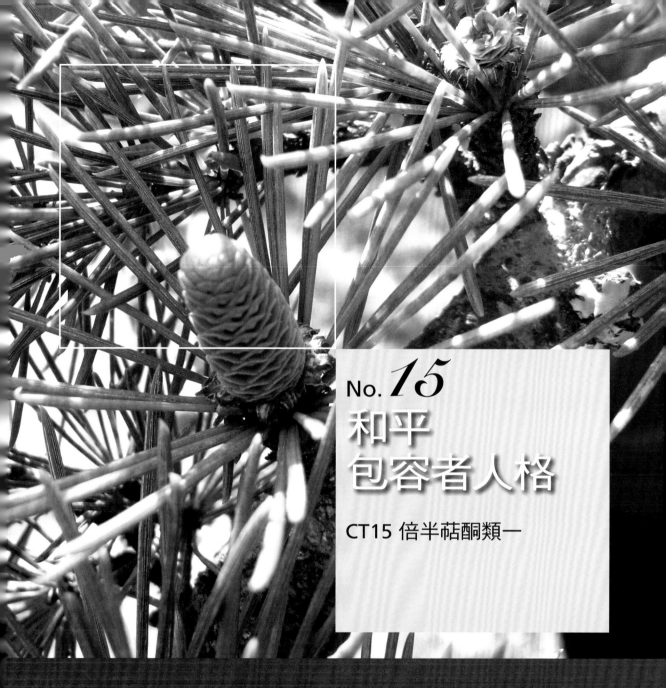

No. *15*
和平
包容者人格

CT15 倍半萜酮類一

CT15 的植物成員

松紅梅 / 勇敢堅持自我

永久花 / 打開一扇又一扇因哀慟或悲傷而鎖上的心門

大西洋雪松 / 引導痛苦但必須的自我追尋，由夢境得到啟發

喜馬拉雅雪松 / 修復因漂泊而喪失的溝通能力，重新開啟與超我的聯繫

清明地理解，慈悲地包容

和平包容者人格

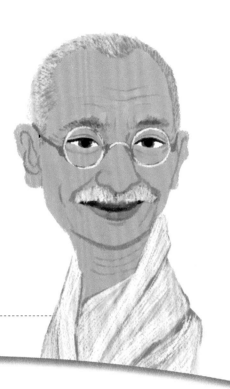

代表職業：客服人員、命理專家
類型人物：甘地

從這單元開始要介紹倍半萜酮，它具有單萜酮的優點，如促進細胞再生、消解黏液等，卻沒有單萜酮的危險，如神經毒性等。但坊間有些書籍將兩者視為同一類，也對倍半萜酮建議禁用，其實是不正確的。

正向人格

CT15成員雖以倍半萜烯占高比率，但研究與臨床都發現，珍貴獨特的倍半萜酮更具代表性。最有影響力者，不一定是數量最高者。

倍半萜酮具有「溶解」的調性，CT15的正向人格是「和平包容者」，原本是受迫害、被剝削的一方，卻能對加害者展現寬容，溫和地溶解強勢者。代表人物是「甘地」，以和平但堅定的態度，爭取印度脫離英國獨立。這股和平包容很有力量，也具有難以言喻的神祕魅力，一親近就臣服，船堅砲利的征服者都招架不住。

能夠包容異己或對壓迫者展現寬容，因為先「理解」對方，所以能接受對方、原諒對方，這正是CT15的特質。倍半萜酮能將身心的淤塞窒礙，予以溶解舒展，同時強化神經系統，令人清明。

負向人格

負向人格是「鄉愿者」。包容跟理解的背後，應有智慧與耐性做基礎。若單只包容卻沒智慧，就像政客例行下鄉、趕場視察，空有親和形象，卻缺乏強而有力的政治改革論述。

「包容」不代表「沒有立場」，「和諧」也不代表「失卻原則」，「理解」更不代表「不分黑白」。CT15的

成員多為典型「丸子三兄弟」精油，也就是同時擁有「倍半萜烯、倍半萜酮、倍半萜醇」這三類成分，擅長跟自我做連結，更易達到包容與智慧的合一。

呼應CT15「和平包容者」的職業是客服人員，每分每秒都在接受客人抱怨，需要強大的同理心與包容力，可多用CT15把承受的壓力與淤塞，當下就解除與溶解。另外，命理專家也很需要CT15的能量，偏激的命理家會用恐嚇或討好的方式，發酵對方想聽的話，正面的命理家則是協助對方去包容好壞際遇、清明地理解人生。

倍半萜烯的「原諒」（CT29穗甘松的代表療癒力），與倍半萜酮的「包容」，這兩者的差別不在問題的高低，而在層次。

「原諒」所處理的是未知、尚待挖掘的深層情結，只知所苦卻不知為何。如果自己都不確定是何人何事何物讓你受傷時，療癒的重點是先自我連結、向內挖掘，這是倍半萜烯的擅長處。

「包容」所處理的是已知的、有確切對象的糾葛鬱結。只不過，雖意識得到卻想否認，或過度沉溺而不願放下，也許外人不知、但自己很清楚到底為啥所苦。

已知的傷痛雖難撫平，但未知的情結更難面對。所以CT29倍半萜烯的「原諒」，所處理問題的層次更高。

CT15擅長以和平包容，且堅定的態度，來面對看得見的問題，適合處理的負向人格，是那些不願直接面對問題，或只展現表面膚淺的和平包容者，比方不好意思拒絕他人、為了示好卻讓關係更加混亂、表現軟弱態度的人。

CT15的療效

CT15是大和解精油，讓人有包容的雅量，能跳出心靈黑洞，放下長壓心上的大石，故適合與CT10調和後用於心輪，不僅兩者氣味相投，更加乘了溶解作用，當然也適用於美容護膚減肥問題。

小自落髮肥胖，大至創傷悲痛，CT15皆能有效處理，但可能有好轉反應，多半是出現驚恐不安的夢境。另外，有極少數的人用後會影響睡眠，因為酮類對神經系統的作用，那些不願讓「壓抑」放手而導致神經超緊繃的人，用後將容易陷入內心交戰，導致無法睡覺，但只有初期會這樣，不妨再稀釋劑量，或使用頻率變少些。

分享

　　有次宴請印度芳療專家拉馬康博士夫婦，同席還有曾任職肯園的優秀芳療講師，那時我才生產完沒多久，所以宴會是四位大人加上剛出生的寶寶。

　　原本是精油專業分享的「工作領域」聚會，卻攪進了「私領域」的媽媽角色。同一場域扮演雙重身分，的確非常困難。耳朵聽著席間的精油專業討論，同時也聽到寶寶的不耐煩情緒，隨時得轉身安撫逗弄。在五星級優雅安靜的餐廳裡，小寶寶越來越不肯安靜，聲音越來越大，最後只好把他抱過來，撈起衣服餵母奶，這是第一次在公共場合授奶，而且是在扮演專業角色的場合上，博士也禮貌性的轉開頭。

　　當時並沒有多大的情緒性感受，回家後親子兩人都倒頭就睡，直到隔天早上塗油泡澡時，才納悶為何會特別疲累？然後所有的感受湧上來，這時才意識到，以前可把所有時間都投入工作，不斷付出能量去進修與衝刺，但現在只能眼看著其他人全心追求夢想、繼續成長，自己則是升格為媽媽了，只剩下零碎的工作時間。如果還沒辦法接受這事實，身心衝突的結果就會特別疲累。

　　有了這層領悟後，便拿起CT15（松紅梅）塗抹全身。它很適合以前優游在某領域，但現在生命重心轉移，或有了新的分配比重時使用。CT15能幫助自己邁向另一個人生分水嶺，開心地去面對新旅程。

> 勇敢堅持自我

CT15 成員 松紅梅 *Leptospermum scoparium*

成分分析

　　松紅梅又叫「馬奴卡」，氣味獨特，成分希罕。倍半萜酮（三酮細籽酮）高達20％，具抗菌及細胞修護力，能提振神經系統、溶解黏液等，作用最鮮明。另外，高比率的倍半萜烯具消炎作用，單萜烯的抗菌力勝過茶樹，大分子的三萜酸具有護膚功效。整體來説，松紅梅是外傷的重要用油，因為抗菌力（單萜烯）同時有修護力（倍半萜酮）與消炎力（倍半萜烯）加持，三效合一，特別適用於皮膚黏膜問題。西藥通常是抗菌跟消炎只具單一療效。

生長背景

　　松紅梅是紐西蘭特產，南北島到處可見，但各區所產的CT（化學類屬）很不同，功效與用法也不同。若以珍貴的三酮比率來看，北島東岬（East Cape）的吉斯本（Gisborne）所產的含量最高，可稱為松紅梅之鄉，此區也是卡奴卡長得最好的地區。

　　松紅梅與卡奴卡長得很像，20年前曾被歸為親兄弟（細籽屬）。兩者也跟澳洲茶樹的生命歷程相仿，先被開墾者視為雜草，後來翻身為療癒明星。松紅梅也被稱為紐西蘭茶樹，但較少廣告宣傳，名氣

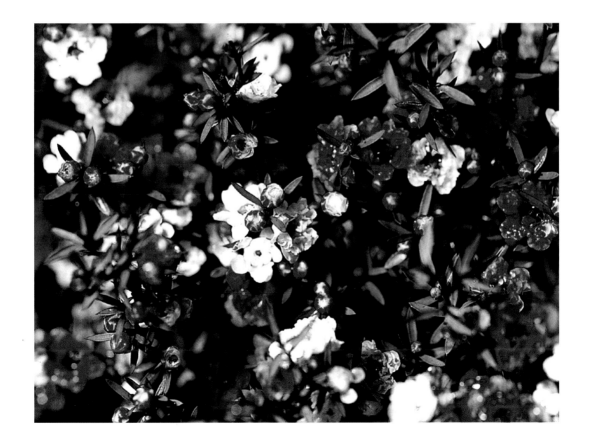

低於澳洲茶樹，不過它療效顯著，堪稱紐西蘭代表國樹。在激勵免疫系統方面，松紅梅不如茶樹，但論及抗菌能力（尤其抗黴菌），松紅梅優於茶樹。

卡奴卡長得較高大，約10～15公尺，生長速度快，外形寬密，花葉果較小，葉形窄，花白色，種名乃指花像杜鵑整片開。松紅梅比較矮，約6～8公尺，但外表更搶眼，葉形圓、尾端尖、會扎手，花有白、粉紅、紅色，一朵一朵開。

生長環境方面，卡奴卡占了風水好、土質佳的地區，也較長壽（100～300年），單萜烯成分能強化應變力、擅打順風球。松紅梅的生命調性很不同，是熬得住的「阿信」型，生長條件差，但天將降大任於斯人、故能忍人所不能忍，療癒力極強，只是壽命較短（約20年），因為太艱苦了。

卡奴卡與松紅梅，易隨地形氣候不同而改變長相，CT也很多樣。松紅梅精油是由葉片萃取，在開花前後採收蒸餾。市面有松紅梅蜂蜜，也含些精油成分，有抗菌、促傷口癒合的功效。

生理療效

松紅梅精油擅長三大功效，抗菌、消解黏液、促傷口癒合，是理想的體表用油，適用各種皮膚感染。抗菌可針對革蘭氏陽性菌，鏈球菌、葡萄球菌等，乃黏膜最易接觸的菌。其抗霉菌力更強，如人畜共通皮膚真菌症。

松紅梅適合呼吸系統的長期保養（非急症處理）。也能調節免疫系統，因為倍半萜烯可影響神經傳導物質的受體。

肌肉關節組織不流通所引起問題，如關節炎、痛風等，它能促進流動、打通關

卡。同樣地，也適合生命有關卡度不過的人。異細籽酮能促進神經再生，具體表現是溶解心中揮之不去的陰影，驅離因深傷而形成的久纏鬼魅。

松紅梅也有類似費洛蒙作用跟氣味。它與性吸引力有關，像動物性的合八字，因此松紅梅有助人際關係的契合，能讓心理重創而對兩性關係喪失信心的人，重新恢復本能，拾回人之初的興趣。

面臨巨大創傷、失落時，很容易自覺有罪，牛皮癬患者正是一例，不斷脫皮是想不斷更新，好擺脫罪惡形象。臨床上，兼用松紅梅蜂蜜口服與精油外抹，對嚴重牛皮癬（自體免疫系統疾病）很有效，也能處理蕁麻疹或其他怪疹，但需要時間與耐心，約要3、4星期以上才有顯著成果。而且，有效與否還關係到自身如何看待疾病、有沒有跟身體對話，越沒效者通常代表身體越有話想說。

心靈療癒

明明還十分在意卻得硬吞下去的傷痛，好像傷口未結痂卻硬縫合起來，結果就是內神化膿。松紅梅適合當「強人消氣用油」。這類個案對自我期許高、努力把自己發揮到極致，也特別受不了有失顏面的跌跤，就算咬緊牙也要和血吞。但「人，該刀槍不入嗎？」我們有很多地方是軟弱的，越不正面承認挫敗、其實是越去餵養挫敗。就讓松紅梅來撫慰內心深處的脆弱小孩！

CT15 成員 永久花 *Helichrysum italicum*

> 打開一扇又一扇因哀慟或悲傷而鎖上的心門

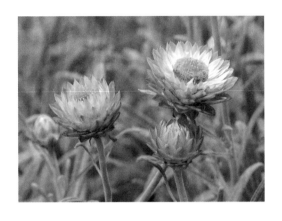

萜烯酯類含量最高，約70％，但雙酮更具特色，具化瘀、去除氣血堵塞的功效，因此也被歸為倍半萜酮精油。

比率最高是乙酸橙花酯，帶有藍莓漿果般甜美氣味，不會太酸、甜度剛好，比前身橙花醇的氣味，更平滑柔順、沒稜角，彷彿入口即化（醇類氣味畢竟仍上揚些）。

乙酸橙花酯、乙酸牻牛兒酯是同分異構物，兩者氣味是果香、花香的差別。

酯類與倍半萜酮皆具溫潤和緩的撫慰感，但倍半萜酮像清明理智的療傷，乙酸橙花酯像當下溫柔的擁抱。因此，比起松紅梅的特殊提醒作用，高比率酯類和雙酮的永久花，更易讓人接受，並得到安慰。

調香師形容永久花的氣味是玫瑰加羅馬洋甘菊，如大姊姊的溫言婉語，理解你、支持你、隨時可找她幫忙。這氣味調性使CT15適合與花朵類調香，相得益彰！

生長背景

永久花原生於地中海型氣候區，里維拉區（法國的坎城、尼斯，義大利的熱那亞），二次大戰前最主要產地在巴爾幹半島克羅埃西亞的大麥丁群島，現在最主要產地是科西嘉島、薩丁尼亞島等，皆是氣候宜人的風光明媚處（受到海洋調節），如天性樂觀的人，命運卻多舛！因為土質惡劣，永久花喜好白堊土及疏鬆土質。

葉片銀灰色、毛茸茸的，是含酮類的典型長相。花朵不凋，也是菊科典型特性，彷彿經歷所有生命階段後，就在枝幹上展現成永恆。

生理療效

永久花精油是「化瘀」第一名，擅長氣血不順、經絡堵塞、胸中塊壘等需要身心化解的疑難雜症，故三大必用類型是月經問題、開刀之後、腫瘤患者。

療癒角色很像中國的雲南白藥，可活血化瘀、幫助傷口癒合的創傷用藥。永久花也是很重要的經絡用油，西方的針灸醫

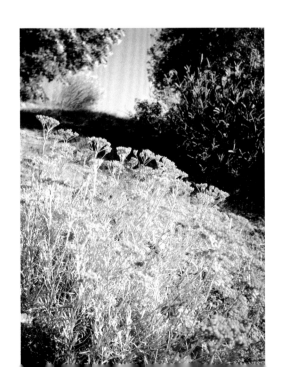

師常在針灸後併用永久花精油，讓氣血流通效果更顯著，如虎添翼！

也擅長處理皮膚問題，如面皰、斑點等，酮類精油多有此功效。

東方慣用虎標萬金油、膏藥貼布來疏通筋骨、處理跌打損傷，西方順勢療法則用山金車油，但實驗顯示，永久花的功效足足是山金車的四倍！不僅能化瘀，也適用肌肉僵硬問題，只是原生地外的人較不熟悉它。

心靈療癒

化解心靈淤積、巨大失落，如安寧療護、喪親之痛，或突然失業、失戀等。如果失戀後的情緒是忿忿不平，那就用松紅梅，如果是沮喪憔悴枯乾，則用永久花。

腫瘤的疾病人格典型是「抑鬱」。長年背負的陰影無法走出，極深的鬱結創傷無法放下，尤其在創傷過後，因私密性而無法對人言說，將如鯁在喉、痛上加痛呀！不妨使用永久花當作「心靈通樂」。

永久花也是讓「成長之路」更平順的用油，除了可拔除心靈路上的雜草，若身體問題，如嬰兒6個月大時容易摔傷，可用永久花立即處理瘀傷，而莽撞的青少年如打球摔撞等，就算無明顯外傷，最好也用永久花塗抹全身，長大成熟後就能如菊科花朵般美好！

CT15 成員 大西洋雪松 *Cedrus atlantica*

> 引導痛苦但必須的自我追尋，由夢境得到啟發

生長背景

「大西洋」指的是原生地摩洛哥的亞特拉斯山的中文譯名。

大西洋雪松（枝葉上揚），與喜馬拉雅雪松（枝葉下垂），都是黎巴嫩雪松的親族後代。黎巴嫩國旗上面就有棵黎巴嫩雪松，最大特徵是枝葉平頂。古代耶路撒冷城的所羅門王，以黎巴嫩雪松木來建造超豪華宮殿，後來引起樹種耗竭，現幾近絕跡，原生地才剩300棵。

大西洋雪松的血緣，跟黎巴嫩雪松最接近，木質緊密，自古也多為建材。精油是剩餘木屑再廢物利用來萃取，雖然蒸餾費時，需8～12小時，但木屑量很多，精油價格不太高。

大西洋雪松極高大，可長到40公尺高、1公尺寬。耐旱，針葉與毬果都向上挺立昂揚，會流出芳香樹脂。栽種時有幾項特色，剛好也呼應其能量特質：

❶ 人工栽種時，施肥要用有機肥，且得緩慢作用，不能讓它長得太快。芳香木材多半需要時間來凝煉，大西洋雪松尤其需要慢工細活地生長，才能展現舒緩寬闊的氣度。像生長快速的尤加利，就不適合拿來建造需要長治久安的神廟。

迅速被推上舞台、需要獨當一面者，或想急功近利、最短時間站上峰頂者，不論是被迫或自己渴望，大西洋雪松讓人從時間的壓縮速成、轉化為內裡的細緻豐富，使生命更緊實且深長。

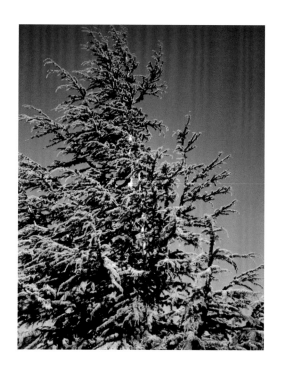

❷ 大西洋雪松需要很多的飼養根，廣泛地吸取土壤養分，故植物性格代表需要多方位的吸收、慢慢地蓄養自我。躁進者多半目光狹窄，只聚焦於一點、只看重某一事，大西洋雪松能讓人視野更多元。

❸ 大西洋雪松不喜歡被移植。非得移植時，根部必須覆蓋些藻土與地衣，絕不能裸露根部。地衣是藻菌共生體，具有固著作用，有助抓地力與存在感，大西洋雪松長得好的判斷依準是身上長滿地衣。另外，地衣原精是調香時很重要的定香劑，定香有收攏、包容的特性。故大西洋雪松具有「和解共生」的特質，自我救贖同時讓族群獲得大養分，有別於你死我活的淘汰法則，是台灣社會很需要的特質。大西洋雪松也讓人集中，不因小事亂了分寸，或魂飛魄散。

成分分析

　　精油成分是「丸子三兄弟」型，主功能不在抗菌抗氧化，當地簡陋的蒸餾設備並不影響品質。雪松烯（Himachalene）含量最高，是一種倍半萜烯，有 α、β、γ 型，比率依產地而不同，通常以 β 型最多。不過最具特色者是大西洋酮（β型較多），故也歸入倍半萜酮類。

療效特色

　　❶ 處理落髮問題。其成因有很多，營養不良、精神壓力、荷爾蒙失衡等，但主要是心理癥結所造成。大西洋雪松讓人先找到自己節奏，而不是急著報仇或出頭，所以對精神壓力導致的落髮特別有效，而產後落髮（因荷爾蒙變化）也能改善。可搭配CT7、CT29。

　　❷ 大西洋酮可抗腫瘤。永久花是由身心化瘀著手，迂迴地處理腫瘤問題，但大西洋雪松酮是直接對抗腫瘤。實驗研究，它能迫使腫瘤細胞自殺，並影響神經系統、送出適當的神經傳導物質，抗癌作用更加乘。

　　❸ 處理浮肉水腫。除了依靠外力、調整形內衣外，更適合以CT15按摩，幫助體型緊實集中、平衡不渙散。

　　❹ 釋放如鬼魅纏身的心靈陰影與情緒糾葛。大西洋雪松也是著名的引夢用油，因能量特質帶有流動性，具有突破凝結功效，所引發的夢境多半與「水」相關。

CT15 成員 喜馬拉雅雪松 *Cedrus deodara*

> 修復因漂泊而喪失的溝通能力，重新開啟與超我的連結

生長背景

喜馬拉雅雪松長得比大西洋雪松更高大，高度約50公尺、寬約3公尺，壽命也更長久，現存最古老者高齡745歲，預估可達到900歲。

種名「deodara」源自梵文「神」（diva），意指「像神的樹」，為巴基斯坦國樹。大西洋雪松是摩洛哥國樹、黎巴嫩雪松是黎巴嫩國樹。

原生於喜馬拉雅山區，主要在印度西北方、尼泊爾西方、西藏南方和巴基斯坦等，約1500～3000公尺的高海拔處。大西洋雪松則生長於中海拔，若在南歐約500～800公尺處，若在摩洛哥約2000公尺處。

相對於大西洋雪松昂揚剛毅、乾爽耐旱、喜略帶沙漠土質、不需太多養分。喜馬拉雅雪松則喜歡水氣重、不畏寒濕，是中國雲南昆明市樹。高大卻枝葉下垂，顯得更能負重、更有包容特質，內裡畜養的力量比大西洋雪松更強。

喜馬拉雅雪松是正港的倍半萜酮精油，含量最高。大西洋雪松裡的大西洋雪松酮，和喜馬拉雅雪松裡的喜馬拉雅雪松酮，其實是同樣成分，是himachelene的不同中譯名。但大西洋雪松醇和喜馬拉雅雪松醇是兩種不同的成分。

療效特色

喜馬拉雅雪松的性格更加寬容，可讓呼吸更深長，耐力更強遠。

傳統上常為痠痛用油，也多用於焚香。

同樣具有對抗腫瘤（尤其淋巴部位）、減肥、去水腫等功效。不過最強大的療癒力在於增強「耐力」。

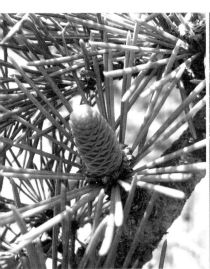
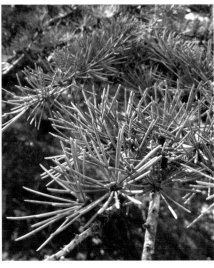
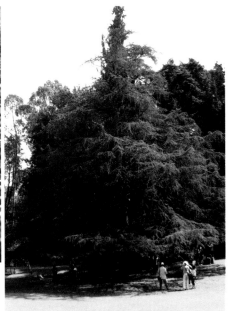

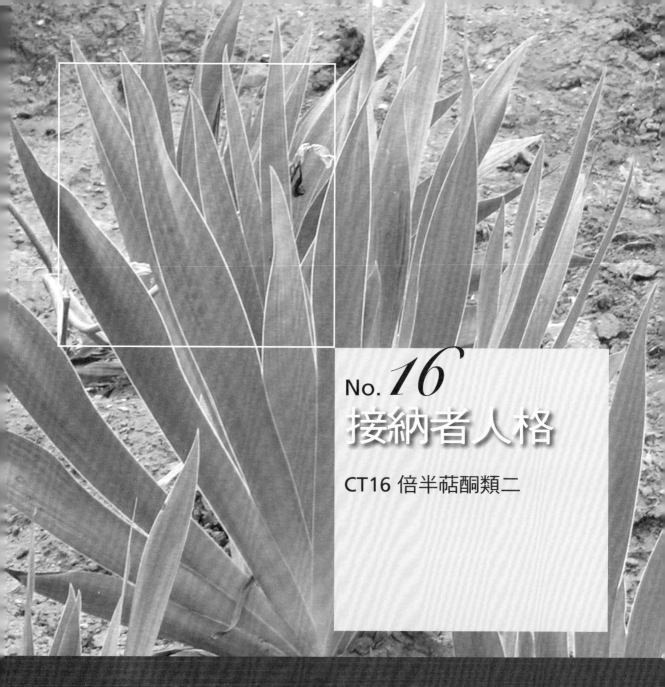

No. *16*
接納者人格

CT16 倍半萜酮類二

CT16 的植物成員

大根老鸛草 / 安置不斷追悔、難以平復的遺憾

印蒿 / 永遠感受春天的氣息

馬纓丹 / 強悍的生命力、屢敗屢戰的毅力

桂花 / 與自己真正的感受接軌,使人回到中心,找到自我

紫羅蘭 / 不疑不懼,安撫過於敏感、易受傷害、愛得太多、害怕團體者

鳶尾草 / 高貴而淡然,令嫉妒與忿忿不平的情緒風吹雲散

開放又接納、安靜且清楚

接納者人格

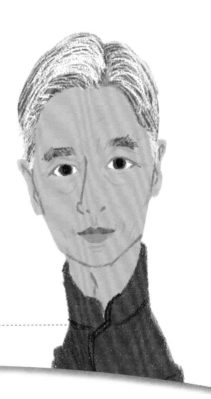

代表職業：講師、氣功高手、財務、稽核人員
類型人物：李鳳山

正向人格

延續倍半萜酮經典功效「溶解」，CT15擅長溶解身心塊壘，CT16則把自己都溶解在一起了！

彷彿「西藏頌缽」，輕敲缽緣後，引起聲波低鳴共振，既「開放」又「接納」，是對世界完全敞開，任自己順暢地流向世界，同時也通透地接受，任自己隨著世界共振，因此身心狀態達到一致，人會回歸清淨、自在與平靜。

這特質就像打太極拳，柔軟有彈性，受力又化力。最呼應CT16「接納者」人格的職業是「講師」，除了對傳遞的知識要有統合與幻化能力，也要讓自己變得通透流動，才能教學相長，而不是一味死守老知識，與講師架式。

另外，財務或金融業者，稽核或品管人員，也能藉由CT16的能量，加乘「收放自如」的能力。

負向人格

只容易接收，卻不夠流通，所以變成易被波動許久的「激動者」。不管政經新聞或娛樂八卦，都常看到台灣人的激動性格，連熱門歌唱選秀節目都頻傳激動落淚的畫面。但並非指情感流露不好，而是要提醒「安靜以對」是當代社會很缺乏的態度！

CT16也具有讓人「清楚」的特質，不一定跟宗教或靈性有關，而是讓人有更超越的情操。

CT16的生理療效

CT16相對比較少被使用！其實它的氣味不錯，但精油希罕且高價，除了聽過紫羅蘭的助眠功效突出外，很多人不知該在何時使用CT16，所以就越來越少用，這相當可惜。

分享❶

　　故事要從我們一家三口於維也納轉機開始說起，當時維也納出現罕見的狂風暴雨，小嬰兒可能受了驚，加上旅途勞頓，飛機甫落定荷蘭，他就開始發高燒，並且狂咳、狂哭、狂叫、狂扭。

　　此時選用CT5、CT11、CT16來處理急症。CT5（岩玫瑰）抗病毒是極佳選擇，但CT11和CT16花香且昂貴精油的目的為何？要如花朵般盛開嗎？

　　稍對精油熟悉，並能全方位用油者，當可理解CT11功效，增強免疫也抗病毒，且白玉蘭能微降體溫（非強力退燒），不過最絕妙的用油關鍵則是CT16！因為很清楚自己小孩的免疫力算相當不錯，不需要越俎代庖、太替他抗菌，只需扶免疫系統一把！多加激勵，並加速清除作戰殘骸的能力即可。

　　其實，感冒時會產生大量黏液的目的是：

　　（a）先保護自己，有排菌抗菌效果。（b）把免疫作戰後屍體快速運走的管道，單靠淋巴系統運輸就太慢了！

　　因此遇感冒疾病時，身體運作是有階段性的，發燒是初期跡象，等到流鼻涕時多半表示已好轉，可鼓勵身體多流鼻涕或咳嗽，好運走戰場上滿目瘡痍的殘骸，這些體液算是毒素堆積呀！

　　使用CT16便是開放地處理，而非抑制地處理。加上倍半萜酮比單萜酮適合小朋友，其溶解特性能一邊激勵免疫，一邊協助排出殘骸黏液。

　　用法是在患者的腳底、肛門、脊椎、腹部肚臍，先塗植物油打底，然後施作者手上滴CT5、CT11、CT16純精油各3小滴，再塗抹患者上述部位。每半小時用油1次，半天後改為每小時1次，並全身塗油泡澡，小嬰兒很快就退燒。第2天改為每2～3小時用油1次，接著狂流鼻涕，這是好轉的跡象，表示已在清理現場，只要持續讓黏液完全排出，3天後就痊癒了。

　　「化」痰，是指運化、沖走、排出而化解，並不是指把痰壓抑地化掉！

分享❷

　　這案例則發生在自己身上，回台灣就病倒了，重感冒、狂咳嗽、喉嚨腫起、無法開口講話。推敲這次生病原因是長途旅程的疲勞，加上一回台馬上教課，讓疲憊加成累積。接著回家時又發現，電腦桌上先前準備的授課資料竟不翼而飛。若是年輕的自己，這時可能早就焦躁暴怒了！但現在的自己則是平靜以對，邊擦著CT16邊從頭備課。但正處黏人期的小嬰兒偏偏夜裡不睡，作媽媽的只好放下手邊工作先陪他玩，等他終於累了睡著後再繼續備課，隔天一早（其實才過沒幾小時）到公司，緊接著又是排山倒海而來的會議、瑣碎事務。

　　瞭解此次生病原因後，決定先用CT14（單萜醇）加CT16強化免疫力，1天後喉嚨的腫塊感消失，第2天持續咳出濃痰，並大量流鼻水。之後單用CT16，順便也擦幾天前肋骨被撞傷處。同時直接口服CT16成員其中的3種單方精油（大根老鸛草、馬纓丹、印蒿），CT16含有原精及荷荷芭油，不宜口服。每小時口服5小滴，隨著濃痰鼻涕不斷排出，身體也變得越來越輕鬆，這正是用油正確的指標。

　　即使療癒過程中遇到「好轉反應」，例如皮膚越癢、經血流量越大、濃痰越多，但只要身體變得輕盈、精神不渙散，「雖有病徵、生活品質還不錯」，就代表用油方向正確。

　　整體來說CT16對呼吸道感染的幫助最大，如果本身的免疫能力不錯，可以單用CT16幫身體完全排出作戰殘骸。如果體質較弱可併用單萜烯、單萜醇、酚類，同時強化免疫系統。

　　CT16的能量特質，是讓人開放地接納生命裡發生的大小事，不讓生活瑣碎消磨耗盡靈魂。我自己也並非有了精油後，就此過著優雅無慮的日子！真實生活是穿梭在老闆、老師、媽媽等多重身分之間，每次授課內容都是兵荒馬亂中、感受精油美感的結晶啊！

　　CT16可消解所有不如預期，或令人抓狂的種種，讓人變得比較有彈性，可以平和以對。

CT16 成員 大根老鸛草 *Geranium macrorrhizum*

> 安置不斷追悔、難以平復的遺憾

當到保加利亞考察，最令人驚豔的不是玫瑰，而是大根老鸛草。下榻的旅館名字正好叫「大根老鸛草」，入住時女主人順手摘了一把送給房客，通常缺水的花束待在乾悶的房間裡，1、2小時就軟掉了，但大根老鸛草花超過半天時光，依然挺直、新鮮、嬌豔，生命力之強令人刮目相看！

生長背景

大根老鸛草原生於保加利亞，鄰近的東歐國家、巴爾幹半島也可見到。與天竺葵同為牻牛兒科，長相略似，但大根老鸛草的莖幹葉花，都較為柔軟細緻，沒有天竺葵的韌葉粗毛。外形雖嬌柔，其實內裡生命能量旺盛。花朵向上昂揚，花葉的氣味不太討喜。其精油是由開花的整株植物萃取，天竺葵只由葉片萃取。

大根老鸛草在當地俗名的語意是「健康草」，自古便是傳統民間藥草，直至最近4、5年才開始有科學研究。高含量的大根老鸛草烯、大根老鸛草酮是獨有成分，是著名療癒來源。

生理療效

❶ 2006年研究，科學家以費洛蒙「生物控制法」誘殺寄生蟲白蛉，而大根老鸛草酮正是能合成白蛉費洛蒙的前驅物。

生物界裡，費洛蒙就像英雄也難過的「色關」！白蛉開心地以為來到相親俱樂部，結果卻遇到了偽裝殺手。這研究為大根老鸛草的民間傳統用途「壯陽、強化性機能」，輾轉提供一絲線索。

各物種的費洛蒙雖不同，但也有些共通處，人類最早的一批費洛蒙香水就是由豬隻的費洛蒙來製造。既然這項研究證實大根老鸛草酮是蟲的費洛蒙前驅物，相信對人類的性機能也能產生一定作用。

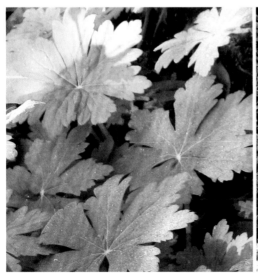

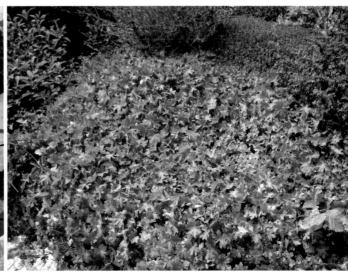

含倍半萜酮的松紅梅，也具同樣功效。

❷ 大根老鸛草的「抗氧化」特性，代言角色是不老名人艾娃・費雪（Eva Fraser），現年80幾歲了，沒靠脈衝光等醫學美容，卻仍保持貌美如花、青春不老，她認為臉部肌肉也能像健美先生的身體般，經過鍛鍊而保持著彈性，因此大力推廣臉部運動，被譽為歐洲美容界奇葩。

大根老鸛草自古就被民間傳統視為長生不老藥。經研究分析，有效成分多存在精油中，強大的抗老化作用，比多數知名抗氧化藥草的效果更好，能保護細胞免受自由基攻擊，因此也具抗腫瘤作用。

❸ 根據產區立陶宛、南斯拉夫在2007年的科學研究，大根老鸛草激勵免疫系統，以及抗菌能力，同時都非常出色。能對抗金黃葡萄球菌、鏈球菌、大腸桿菌等，不僅能防守也能攻擊。

很適宜口服，能運化津液、不斷排出毒素，讓身體變輕鬆。適合能量耗損者，或太過動盪者使用。而且口感溫和不刺激，也不會帶來強大震撼（排毒好轉反

應）。它沒有單萜酮的神經毒性，而是以溫和方式來支持免疫系統，能量特質也呼應產地保加利亞氣候，溫和又多水氣的環境條件。

可惜產區以外的人，多半不熟悉大根老鸛草，不但少用且罕見，連保加利亞的藥局都少有以大根老鸛草為成分的產品，久遠以來的藥草傳統似乎未被現代所延續。或許因為這緣故，大根老鸛草多半是野生，尚未成為經濟作物。

心靈療癒

「越平靜者越有力量」，大根老鸛草能助人平靜地接受生命裡的各種變化。安然地與時並進，不會耿耿於懷地裹足踏步，也不會反反覆覆地自我消磨。

生病時面臨的最大難關，是心理狀態的調適。「大病」如腫瘤，患者多半無法接受，或視而不見、不積極面對，CT16抗腫瘤外更讓生命通透、消融、化解。「小病」如感冒咳嗽，患者多半厭惡它影響了原定行程，卻忽略病其實是種警訊，所以要邊用精油邊體會，才能消融體內冥頑不靈的情緒或毒素。

CT16 成員 印蒿 *Artemisia pallens*　　＞永遠感受春天的氣息

生長背景

菊科艾屬，菊科的共通療效是解毒、消炎。

印蒿是印度特有植物，盛產於印度南部，尤其是卡納塔克省（Karnataka），即產檀香的麥索爾省（Mysore）隔壁。目前較少做藥草應用，主要用來萃取精油，

印蒿是60年代才出現的新興精油，是因應蒸餾檀香的淡季空檔，計畫另找植物來墊檔蒸餾，所開發出來的產品。

典型的熱帶植物，怕雨、怕冷，在印度北部就會長得不好。印蒿喜歡氣溫高，但也不能過於酷熱，偏好乾熱透氣、排水

良好的紅土砂土，主產區卡納塔克省就是以紅土出名。

印蒿的種子非常細小，得先與紅砂土混合，才能撒於土中播種，接著覆蓋一層薄土，才不會被風吹走，或被螞蟻搬走吃掉。

為了防風防蟻，通常是冬天播種，以11月播種的印蒿萃油率最高，植物可充分吸收到日月精華。若10月播種，品質就差了些。

成長時喜歡氮肥，可想見它富含動能特質，能動性強，可助細胞再生更新，也助人在屈辱環境仍可開展。

播種後2個月（隔年1月）就會開花，等到田中半數植株都開花時即能收成，精油是由開花的整株藥草來蒸餾，此時的萃油量和品質、成分皆是最佳狀態。收成好、風乾後，就要馬上進行蒸餾，若多放2、3個月，精油含量將減少約60％。

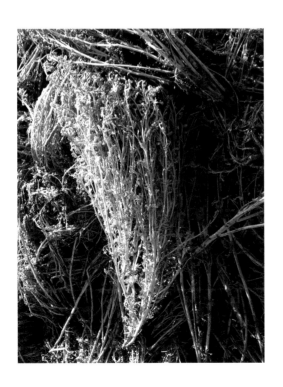

印蒿在印度當地多拿來添加做糕餅，若出口到歐美則是加工香腸。因為酮類的氣味濃重，可去除肉製品腥味，且具抗菌防腐功效，故常拿來保存食物或處理肉品。中國人常以薑蒜來去腥，歐洲人則多以酮、酚類氣味，去除畜牧類的肉腥，如迷迭香、鼠尾草、百里香等。

生理療效

印蒿的抗菌能力強，能對抗大腸桿菌、鏈球菌、金黃葡萄球菌等。酮類抗菌效果不錯，加上超強的再生能力，與倍半萜類的自我連結，有助生命重新出發，是有志難伸時的用油，能讓人心平氣和，也不會太過消極（氮肥的能動性），持續地一步一腳印，揮別過去創傷、打擊。

對於呼吸道、生殖泌尿系統的阻滯（痰、鼻涕或其他分泌物），能有效排除。也加強全身細胞的運化，適合大病初癒、產後坐月子。

心靈療癒

印蒿的成分含有高比率65％酯類，甜美，讓人放鬆、感到撫慰。但其中最具代表性香氣來源，是罕見且特有的印蒿呋喃（約0.8％，是倍半萜類衍生物，非香豆素），具有「死而復生」的氣味感與能量特質。

所含酮類（印蒿酮、異印蒿酮、艾酮），也都是印蒿獨有成分。整體而言，印蒿是最具倍半萜類特質「接納能力最強」的精油！

> 強悍的生命力、屢敗屢戰的毅力

馬纓丹 *Lantana camara*

罕見精油，價格不便宜，但抗病毒效果很好，而且排毒功效比印蒿更上層樓，感冒時口服，可明顯感覺身體正溫和地恢復中。

生長背景

原是熱帶國家的特產，現於世界各地廣被栽種，是有名的蜜源植物。

不同產地的馬纓丹，其CT（化學結構）不同，但多有高比率的倍半萜酮。比方巴西馬纓丹，就內含高比率的 β 丁香油烴（倍半萜烯）及大根老鸛草酮。

中藥將馬纓丹歸為「性寒味苦、有毒」。性寒味苦，是酮類的特性。有毒，乃指葉片及莖幹表面細毛具有刺激毒性，不過精油並無毒性。

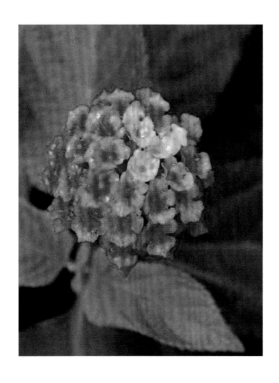

生理療效

馬纓丹全株可作藥草。精油是由葉片蒸餾萃取，因此若要參考傳統的藥草記載，可多著眼在葉片的療效，即「消腫解毒、祛風止癢」，精油也有此功效。

遇到發癢、皮疹的問題，大家通常只想到酯類，或四大藍色精油，其實馬纓丹的功效極佳，亦十分安全！

接著來對照馬纓丹的草藥方，與精油的功效：

❶ 治流感：

馬纓丹葉30克＋山芝麻15克水煎，一日分2次服用。

若是使用精油，建議拿來做氣卦按摩，尤其重感冒或大感染時很推薦。馬纓丹雖不具刺激性，但用後深深感覺到有力量。大根老鸛草則更溫和一點，也是有力量，卻感覺不到。

❷ 治傷筋：

取適量馬纓丹葉搗碎，汁擦患處後，再將渣敷上。直接使用精油，方便又快速。

❸ 治皮膚搔癢、濕疹：

取適量馬纓丹枝葉水煎後，清洗患部。使用馬纓丹精油，必須有「耐性」塗抹，初用時往往會更癢，得經過調適期才會緩緩改善。使用CT16的基本要求，便是尊重身體療癒所需要的時間。

孕婦與體弱者忌口服馬纓丹藥草，但精油無此限制，仍可安心使用。

> ＞與自己真正的感受接軌，使人回到中心，找到自我

CT16 成員　桂花 *Osmanthus fragrans*

品種分析

金桂、銀桂、丹桂，是同屬、不同亞種。銀桂是一般最常見的品種。丹桂常供藥用。金桂則多用來萃取原精，香水工業常用。

生理療效

來對照傳統藥用與精油的功效：

❶ 桂花在中藥主治化痰散淤、健脾益腎、舒筋活絡。

CT16的成員多能益「腎」，可強化生殖機能，增加性吸引力。

桂花精油能讓人身體柔軟，對伴侶的態度也變柔軟，就是先開放自己，然後接納別人，故能相互吸引融合，同登極樂！適用於性生活不美滿的個案。

沒自信通常源於不敢相信「別人為何會喜歡自己？」桂花的優雅氣味，更加乘了「安於自己」的作用，強化自信心，無需擔心自己魅力不夠。

❷ 治蕁麻疹，以桂花9克水煎，一日服2次，連服數日。

馬纓丹精油擅長處理外感內毒引起的皮膚問題，桂花精油則擅長處理因情緒引起的皮膚問題，例如情緒性面皰。倍半萜酮對神經系統具有安定與調整的作用。

❸ 治口臭、視不明，以桂花3克水煎，漱口或當茶飲用。

桂花精油，能讓感官清新地復甦。

心靈療癒

桂花是中國傳統知識分子，最喜愛的香氣排行第一名！「寂寂自飄香」、「與世無爭，也與自己無紛」的特質，是讀書人最心生嚮往的境界，很能與之共鳴。

相較於單萜酮的嚴肅理性，倍半萜酮比較安靜平和，讓人順著生命長河靜靜地流，平和地接受當下狀況，理性之餘不忘給自己感性支持。

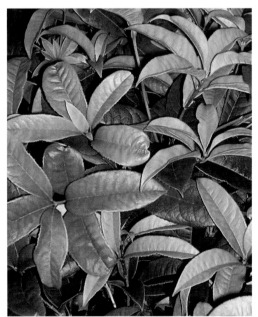

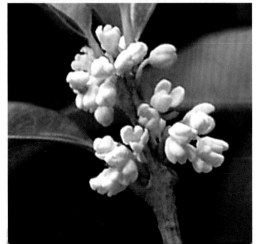

CT16 成員 紫羅蘭 *Viola odorata*

> 不疑不懼，安撫過於敏感、易受傷害、愛得太多、害怕團體者

桂花精油中最珍稀的成分是紫羅蘭酮，而紫羅蘭（由葉萃取）和鳶尾草（由根部萃取）也有，只是比率高低不同。

生長背景

紫羅蘭原生於英國，喜歡氣候稍濕冷、空氣極乾淨的環境，多寄生於樹幹。

紫羅蘭名聲響亮，花、葉皆具療效，精油是由葉片萃取成原精（這已是高價了，若由花萃取將是天價），非常珍稀，因此若日用品（如抱枕、茶等）有標榜紫羅蘭氣味者，多為人工合成的仿冒香味，是透過檸檬醛來合成。

供萃取原精的品種是帕爾瑪紫羅蘭（Parma violet），花朵比較不嬌豔。花的萃油率非常低，通常用葉片萃取，1kg葉可得0.57％凝香體，可再加工得65％的原精。

神話人文

希臘神話中，宙斯與美女愛歐（Io）陷入戀情，但花心的宙斯擔心她被善妒的元配傷害，所以把愛歐變成一頭美麗母牛，並於旁邊長出美麗的紫羅蘭來，除了可供牠吃以外，也比較方便去找她，這等於做了記號，容易認出那是我家那頭牛呀！

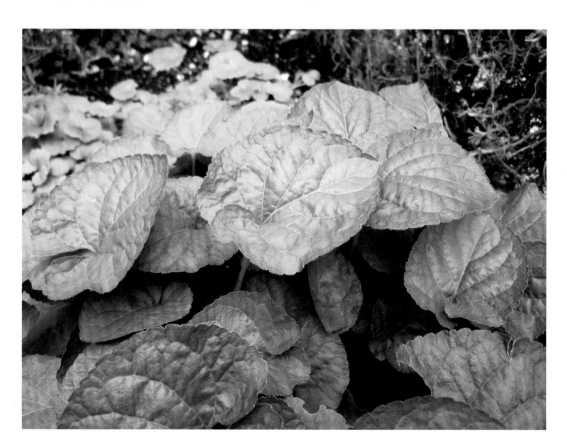

紫羅蘭的歷史地位，正如神話中的象徵，是「被圈養的細緻美人」。

可蘭經中也有段記載：「回教的地位高過其他宗教，就好像紫羅蘭高於其他花朵一樣。」我們先不論宗教，但紫羅蘭自古以來的崇高地位，如此可見一斑。

α-紫羅蘭酮比 β-紫羅蘭酮氣味更香，也更稀少珍貴，要人工合成較困難。

紫羅蘭酮是調香師們評價最高的香氣成分，比起玫瑰的苯乙醇、茉莉的吲哚，還備受推崇。那麼它到底有多香呢？妙就妙在它自己根本不怎麼香！

但一旦與別人調和，如丁香、大西洋雪松、天竺葵、癒創木等，就會變得奇香，饒富哲學意境！「平淡就是福（美）」，但平淡卻是如此可貴難得，需要付出高代價！

療癒特色

紫羅蘭酮，有「眾裡尋它千百度，驀然回首，卻在燈火闌珊處」，這種若隱若現、縹緲魔幻、船過水無痕的特質，正顯示它具有特殊的穿透能力，「可以進入任何地方，也可以走出任何地方」。因此，對於必須穿梭自如的免疫細胞，特別有幫助。紫羅蘭能抗腫瘤，便是「穿透性」這樣的能量特質，讓人清除殘渣堆積，不留疙瘩障礙。通透無罣礙的人，不容易產生腫瘤！

也適合用於呼吸系統，能變得更通透順暢，同時也提供支持力。

紫羅蘭原精也常用來處理有長期睡眠困擾的個案。並不是它特別昂貴就有效好用，而是這類個案通常都有難以跨越的障礙，或無法消融的情結。倍半萜酮的特色是讓人「沒有牆堵在面前、沒有藩籬會過不去」。

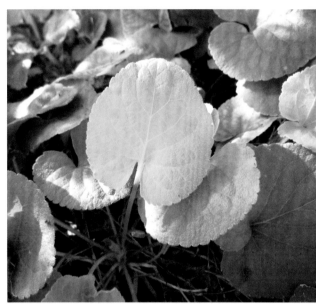

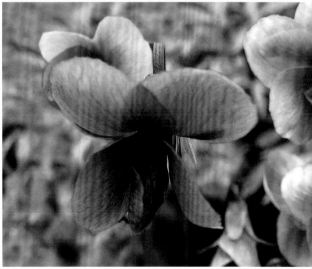

鳶尾草 *Iris pallida*

CT16
成員

> 高貴而淡然，令嫉妒與忿忿不平的情緒風吹雲散

生長背景

原生於地中海北岸、義大利、摩洛哥，目前主產地是義大利的托斯卡尼，尤其洋緹（Chianti）的聖保羅（San Polo）。與橄欖、葡萄的生長區重疊，不過只有其中一小塊區域有產鳶尾草。

通常有三大經濟收益：賣到花市、球莖供栽培、根部萃取精油。

收成時很費工。首先掘出根部，再以彎刀削皮，因根部表面不平，削皮只能靠人工。接著再進行「曬」的過程，在寧靜星空下曬一夜，隔天改在霧中曬，然後根部逐漸白晳。

法國產的品質較差，因法國作法是先泡水再削皮，義大利則先削皮再泡水，但通常全標示法國生產，因為皆是送到格拉斯進行加工處理。

精油含有極高比率的紫羅蘭酮、鳶尾草酮，兩者的氣味與屬性很接近，珍稀加倍，難怪鳶尾草精油的價格會如此高。

療癒特色

鳶尾草的能量特性，有如「老莊」思想，讓人通透流動。「生而不有，為而不恃」，世界本就是相互供養的。

所以特別適合遇到下列狀況的人，「以前身為長官，現在卻變成副手！」要調適這內心轉折很不容易呀！鳶尾草能讓人變得清雅，不占有、不掌控。雙手若不先空出來，就沒有空間再多擁有。因此擁有父母、老闆、師長、前輩、政治人物等身分者，都很適合使用鳶尾草。要放棄掌控、要一直消化、要持續排空，才有機會再得到收穫。

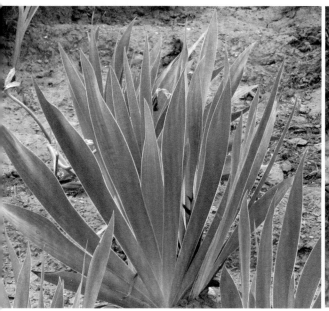

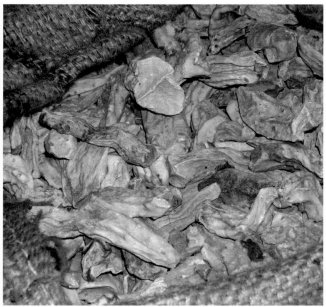

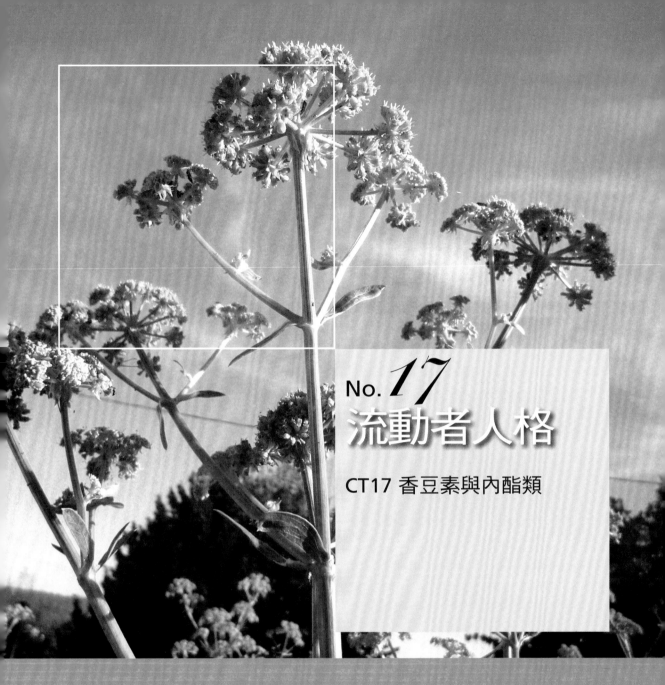

No.17
流動者人格

CT17 香豆素與內酯類

CT17 的植物成員

零陵香豆 / 乘熱氣球翱翔，使人泰然自若、興高采烈

土木香 / 陰鬱或驚恐乃至喘不過氣

圓葉當歸 / 意氣昂揚，打破陳規

芹菜 / 心如明鏡，不染塵埃

放下、淨化、穿透、空

流動者人格

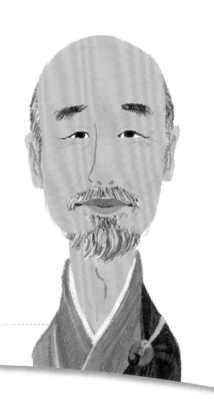

代表職業：交通運輸與物流業
類型人物：李叔同

正向人格

在一個擁擠的十字路口，每輛車都急著趕往目的地，於是越擁越多，誰也不讓誰，終至壅塞停滯、動彈不得。想像一下，這樣的路口如果發生在我們心裡，各種迫切的大小慾望一直來，不管哪個都不甘心放下，於是生命被過度充塞，哪裡也去不了。

CT17是香豆素與內酯類精油，具有鬆弛與流動的特質，所以是「空」的代表用油，讓人適時地放下、穿透、淨化，生命才得以持續向前流動。

代表人物是弘一大師李叔同，一生充滿驚嘆與傳奇。前半生，他擁有各種優勢，家境富裕又浪漫才情，琴棋書畫樣樣造詣高，是眾人稱羨的全才藝術家；後半生卻變成佛門弟子，並非遭遇困難障礙，也不像現代人一段時間發作就要去打禪七，他遁入空門是因為自我

的選擇，穿透世俗名利成就，超越榮華物質享受，自在安然地放下一切。

負向人格

代表人物是義大利畫家莫迪利安尼（Modigliani），擅長人像畫，風格優雅但哀傷，他才華洋溢，當時卻沒受到肯定。

同時代的畢卡索或雷諾瓦，深知畫家要出頭得需要妥協配合，接受某些世俗安排，向大眾品味靠攏，但仍能從中實踐自我，展現創新驚世的才華。對比下，莫迪利安尼是個根本反抗者，厭惡小資產階級的惺惺作態，對世俗價值毫不妥協，寧願選擇忠於自己的創作熱情，但是又無法真的「放下」，對於不受世俗肯定這事仍深感痛苦，難以釋懷。

「客人並不欣賞你的畫,卻想花錢買,那麼你賣不賣呢?」跟世俗靠攏的畢卡索、雷諾瓦,不會有這類掙扎。李叔同選擇做自己,又能通透放下,所以也不會有內在衝突。莫迪利安尼同樣是選擇做自己,但內心仍渴望名聲與肯定,偏偏又瞧不起可給他名聲的世俗大眾,這才是衝突的起因點。

這種衝突和為難,也充斥在凡人生活中的每一刻。家庭、工作、想望追求、自我實踐等,生命中的慾念何其多呀!若想樣樣周全,只會把自己滿塞停滯,無法做出抉擇,也就陷入無止盡的拉扯中。CT17讓人在去留選擇的當頭,可以「平靜」看待,並接受自己有各種慾求。也因為了解自己的限制,所以能穿透,不強求,讓生命繼續向前走。

所以極適合CT17者是職業婦女,需要適度做選擇、適時放空與放下。另外,CT17的代表職業是交通運輸與物流人員,協助人與物送達目的地的最大功臣,呼應了CT17的流動特質。但反觀自己,如何不陷入平板單調生活,也能找到自己的目的地,則呼應CT17的心靈療癒力。

CT17的生理療效

拉扯的衝突所引起的身體反應,正是CT17擅長處理的生理療效,對治皮膚與呼吸系統,養肝、排毒、淨化。

分享我自己的親身經驗,突然蕁麻疹發作,雖然前一天有吃海鮮,但本身鮮少過敏病史,推斷應是疲憊加上感冒初癒,免疫系統崩盤所致。於是服用高單位乳酸菌(BRM-1000,適合癌症病人、緊急感染、過敏性疾病者,修補免疫系統使用,若日常保養則150單位即可),並擦CT17能馬上「止癢」,2小時後症狀完全消失。

沒想到第二天又出現少許,第三天更嚴重發作,循著肝經一路往上發,但這期間都沒再接觸任何過敏原,更確定是免疫系統的問題。一般主流西醫對治過敏問題,往往採取隔離「過敏原」,但那只是治標,真正治本應要補起免疫破洞,之後就算接觸過敏原也不會有過敏反應。於是繼續吃乳酸菌修補免疫系統,塗CT17止癢,也是2小時後症狀完全消失。

CT17可協助消除長久身心累積的疲勞與毒素,放空心裡過多的想望,平靜下來與自我對話,接受事實並做出最適當安排。

零陵香豆 *Dipteryx odorata*

CT17 成員

> 乘熱氣球翱翔，使人泰然自若、興高采烈

因為是原精，不適合口服。

生長背景

原生於南美洲的豆科大樹，可長到24公尺，約10層樓高，主要產區是法屬蓋亞那、委內瑞拉。而巴西、秘魯、亞馬遜河流域也可見。

歐瑞那科河（Orinoco）貫穿過南美洲，沿岸流域是其生產區，河面最窄處位於委內瑞拉的玻利瓦爾市（Ciudad Bolivar），這是零陵香豆最主要的生產中心。

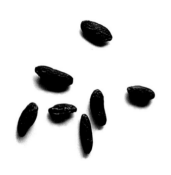

零陵香豆指的是果實裡烏黑的種子。樹多半為野生，二次大戰以前的傳統採集方式，採集者逆流而上，進入未遭破壞的原生林，用石塊敲開硬大果實，取出種子，連續採收幾個月後，再順流而下，回到玻利瓦爾市進行醃製。將之浸泡在萊姆酒中24小時，種子表面會呈白霜狀，這是最具價值的香豆素。

零陵香豆的採集過程饒富詩意！通常是全家人一起，從人間繁華邁往未知之地，尋找那夢幻的芳香。待身後城市人聲雜沓漸漸不可聞時，已然身處熱帶雨林的懷抱，感受旺盛的生命力。採集過程雖辛苦，但再度回到人間繁華時，彷彿全家人共同經歷一場如夢般的身心靈淨化洗禮。這特質也反映在零陵香豆的療癒能量上，不管是充塞滿脹，或被進退維谷所折磨，零陵香豆都能讓人放空。

成分分析

香豆素是在60年代被發現並廣泛運用，它的外形與香氣都跟香草素接近，但功能不同。能量狀態上，香草素偏熱，香豆素較涼。香豆素的甜度雖不如香草素濃郁，但恰得其分，廣泛用於製造香水及蠟燭。零陵香豆的氣味，被形容有如剛修剪過的草坪，清新青草味，具有喚醒、新生的特質，也像剛洗過澡的嬰兒身上那股鮮嫩。但原精較硬、流動性低，較不易使用，也不易聞得出來。

不過，香豆素的本質是流動的，顯微鏡下的結晶圖，就像縱橫交錯的通渠大道，呼應香豆素促進血液循環、抗凝血的作用，以及讓阻塞都能流通的能量特質。藥廠常以香豆素來研發抗凝血、降血壓、防中風等心血管疾病藥物。

香豆素有些爭議，研究發現它具毒性，致命劑量是680mg／kg，也就是說體重50公斤的人要吃34公克的香豆素，等於68ml零陵香豆原精（原精中約有一半是香豆素）才會中毒，這劑量並不易達到。另外，肝毒性劑量是350mg／kg，等於要「口服」約30ml原精。所以用於按

摩、擴香都不需擔心其毒性。

美國FDA禁止食物添加香豆素，但它清新甜美的氣味，卻是香菸的重要輔助香料。有些研究發現抽煙的致癌性是跟香豆素有關，但不是指香豆素直接致癌，而是與尼古丁共同作用，以及劑量、長期大量使用等，才是重要影響因素。但另有一份2003年乳癌研究報告，指出香豆素可抗腫瘤，抑制乳癌細胞。

究竟是致癌或抗癌？研究結果頗為分歧，但對一般精油使用者（並非使用超大劑量）來說，雖不保證百分之百的療效，但也無需考量毒性。

生理療效

香豆素（Coumarin）源於當地原住民土語。在南美原住民醫療傳統中，零陵香豆具有這些功效：

利膽：也就是有減肥效果，因膽汁可消解脂肪。

抗痙攣：香豆素與呋喃的共通功效是放鬆，能同時消解精神緊張及肌肉痠痛。若再加上酯類、醚類（龍艾）調和，可舒緩經痛。當精神過度緊繃，腦袋隨時快跳電前使用，可「精神止痛」。

降低血糖。

抑制過度利尿：利尿具有排毒效果，但若腎功能不佳時，利尿反而會增加腎臟過度負擔。

遏止精蟲活躍度：但不能當事後殺精藥，要事前用油按摩。

消炎：也能讓身體放慢速度，不過度亢奮激烈。

心靈療癒

整體來說，零陵香豆的作用，便是近年來的熱門話題，讓人「慢活」。

電影《V怪客》的劇情像一則寓言，政府為了要反恐，開始實行高壓集權統治，社會風氣也趨向保守、緊縮、排外，此時男主角出現，化身如怪盜亞森羅蘋，對當權者予以棒喝。如同零陵香豆能讓人在高壓監視系統下，找到可以放鬆的出口。

回到每個人的真實生活，這監視系統就是自己！每個人心中那虎視眈眈的大頭目，永不止歇地監視著自己的一舉一動，結果讓身心變得高壓緊張。

「我想要自由！」但之所以失去自由，卻是自己撒下了天羅地網。零陵香豆讓人擺脫內在的高壓極權，從恐怖統治中放鬆下來，找到讓自己自由的窗口。所以適合每天使用，可擺脫逃避行為，找到喘息空間。

分享

我非常喜歡教學工作，但前陣子身體不適，迫於責任仍得出門教課，備感辛苦、心酸。然而在騎單車途中，聽到聲聲蟬叫，突然一陣感動，心想要不是有出門工作，也聽不見這美妙蟬鳴呀！我們總傾向餵養心中的大頭目，時刻監視著自己，但世界是這麼美麗有趣，何妨開一扇追求美感的窗，放自己自由。

圓葉當歸全株皆有香氣，尤以根部的氣味最濃、最具代表性。精油多用全株藥草蒸餾，擺放一段時間後會氧化，從右旋變成左旋，功能變得更強大。

圓葉當歸的生命力旺盛，還具有「保鑣」性格，它的倍半萜內酯不但讓自己強壯，也讓別人強壯。種一株圓葉當歸，周邊的其他植物會更健康，不會有病蟲害。那濃重氣味不只你不喜歡，病蟲也不喜歡哩！（可驅蟑、但殺不死。）

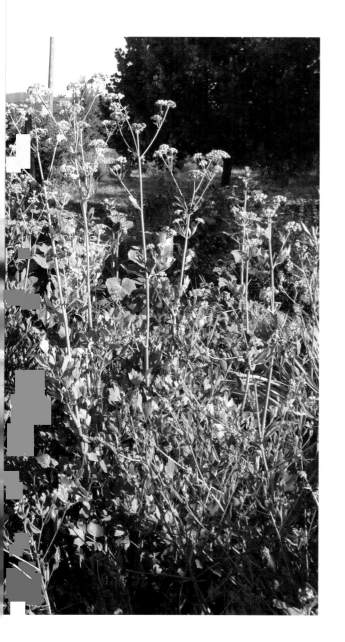

圓葉當歸在德國及荷蘭的俗名是「美極」草，沒錯！正是大家印象中那知名調味醬品牌MAGGI。圓葉當歸有此稱號，乃氣味被形容跟美極調味醬很相似，但其實它很少用來做烹飪香料。

成分分析

圓葉當歸也是解放、排毒的精油！零陵香豆，解放了心、血管。土木香，解放了肺、支氣管、喉輪。圓葉當歸，則解放了肝，是知名的養肝精油。

肝臟因為沒有神經不感覺到痛，無法替自己發聲，若發生病變多已嚴重。能替它說話的是皮膚、呼吸系統，即替代性排除管道，當平日代謝管道不敷使用時運作。身體裡免疫系統負責「攻」，肝臟則負責「守」，兩者並肩作戰。如果肝臟內毒素阻塞到無法完全排除，皮膚或呼吸道就會出問題。不少人常有類似經驗，體力差時，先是感冒，後則皮膚出問題。

呋喃內酯，是種罕見大分子，能強化原有代謝管道的機能，圓葉當歸不但含有10種以上，且為高比率，占50～55%，排毒能力強。加上香豆素的舒緩放鬆，故圓葉當歸擅長處理「長」時間的壓力，或「內裡」所累積產生的毒素，而衍生的身心問題。相較下，同為排毒強手的馬纓丹、印蒿，則較擅長處理「短」時間的壓力，尤其來自「外感」的壓迫，如病毒、惡意批評而衍生的身心問題。

呋喃內酯也能淡斑，可惜圓葉當歸同時含有光敏性的呋喃香豆素，較少拿來美白淡斑。

　　圓葉當歸精油成分，在「茹絲的蛋」模型中呈現十字形結構，這代表它擅長處理內外交攻的問題，承擔雙面受壓的挑戰與責任時的典型用油。

療癒特色

　　圓葉當歸植株中具有可做黃色染料的成分，但精油中無此成分。

　　圓葉當歸可處理因肝功能不佳導致的皮膚變黃，或藥物累積、營養不佳引起的皮膚暗沉。也能淡化膚色，雖有光敏性，擦後不曬太陽就不減美白功效。

　　也能處理小嬰兒黃膽（歐洲常以光照治療黃膽）。稀釋後，塗抹腳底、肝臟對應區可處理黃膽，多塗抹背部（少量腹部）可強壯，單擦肛門可以排胎毒。

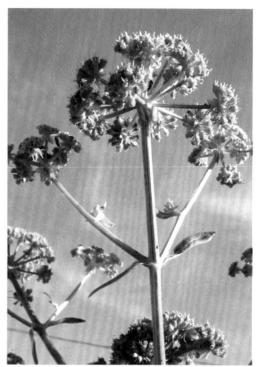

　　圓葉當歸對治皮膚問題的功效強大，棘手的蕁麻疹、牛皮癬都可迎刃而解。這類個案多與心理情緒、神經系統有關，內心有罪惡感、不潔感、自棄感等，使用圓葉當歸後，可從濕重沾黏、長期糾葛的心理問題中破繭而出。

　　處理棘手問題的訣竅是，症狀發作時需密集使用，症狀轉好後仍得持續使用。用於長期養肝、排毒，宜使用3天停1天，早上以5％塗抹脊椎、肛門、腳底，晚上塗抹全身後泡澡，要連續使用半年，這是肝細胞再生所需時間。

　　也可用自然療法的通則，連用三禮拜、停一禮拜，不過要三禮拜都泡在當歸湯的氣味中，任誰都受不了！但它還滿適合與苯基酯（CT10、11）或CT16調和，以1：1比率，會變成當歸玫瑰湯，或當歸桂花玉蘭湯，氣味較宜人些。

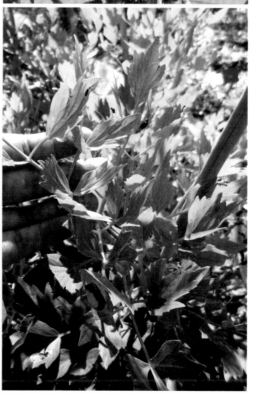

CT17 成員 芹菜 *Apium graveolens*

> 心如明鏡，不染塵埃

生長背景

原生於歐亞大陸。典型繖形科花朵，迎向天際。全株有香氣，皆可萃取精油，但只有種子萃取才不含有光敏性的呋喃香豆素。

芹菜喜歡鹽分高的土壤，多見於海岸地區。所含成分Butyl phthalide（一種呋喃內酯）的結晶，跟鹽（NaCl）類似，結構是清晰、不複雜，也呼應其清新無甜味、空靈無添加的特質，它強烈直接的濕重氣味，像是能揭去幻覺、不讓視聽混淆、露出清澈真相。

成分分析

芹菜所含的呋喃內酯有8種，約占15％，且不含呋喃香豆素，正是美白聖品。整體來說CT17仍適合外用來美白。

在「茹絲的蛋」模型中，是罕見的雙分子大類結構，單萜烯、倍半萜烯是比率相近的兩大主成分（黑胡椒也是如此），

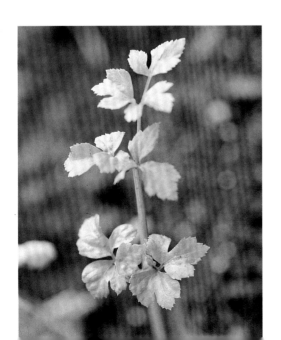

這種結構的特殊功效，正如國旗歌歌詞所揭示「毋自暴自棄、毋故步自封」。

單萜烯讓人勇於開放自己，與世界親密交流，毋故步自封。倍半萜烯能與自我連結，相信、接受自己，毋自暴自棄。

國旗歌歌詞寫得很好，比方「同心同德、貫徹始終」講的是不忘初心，但歌詞中的境界在現實中很不易達成，芹菜倒能幫忙這不可能的任務，讓人開放通透又堅定自我，適時放空而沒有太多糾葛。

療癒特色

芹菜種子最主要產地是在普羅旺斯的聖雷米城（Saint Remy），據說是安靜舒緩、深具療癒力的地方，梵谷發狂後便住入此地療養院。或許是藝術家的敏銳感受力，更能捕捉到當地特殊療癒能量，畫出著名作品〈鳶尾草〉，清雅穿透、空靈舒緩、不染塵埃的意境，凡被永不滿足的壓力所鞭策的人，看到此畫莫不深受感動。

不必像梵谷般瘋狂，一般平凡人就算沒疑難雜症，還是能由芹菜中獲得此療癒力量。芹菜精油有淨化作用，能利尿、排毒、淡化膚色，心靈療效則讓人重新放空，從滿脹的慾望、強烈的追求中，解放而出。

整體來說，CT17是淨化、排毒、減壓的用油，適合與橄欖油、椰子油、芝麻油調和。每月至少1次塗抹全身泡澡，讓自己的身心三溫暖，解壓後才能重新細細體會生命裡尚存的乾淨角落，並好好品嘗生命的原汁原味，沒經過各種慾求幻覺的添加調味。

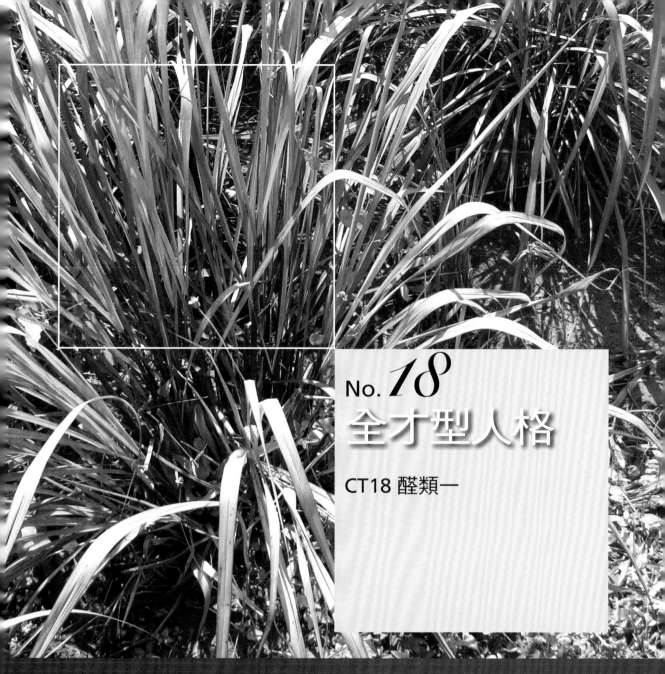

No. *18*

全才型人格

CT18 醛類一

CT18 的植物成員

檸檬香桃木 / 順勢而為，隨遇而安

檸檬細籽 / 猶豫徬徨時的定心丸

檸檬香茅 / 給平淡生活適當刺激、體現「休息是為了走更遠的路」

檸檬尤加利 / 感受蒼莽的氣魄，不拘小節

活潑有勁、多元開放

全才型人格

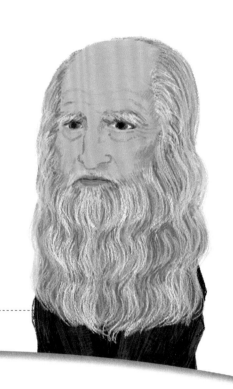

代表職業：趨勢專家、高感度人才
類型人物：達文西

醛類是陰性分子卻有陽性性格，安靜又活潑，除倍半萜烯也具雙重特質，其他芳香分子多半性格統一。

醛類的分子小、揮發性高、偏水溶性、活性大，藥學屬性是鎮靜消炎（初期、局部），調節免疫，溶解結石，健胃整腸，抗菌、抗黴菌、抗病毒，養肝等，功效強大多元。擴香醛類精油，能使空氣陰離子化，吸聞入鼻腔後，影響中樞神經系統，達到鎮靜效果，能平衡激烈情緒。日本研究發現，醛類分子有助戒菸，在於它能影響神經傳導物質。

總體來說，醛類精油的抗菌力非常出色；對神經傳導物質的激勵作用僅次於單萜烯類；皮膚消炎次於倍半萜烯類，但性格外顯、較快見效；直接跟病毒作戰則效果最強。唯一缺點是稍具刺激性。

其中以檸檬醛為最重要的明星成分，是鏡像異構物牻牛兒醛、橙花醛所組成，前者比率較多，約占七成。兩者各是花香、果香的代表，氣味宜人，也可拿來合成紫羅蘭酮那若隱若現的頂級香氣。檸檬醛的療效強，可抗黴菌、病毒（甚至HIV病毒）、抗腫瘤，還可抗氧化、防止老化，生產完適合用CT18來護理傷口。

正向人格

醛類兼具陰陽、功效多元，代表類型是「文藝復興人」，如達文西，生活、藝文、科學等各面向皆有興趣接觸，是全才型人格。　活潑有勁為其外顯特徵，這不僅指體力，還有看待事情的角度、表達、反應等。當生活、戀愛或工作都很有勁，生命就很充實，也不虛度日子。

這性格在當代非常吃香，除了市場趨勢專家外，各行業都講求「高感度

人才」，取代傳統的技術性人才，感受力強、有創意，還要有行動力。活潑有勁的重要表現，就是打開感官知覺，醛類是「高感度」精油，能讓我們感官敏銳，使身體的抵抗力與活力，都處在警醒活躍狀態，並帶著開放的態度迎向未知，看人生有如繽紛萬花筒。

負向人格

「高感度」對應的負向人格，或說危機，是過分追求感官刺激，譬如狂買名牌包，到底是被設計美感、材質做工所吸引，還是高定價背後的時尚虛名勾住了心呢？當刺激過多時，已經分不清是太多感？還是無感了？

高感度也不是多愁善感、胡思亂想，而是多方感應，像小嬰兒眼中處處有新奇感。

另一種對應的負向人格，則是「功能導向者」，只講求績效或功能性，一沒達到就全盤否定，因此生活緊縮壓迫，沒有任何美感的空間。台灣早期的經濟模式就講究功能導向，以苦拚實幹的肉搏戰政策，力氣全投注在微薄利益上，全島一起促成了以製造業為上的經濟奇蹟，卻犧牲了環境、藝術、人文等面向，倘若整個國家只有一種產業，未來前途堪慮。看似積極的醛類，也能讓人放鬆！相對於酯類溫暖呵護的放鬆，醛類是讓心靈空間變大了，世界不覺狹窄，所以自然就放鬆了。

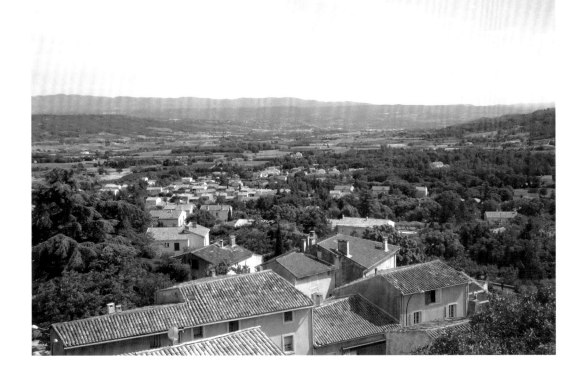

檸檬香桃木 *Backhousia citriodora*

> 順勢而為，隨遇而安

成分分析

檸檬香桃木含有熱門的檸檬醛，且比率最高、療效強大，卻始終沒受到應有重視或引起熱潮，一方面是刺激性，再方面是較少被推廣。

刺激性這問題很有趣！高感度人才覺得驚艷的事物，對一般人而言可能太過刺激，這中間差異的關鍵，乃看待世界的眼光，以及自身的敏銳度。但弔詭的是，大部分的人都需要被廣告、被宣傳、被刺激之後，才對某事物有印象跟認識。

醛類的刺激性，代表它能呼應這世界卻也深受其害，因為大家只看炒作跟渲染，檸檬香桃木正是「刺激」下的遺珠，沒被宣傳所刺激，所以沒有被認識；沒真的認識它，所以害怕其刺激性。

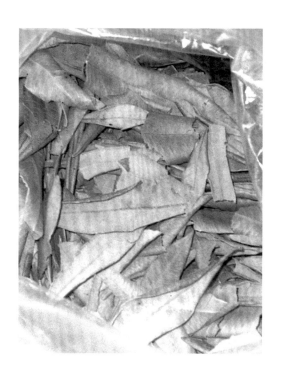

其實它比澳洲茶樹更有效、應用更多元，單就治療香港腳來說，起碼比茶樹多治癒上千雙腳！

以含有高量的檸檬醛來說，它價格算很便宜。但如果使用劑量太高，往往會讓別人對你有強烈反應，因為氣味太強烈，頗刺激感官知覺。

其化學分子結構，在「茹絲的蛋」模型中，除了倍半萜酮外，中間直排的成分全都到齊了，包括單萜酮、倍半萜烯、倍半萜醇及單萜醇，這些少量分子便是烘托檸檬香桃木深度療癒力的功臣。在醛類開放活潑的高感官背後，是清晰明確的自我認知與自我連結，所以不會被源源不絕的外感刺激，導致疲憊無感，或隨波逐流，或只有泡沫化。

臨床用在HIV陽性，跟腫瘤患者都有很好效果，是醛類組合倍半萜類所帶來的療癒力。

生長背景

檸檬香桃木是雨林樹種，高約6公尺，枝幹不粗大，精油萃取自葉，葉片光滑厚實，約15公分長，花朵有桃金孃科典型熱力奔放，彷彿五感知覺全開，昂揚迎向世界。

原生於澳洲昆士蘭及新南威爾斯沿海，性喜潮濕，但土壤的透水性要佳。喜歡生長在熱帶雨林，長得不算高，卻能從悶熱擁擠的競爭環境下，殺出一條立足之道，生存策略乃香氣強烈。

適合做調味料、茶包，香氣與口感皆佳，讓人心情愉悅，又精神昂揚；相較之

下，著名的酯、酮類，雖香卻常帶苦。

生理療效

　　檸檬香桃木的抗黴菌、抗病毒力強大，這在芳療界的術語，等於擅長激勵神經傳導物質，好跟病毒競爭受體以達療效。以HIV病毒為例，當一種叫VIP的神經傳導物質數量多且活躍時，會先占據細胞膜上的受體，HIV病毒就搶不到受體，無法作用。

　　神經傳導物質也可稱為情緒分子，當它含量多時會呈現某種氣質或性格，腎上腺素是積極，血清素是平靜，而VIP堪稱自尊荷爾蒙，以消化道內的含量最多。若對自己的存在無法肯定、惶惑不安、畏首畏尾、尊嚴降低時，VIP也容易減少。

　　檸檬香桃木可以激勵VIP對抗病毒，其能量特質是讓人知道自己的價值，安然接受自己的品味與喜好，即使出身卑微，卻勇於擴展眼界，走出自己的路。

　　所有精油皆抗菌，抗黴菌力則以醛類排名第一，如果呼吸道或皮膚感染一直好不了，可改用醛類對抗體內發霉狀態。並適合過敏兒的環境淨化，可調和桉油醇，作用相乘，且氣味相宜。也適合添加於肥皂，抗菌力強，但刺激性遠低於純精油。

　　大熱天易昏累時，它可當消暑幫手，先溶於酒精，再加水做成噴霧，能淨化、清涼、放鬆，又能振奮。亦可將毛巾沾濕此噴霧液，放入塑膠袋中冰半小時，拿來敷肩頸、腳底、關節等，CT18能消炎，若扭傷足踝初期，熱敷將使發炎加劇，只能冰敷，但精油要熱敷較有效，而此冰敷特別法適用於未到發炎前的疲累不堪，藉此得到動能、恢復活力。

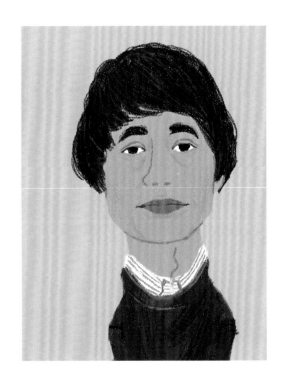

心靈療癒

　　日本知名建築師安藤忠雄，在建築中展現安靜的力量，被稱為空間的美學家、建築詩人。他非科班出生，學歷不高，曾立志做拳擊手，是靠自己行萬里路，感受世界著名建築來打開感官知覺，讓內在的「建築神經」自己長出來，自我養成建築才能。最經典的作品特色是清水混凝土，看似面無表情，卻是最大的表情，適合向內在連結、品味自己的空間。

　　相同地，檸檬香桃木幫助人打開所有感官，同時又安靜地跟自己在一起，讓人可以對世界敞開，藉著跟世界對話，再回頭來更瞭解自己。

　　醛類在低劑量時，其實能讓人安靜，並有很多新想法如水泡般冒出。

檸檬細籽 *Leptospermum citratum / petersonii*

> 猶豫徬徨時的定心丸

成分分析

所含檸檬醛、香茅醛的比率相當，前者的氣味與特性較細緻，後者較粗壯。另含有酯類，氣味甜美好聞。對比於檸檬香桃木的青春昂揚，檸檬細籽是安靜內斂、甜美柔和，是醛類家族中的細緻成員。

生長背景

與松紅梅同為細籽屬，該屬的特性是味道強勁，但性格內斂。醛類也具陰陽雙重性格。

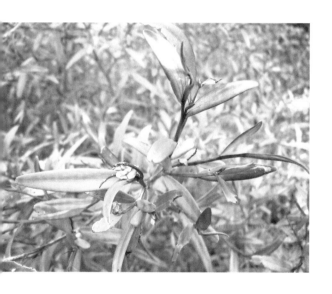

葉窄長，花細小，莖幹略帶紅色（含檸檬醛使然）。紅色的蒴果，彷彿把心事都擺在裡面。檸檬細籽氣味細緻，僅次於檸檬馬鞭草。長得比檸檬香桃木矮小些，但也可到6公尺高，看似纖細柔弱，能量卻很堅強。

抗菌、抗黴菌、抗病毒的能力強，效果都比茶樹好。唉！可憐的茶樹，被宣傳得名氣過大，總被拿來跟同胞做比較。

檸檬細籽，原生於澳洲昆士蘭及新南威爾斯，喜歡生長在潮濕密集的空間，卻能從這樣的環境中，突出了自己的安靜內斂，能量極特殊。

療癒特色

就像電影《練習曲》，有些事現在不做，一輩子都不會做了！

片中主角向學校請長假去旅行，但不是為了多麼遠大目標！既非想打破什麼挑戰紀錄，也沒要主張任何議題，只是單純地想要一個人去騎單車環島。這麼簡單的夢想，似乎沒啥功能取向，卻是一個跟自己的約定，不需要別人看見或認定。

醛類都具有開發感官覺知的功效，檸檬細籽比較偏向個人性，是自我覺知的呼喚。或許別人看來安靜普通，自己卻深曉其中滋味。一人的單車旅行前，得先準備好自己，能快樂地存在，才能安靜與環境對話。檸檬細籽既有內斂舒緩的能量，又給人行動力，很適合當旅行用油，在異地既可抗感染，又鎮靜安撫，讓旅人平和安寧。

實踐夢想，純粹是個人的事，並非為了滿足別人的期望，不需太在乎他人看法，或有沒被注意到。　無所謂而為　，這是一種安靜的力量，也是醛類精油陰陽並濟的特性。

其實，CT18所有精油都是「行走的油」！讓人安靜又有力量地走出去。它帶領自己向外走的同時，也能向內走進自己、瞭解自己、實現自己。

CT18 成員 檸檬香茅　*Cymbopogon flexuosus / citratus*

> 給平淡生活適當刺激，體現「休息是為了走更遠的路」

成分分析

分析少量分子的特質，比較能凸顯各精油的個性。

醛類精油都跟旅行、行走、行動有關，但它不像酚類讓人馬上形塑為活動，而是當你處在想法萌芽到執行之間，醛類可助你一股驅力，知覺開發後便想去做，不是坐著想想就算了。所以能理解檸檬香茅的關鍵成分，是與自我連結的倍半萜醇（金合歡醇）和倍半萜醛（金合歡醛）。讓人勇於追求想望，無論成敗，始終跟自己不離不棄。

月桂烯（又叫楊梅烯、玉桂烯，在多香果中含量最多），也是檸檬香茅的關鍵成分。它屬於單萜烯，原本就較易氧化，加上它會產生聚合作用，變成大分子，因此檸檬香茅精油容易變得黏稠（這也是變質的指標），沾手、不易溶解、不易調油，也較不親水（用於泡澡，變得較有刺激性，但醛類原本還算是親水性分子）。

除了易黏稠外，醛類是小分子，揮發快，故CT18應盡早使用。

生長背景

檸檬香茅是禾本科，長相看似野草，可長到1.5～3公尺高，與香茅是同屬不同種。台灣栽種的大多是「香茅」（Cymbopogon nardus），主成分為香茅醛，防蚊效果佳。

常見的檸檬香茅有兩大類品種：

❶ 東印度檸檬香茅：

還可再細分成紅、白品種。莖幹偏紅的品種最常萃成精油（正港檸檬香茅），檸檬醛含量較高，所得精油呈琥珀色，氧化後變棕色。此品種長相較細緻，氣味也較好。葉片光滑不割手，種名「flexuosus」，意為「折角」，指靠近葉片尾端多有摺角。

原生於印度西海岸德甘高原森林，現廣見於亞熱帶氣候區，如泰國、印尼爪哇。喜歡砂、黏土兼有的土質（Sandy），喜濕、土壤要肥，但也要鬆散能透氣，抓地力沒有岩蘭草好。乾季時精油及檸檬醛的含量會變高，但氣候也不

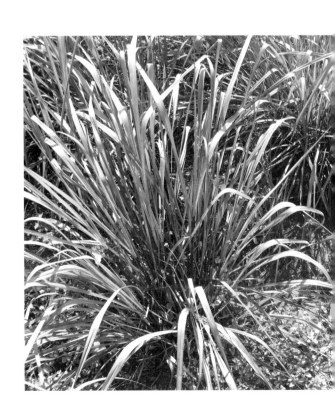

能太乾。

印度產的東印度檸檬香茅，因當地人大量使用，外地少見，我們買到的多半是尼泊爾生產，品質一樣不差。

檸檬香茅是東南亞的重要烹飪食材，也是主要的水土保持植物，可防止土壤流失。檸檬香茅的驅蚊效力不如香茅，其實檸檬醛主要作用在激勵神經傳導物質，以及抗病毒，香茅醛的驅蚊效果才比較好，市面有賣香茅蠟燭，效果似乎不錯。

❷ 西印度檸檬香茅：

原生地已不可考，據推測是馬來半島，但現在主要商業生產區則在中南美洲，如宏都拉斯、瓜地馬拉、阿根廷、巴西等，品質最好的西印度檸檬香茅產於馬達加斯加。

種名「citratus」，意味帶有檸檬氣味，但其實是東印度檸檬香茅的檸檬醛含量較高，氣味跟品質也較好。而西印度檸檬香茅所含的月桂烯比較多，更易黏稠化。

生理療效

檸檬香茅可健胸（但效果有限）及催乳（但比不上茴香種子），但效果最佳是護腿，可使腿力強健，也能瘦腿（此效果則檸檬尤加利更厲害），是最理想的腿部用油！每年的芳香之旅，總會建議參加者多攜帶CT18，可消解腿部痠麻、用腿過度、肌腱發炎等問題，讓腿變得輕盈，更願意走出去，嘗試新體驗。

檸檬香茅擅長處理下半身的痠痛問題，至於上半身（腰背肩頸）的問題，則交由下一成員檸檬尤加利。

心靈療癒

強化腿部也意味強化「追求」，檸檬香茅的最佳代言人是童話故事中的「小美人魚」！她最渴望的追求是跟王子在一起，為了這夢想，勇敢地轉換跑道，從魚尾變成人腿，換了另一種行動方式，相對也付出辛苦代價，每走一步就痛如刀割，追夢或轉換的過程往往是痛苦的！

最後即使真愛落空，她寧願選擇讓自己泡沫化，而不是殺死王子，這不是癡愛，是因為她很清楚自己（倍半萜類可助此功效），原本追求的就是愛王子呀！

愛最美妙的地方，是愛的發生與感受，而非愛的獲得與結果。雖不如預期但不算失敗，因為她忠於自己想望，並「化為行動」，去追求、體驗。這是此篇安徒生童話想帶給孩童的寓意。

其實，所有生命的終極結果，不都化為輕煙嗎？「經驗」才是生命的珍貴本質。醛類精油能讓人開放感官知覺，擁有豐富感受，去體驗人生不同滋味。但有時去感覺是痛苦的，難怪有些人寧可選擇壓抑或逃避，醛類精油具有「浮現」的特質，讓人願意忠於自己感覺，勇敢去做。

檸檬醛能抗氧化、抗老化。人類衰老往往是從腳先開始，CT18的回春主對象是腳力，可多按摩雙腿，讓人時時保持在想做就去做的青春活力狀態。

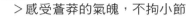

 CT18 成員 檸檬尤加利 *Eucalyptus citriodora*

生長背景

原生於澳洲。對比前面幾種植物，檸檬尤加利比較喜歡乾爽氣候，但也耐潮濕，即使在濕氣重的台灣南投都能生長。

成分以強烈粗壯的香茅醛為主，故驅蚊效果比香茅更佳。

檸檬尤加利是生長速度飛快的大樹，所以洋溢著青春氣息，能量特質是年輕有衝勁，沒時間休息偷懶，一心一意向上衝。花朵也是桃金孃科典型奔放。

台灣中南部也俗稱「猴不爬」，葉片與樹皮皆光滑，彷彿生命中沒留下任何苦痛刻痕，能負荷成長過程的種種障礙，為懷抱理想而承受得住壓力。

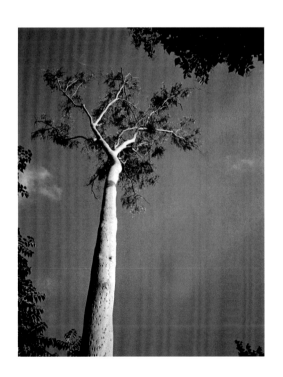

生理療效

檸檬尤加利是復健科必備油，其快速生長與代謝的能量特質，呼應能迅速擺脫痠痛，擅長處理上半身關節部位、頸部僵硬、腰部痠痛、五十肩、腕隧道症候群等問題。

檸檬香茅、檸檬尤加利都能處理肌肉痠痛，檸檬香茅針對下半身，檸檬尤加利針對上半身，兩者讓全身上下皆得救，身強又體壯。然而，強大療效的背後意涵是什麼呢？疼痛代表對自己生命的吝嗇！因為不吝惜自己，忽略勞累，才招致磨損，產生疼痛。

心靈療癒

檸檬尤加利的氣味較粗糙，帶著滿不在乎、大剌剌的傻勁，彷彿我們年輕時的不在乎成本，對比於年紀越大越會精算投資報酬率（怕付出與成本不成比率）。

嬰兒學走路的過程從爬、到站、到走，重點不是「計算」會多看到了什麼？也不是「計較」之間的差異、得失，而是視野更新了，看到的世界角度變了。如果旅行時能敞開心胸，也能得到同樣感動，檸檬尤加利適合旅行攜帶。

生命的本質，乃是一種自發的趨力，而青春的動能就在腳上。醛類也能補氣，補的是「腳氣」、「行走的氣」。檸檬尤加利擁有的青春能量，能讓身體復甦，重新站起來，再找回小時候「無論如何都想做」的趨力。

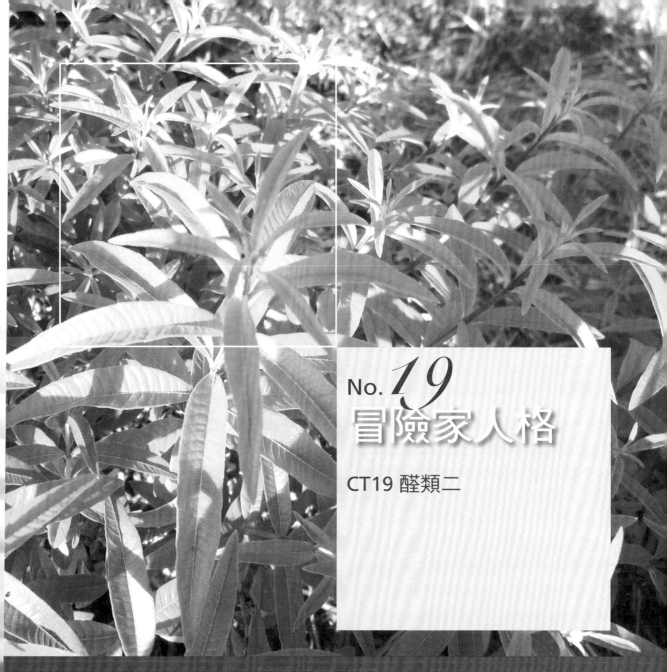

No.19
冒險家人格

CT19 醛類二

CT19 的植物成員

山雞椒 / 無視旁人的誤解或怠慢，隨和而輕鬆自在

檸檬馬鞭草 / 讓過度膨脹的自我回復原形

香蜂草 / 避免小題大作，或為瑣事恓恓惶惶

小茴香 / 驅散縈繞不去的負面情緒

長期使用。

CT17傾向處理深沉糾結，或生理排毒為主，CT19直接影響神經傳導物質，故作用在神經系統上，對治心理狀況導致的皮膚問題特別有效（皮膚與神經細胞互為表裡，發展自同一胚胎層）。有明顯精神壓力來源（憤怒、哀傷等），而導致皮膚問題反覆發作，CT19比酯類、倍半萜烯類的效果更佳，醛類的收斂性也讓皮膚更快收乾。但若是外來因素如毒蟲叮咬，則用CT16、CT17。

❸ 適合處理內分泌系統問題（這也反應神經系統的狀況）。甲狀腺如體內節拍器，決定生理韻律的正確性，若內在壓力、外界要求等刺激過多，就易荒腔走板。精油不像一般藥物越俎代庖、替你跳舞，而是幫你打拍子，調節整個神經系統，讓身體回歸正常節奏，不管甲狀腺低下或亢進都適用。

糖尿病患者常具掌控型人格，也就是僵直線。若世事不在掌控內，就覺得心血白費，血糖被利用率低，CT19可調節胰島素、血糖高低。

腎上腺則是加油、再加油，不讓人休息，醛類能安撫之，CT19也是重要壓力用油。

❹ 可處理緣於壓力的消化問題，或各種消化雜症，如寄生蟲、過敏性食物等，CT19是過敏安撫用油，一般提到過敏總聯想到皮膚或呼吸系統，但消化系統也會！一直放屁、便祕、腹瀉、絞痛、乳糖不耐症等，即過敏反應。

近年有許多消化系統新研究，例如發現胃潰瘍的世紀大敵是幽門螺旋菌。但此菌從開天闢地就存在！自然療法的療癒重點不在病症本身，而是致病因，胃潰瘍最大主因是壓力源，導致身體讓此菌有機可乘。

另一新研究是腸漏症（腸有漏洞，比強烈絞痛的潰瘍輕微些），是由「白色念珠菌」引起，研究還發現精神分裂及自閉症可能也與此菌有關。但知曉敵人卻不易殺光它，因為白色念珠菌喜歡寄生在身體的陰暗潮濕處，如腳趾縫、陰道、鼻腔、膝窩等，皆陽光不易照到處，最大巢穴則在消化道內。各人發作部位雖不同，都能由消化道下手治療。白色念珠菌的猖狂，也跟精神狀態（強大壓力、沮喪等）有關，CT19對治黴菌很厲害，同時對治神經系統，因此擅長處理消化道各種問題。

甚至能從肚子來處理失眠問題，根據研究「神經胃腸學」的葛松醫師（Michael D. Gershon）所寫《第二腦》（The Second Brain），腹部的神經傳導物質的數量跟受體密度極高，僅次於大腦，因此情緒變化及壓力都容易影響腸胃，若能妥善照顧好「腹部腦」，自然能處理精神壓力造成的失眠。

CT19對消化、神經系統有雙重療效，可塗在肚子、熏香吸聞，或口服檸檬馬鞭草。這兩系統出問題的人，也常是僵直線典型人格，對治消化的精油雖然很多，若生命想跟著轉化、逃脫，則選擇CT19最佳。讓療癒從腹部開始！

山雞椒 *Litsea cubeba*

> 無視旁人的誤解或怠慢，隨和而輕鬆自在

成分分析

在「茹絲的蛋」模型中呈現十字形結構，讓人身心裡外平衡，有跨領域、跨系統的雙重效用。

檸檬醛含量達70％ 以上，卻價格便宜，常被拿來混摻昂貴精油，如檸檬馬鞭草、香蜂草，製造層次豐富的「檸檬印象」。檸檬醛常被香水工業拿來合成昂貴的紫羅蘭酮，有瞻之在前忽焉在後的神祕穿梭特質，前驅物檸檬醛也深受調香師重視。

生長背景

山雞椒，又叫山胡椒、蓽澄茄，英文俗名「May Chang」（原因已不可考）。

台灣北部森林常見，如棲蘭山、司馬庫斯部落。果實小，有紋路如人臉，泰雅族名「馬告」，原住民常曬乾當調味料，搭配山豬肉、雞魚肉等。飛鼠喜歡其氣味，愛吃山雞椒果實，泰雅同胞將肚子裡塞飽山雞椒的飛鼠烤來吃，清新的醛類剛好能平衡腥臊的野味。

山雞椒是樟科植物，全株皆有芳香，氣味優雅清新、柔和敦厚，莖幹略帶紅色（含檸檬醛），因為數量多且生長快速，價格較便宜。原生於中國南方，包括台灣，苗族也常拿來當調味料。

山雞椒和許多樟科植物一樣，是「先驅樹種」。意指森林大火或自然老化等破壞，空出全新區域後，最先生長出現的樹種。再生力強，有浴火鳳凰般重生能量，很符合「逃脫線」打頭陣的個性，讓人很快在新世界中找到自己的位置。

療癒特色

抗菌力強，處理腹部問題效果突出，呼應對本我輪的身心療效。

它兼具醛類、樟科的特性，檸檬醛本就安撫鎮靜神經，加上樟科的穩重自持，內外連結的山雞椒，具有安定自在感，讓人老神在在，所以「人不知而不慍」，就算別人不瞭解、看輕，或沒受到應有尊重，也不生氣或覺得被冒犯，一笑置之，適合當人際關係的潤滑劑。

「應該」一詞，常帶來高度期待，也帶來高度失望。山雞椒能讓人找到自己的樂趣，優游自得，所以能跳脫局限或井然秩序，減輕「應該」的壓力。

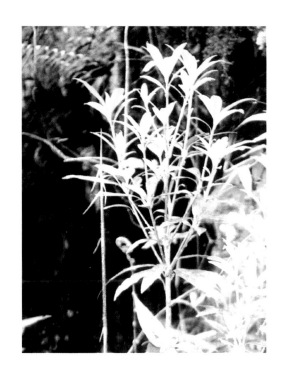

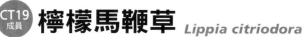

檸檬馬鞭草 *Lippia citriodora* ＞讓過度膨脹的自我回復原形

CT19
成員

成分分析

　　檸檬馬鞭草是位氣質高貴的超級巨星，多分子精油，療癒力強，可抗病毒與疑難雜症，而且氣味優雅，是檸檬醛類中最好聞的，比山雞椒更安定內斂，比檸檬細籽更甜美安靜，但價格也不菲。

　　檸檬醛含量不到50％。一般醛類精油（檸檬醛）的氣味，是帶著花香的檸檬味，不像真正的檸檬（檸檬烯）帶著較爽利的果實及葉片味，但兩者很適合調和在一起，氣味圓滿宜人。檸檬馬鞭草唯一要顧慮的是含有光敏性的呋喃香豆素，通常不用在臉上。

生長背景

　　檸檬馬鞭草原生於南美洲，智利至今仍是主要產地，那裡豐富的地理變化、土質，及清新特殊生命力，是很多芳香植物

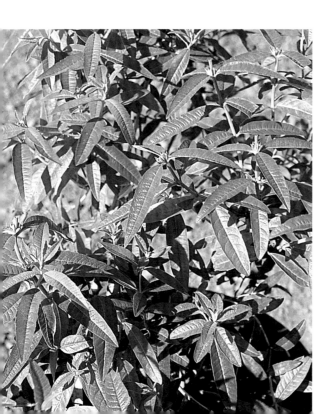

的主產地，如美白功效的玫瑰籽油，好吃的蘋果等。另外，南美巴拉圭也大量生產檸檬馬鞭草，還有因調香需求而栽種者，如法國南部、北非摩洛哥、阿爾及利亞。

　　外形長得柔軟細長，花的氣味淡。葉片毛茸茸地、不反白，表面有表皮腺毛，是主要香氣來源，曬乾後即藥草茶，氣味清新甜美（花香般的檸檬感），但散失速度快，得盡速用畢，含檸檬醛的葉片皆如此。有次芳香之旅，被贈送剛曬乾的檸檬馬鞭草，香氣濃郁宜人，但繼續旅行才沒幾天，它氣味就淡了些，帶回國剛開始還捨不得喝，結果放一個月後，已經香氣少矣。

療癒特色

　　檸檬馬鞭草對內分泌的作用特別突出，包括甲狀腺、腎上腺、胰島腺等，能處理糖尿病、甲狀腺亢進。這類人格通常是某種狂熱分子，如控制狂、兼差狂（什麼都有興趣插一手）、攬權狂（不信任別人所以親力親為）等，個性多是守成形、非擴展型，總擔心自己資源缺乏，導致防備心過強，故步自封，或者自我膨脹，常以強悍精明為外顯特徵，臉部線條也有如僵直線。

　　檸檬馬鞭草的氣味溫厚、生機無限，心理療效是謙卑又自足。醛類有層出不窮的感受力和想像力，因為源源不絕所以沒有匱乏恐慌，就算創意被模仿被竊取，還有更新想法推出所以不在意，因此適合對治上述那些類型的狂熱分子，協助人找到各種發揮自我的方式。

也是失眠用油,因為覺得處處有資源,所以心情放鬆自在。失眠常是「小氣」型人格,怕損失(金錢、感情、信譽等)而擔憂。另外,牛皮癬患者是抱著過往損失不放的人格;檸檬馬鞭草讓人體會到山不轉路轉的心境,理解到此後人生重點不是繼續抱守過往,而是不再有新的損失消耗。

CT油中抗病毒力強,且氣味優雅者,就屬CT19的檸檬醛,和CT13的牻牛兒醇。在此給一帖針對自體免疫系統混亂的配方:

檸檬馬鞭草＋橙花＋羅馬洋甘菊＋岩

玫瑰,也就是單萜醇、單萜烯、酯、醛各選一種的四象限油。

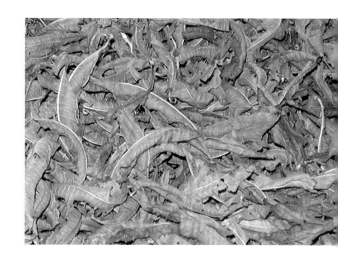

CT19 成員 香蜂草 *Melissa officinalis*

> 避免小題大作,或為瑣事恓恓惶惶

成分分析

檸檬醛含量約30～40%。作用大方向跟檸檬馬鞭草頗類似,也是高價的多分子精油。但香蜂草容易栽種、數量也多,只是萃油率太低,才價格高昂。

一般多栽種來聞香或做藥草茶。精油則萃取自葉片,主要療癒分子皆在精油,若因價格貴也可多用純露(勝過藥草茶),醛類易溶於水,故純露中有一定比率的芳香分子。

生長背景

檸檬馬鞭草的氣味柔和內斂,葉片如絲絨,香蜂草的氣味較開敞、青春洋溢,葉片寬闊無絨毛、較清晰平直。

香蜂草長得高挑,可到100公分左右,長相不如檸檬馬鞭草優雅漂亮。但在整片藥草茶植物中,香蜂草最具有合作性格,它不像別種植物要不自己長得差、要不侵略性強,香蜂草是自己長得好,生長速度快,但也不隨便入侵別人地盤,是自立自強,又自信自愛、不欺壓別人的植物。香氣也是開闊、無侵入感。呼應醛類是清楚自己,擅長自我表達,但也不踩他人風采而造成別人不安。

弱點是怕積水和結霜。原生於地中海型氣候區,自古就是希臘羅馬時代常用的藥草。它的屬名、也是英文俗名為「Melissa」,希臘文原意為蜜蜂,蜜蜂喜歡其香氣,所以養蜂人常拿它的葉片塗在蜂房上。

歷史人文

蜜蜂是具全方位療癒力的昆蟲，香蜂草則是全方位的藥草。

藥草專家阿比希那曾推崇香蜂草是「救心」良藥，有了它從此不再心痛，並能像獅子座性格，大方慷慨、昂揚自在。功效與肉桂在伯仲間。

16世紀瑞士名醫兼煉金術士帕拉塞爾蘇斯（Paracelsus），則視香蜂草為回春第一名，可維繫生命力，讓人永處新生狀態。話說帕拉塞爾蘇斯的性格，反骨獨行、極具「逃脫線」能量。

法王查理斯五世，天天喝香蜂草養生，延年益壽。英國利威廉王子喝香蜂草活到120歲。

法國加爾莫羅修女會，製作加爾莫羅之水，配方為香蜂草、檸檬皮、肉豆蔻、芫荽、歐白芷，用來治療上帝的迷途羔羊，也就是專治神經痛、失眠頭痛，香蜂草此功效仍記載於現今德語系藥典中。

查理曼大帝曾下詔，所統治領土（中歐）內的庭園，都要種植香蜂草，以維護國民健康，堪稱中世紀的健保政策！

療效特色

香蜂草的具體作用：

❶ 對治幼兒各種病毒感染（如腮腺炎），也可用純露或藥草茶。

❷ 對鵝口瘡有效，當免疫力低落，病毒感染在開口部位時，以香蜂草的效果較佳。口鼻喉乃免疫防守的第一線。

❸ 可抑止腫瘤細胞分裂、不擴散。腫瘤細胞會搶下受體的發言權，下指令讓周邊血管增生以提供營養，香蜂草的作用機轉，主要是「阻斷」腫瘤細胞發出訊息傳導物質。

❹ 對治精神壓力引發的疾病，如神經系統引起的肌緊張不足，突然僵化。

❺ 處理內分泌問題，如甲狀腺機能亢進。它受腦下腺作用，又受下視丘作用，即神經系統影響大，香蜂草可安撫情緒起伏。使用精油比藥草更有效，因療效主成分都在精油。

❻ 毒蟲叮咬（如蜜蜂）可用香蜂草精油對治過敏狀態，因為有抗組織胺作用。皮膚搔癢，可用香蜂草純露，併用薄荷純露來止癢。

香蜂草是家庭必備良藥，也是主要的幼兒用油（CT5、CT7、CT19），以純露替代也不錯。

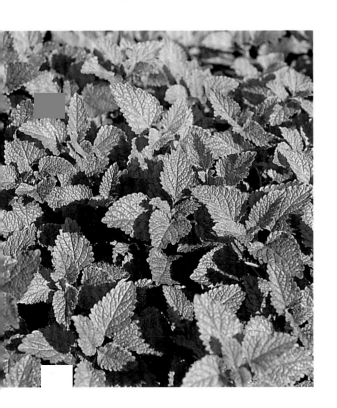

> 驅散縈繞不去的負面情緒

(CT19 成員) 小茴香 *Cuminum cyminum*

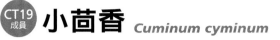

成分分析

它是CT19中的異類分子,不含檸檬醛或香茅醛,但最特別的是同時含有萜烯醛與芳香醛(小茴香醛),單萜烯含量也不低,所以力度特強,刺激性卻沒有相對提高。就像重金屬搖滾團唱起情歌,爆發力十足,也有鐵漢柔情面。

小茴香醛,不像肉桂醛那麼刺激,它能安撫消化道、抗病毒。

生長背景

小茴香是繖形科裡少見長得較柔弱。種子細長,有中藥味,自古便是重要香料,常研磨成粉後使用。主產於中東和北非,回教國家特愛用。

柔弱的小茴香,栽種方式是密集種成一排,就像足球員要防守12碼球時會挨擠成列,這樣才不易柔弱倒下,也不讓別人有空間進入,能防止野草,所以相對於前面介紹的精油是「與人合作」,小茴香則是「自我合作」。

生理療效

埃及考古遺址圖坦卡門陵墓內,即見到小茴香蹤跡。印度名醫妙聞(Susruta,編按:其著作《妙聞本集》是阿輸吠陀醫學的兩本主要著作之一)在醫書記載小茴香治療痲瘋,也能瘦身減肥,並對治肝腎功能低下。另外在羅馬名醫的《藥草專論》中,對治血氣不足、臉色蒼白問題。小茴香可說是林黛玉型的人

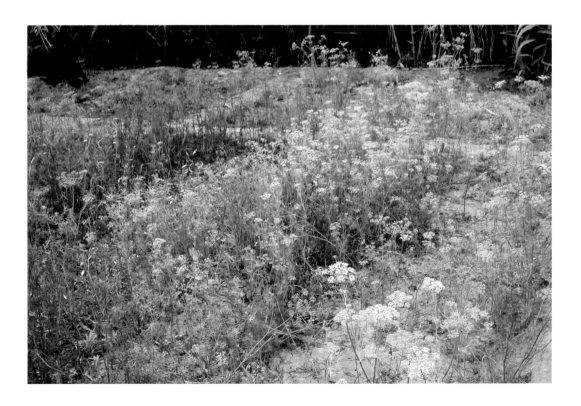

及白面書生的專用油，熱血沸騰的小茴香醛，能強化體質，改善氣血膚色。

摩洛哥的餐桌上，總擺著鹽罐和小茴香粉，取代一般的胡椒罐。小茴香可幫助消化，並能處理消化道感染。以小茴香粉配溫水服用，可穩定腸道、預防感染，也專治水土不服。

中醫認為「六經為川、腸胃為海」，好壞最後都匯集於消化道。陽明病（腸胃疾病）的治療手法在「清」與「下」，以陽凝（陽氣收斂）的植物，將淤塞的河川湖海，清掃或除下。故可用小茴香進行腸胃清掃，排除體內積存毒素，加上小茴香精油萃自「種子」，帶著秋天的陽凝能量，特別適合處理陽明病。

心理療效

心理療效方面，例如電影《關鍵報告》主角的喪子之痛，如鬼魅般徘徊不去。小茴香除了清掃腸胃，也可清掃不佳的記憶。中醫陽明病也常處理沮喪情緒或精神問題。以小茴香塗抹腹部，可清除第二腦的痛苦悲傷、糾葛不去的過往陰影。

CT19極適用於消化道，塗抹腹部可抗病毒、養生延壽。塗抹肛門（消化的最後管道）則精神飽滿。它也透過腹部腦，強化神經系統，進而影響內分泌與身體其他系統，並能擺脫過往陰影與他人期望，好好找回自己。

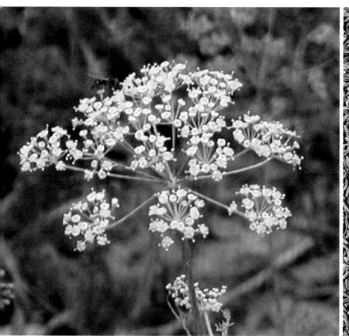

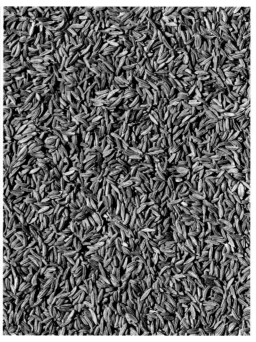

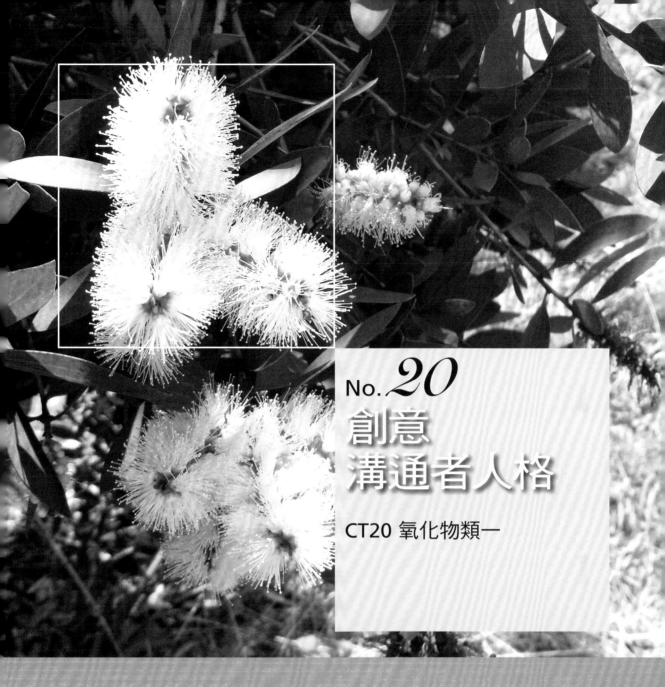

No.20
創意
溝通者人格

CT20 氧化物類一

CT20 的植物成員

藍膠尤加利 / 逃離醜聞的陰影

澳洲尤加利 / 一新耳目

史密斯尤加利 / 尋回童真的光芒

綠花白千層 / 如沐神恩，受到祝聖與加持一般的心靈護衛

白千層 / 超越傳統，求新求變

香桃木 / 順性而為，為愛奉獻

坦率爽利、舒暢流通

創意溝通者人格

代表職業：公關、顧問、外交官、業務
類型人物：美國前國務卿萊斯

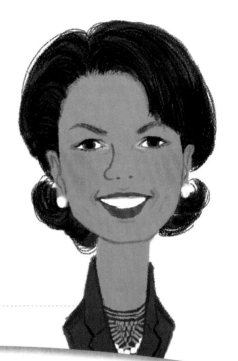

這堂課開始進入「氧化物」類屬，有止咳、祛痰、退燒、激勵循環、抗感染等功效；心靈屬性則是增進邏輯思考、為精神打氣加油、消除恐懼等。

CT20成員是桃金孃科植物，各大陸的熱帶地區多可見到本科蹤跡，生長力、療癒力都帶有「強勁快速」的質地，彷彿把燦爛熱情的陽光，浸潤深入到植物各部位。植株高大挺拔、生長迅速，葉片、果實的樣貌「爽利」，花呈放射狀繃開、熱力四射，具有「綻放於激情」的特質。

「陽光」再加上與強大的「地」、「水」能量相逢，深具組織架構力，因此桃金孃科植物適合處理呼吸系統，與「溝通」相關問題。

正向人格

CT20的精油主成分「桉油醇」，

爽利活潑，就像「風的翅膀」，代表的植物人格是「創意溝通者」。以坦率俐落、爽朗直接的態度，來掃除扭捏沉重、無法表達的心理，或迂迴壓抑、濃稠困頓的情感。例如美國首位黑人國務卿萊斯（Condoleezza Rice），擔任美國對外溝通談判的重責，在世界各國之中斡旋，擅長把複雜的外交問題用淺顯易懂的方式來表達，被認為是一個非常聰明、有智慧的外交官。呼應CT20的職業是公關、顧問、業務等。

負向人格

負向植物人格，是溝通上的「過猶不及」。

「溝通障礙」常跟社會文化與家庭背景有關。東方傳統禮教總傾向教育小孩「有耳無嘴」，並在激烈競爭中鼓勵著主流價值，結果不但讓多元創意被

壓抑窄縮，學子的表達能力也易出現困難。CT20以爽朗清楚，與誠心交流，來慢慢排除溝通障礙。

另一種極端是「過度表達」，例如錢鍾書的名著《圍城》，書中描寫中國傳統讀書人的劃地自限、犬儒作祟，筆觸機智幽默，又辛辣諷刺。

太過聰明、反應很快的人，極容易在社會生存、發光發熱，但表達能力對他們來說太簡單容易了，不小心就超過，以致辭溢乎情，流於表面的華麗詞藻，或是言詞譏諷，不小心得罪人仍不自知。按油醇帶有純樸質地，可平衡表達過度的狀況，保有人與人之間的溫厚情感，以及深刻的內裡磨練。

CT20的生理療效

以尤加利為例，說明CT20成員的通性與功效。

尤加利原生於澳洲，被大規模引種到容易蔓延瘧疾等熱帶傳染病的地區，如南歐（西、葡、義）、非洲、印度、南美、加州等地。這些地區的氣候潮濕悶熱，環境密麻不流通，蚊蟲才易聚集。爽利特質的尤加利，能讓環境變得乾爽、流通、舒暢，這也是CT20的療癒關鍵點。

除瘴氣似乎是19世紀的事，但台灣近年來登革熱頻傳，也要靠多流通來防治！另外，身心有如處在瘧疾狀態的人，尤加利可幫忙掃除內外悶濕，清淨無為的氣味也能一掃心靈塵埃。

中國大陸原本不是為了防治瘧疾，是因經濟價值而引種，近幾年已變成尤加利最大產區。

CT20（尤加利）療癒作用如下：

❶ 驅蟲、驅跳蚤：

多毛的小動物，身處炎熱悶濕的環境，極易引來寄生蟲。尤加利可驅蟲，幫小動物擺脫搔癢困擾。

❷ 氣喘：

過去大家都小看了按油醇類精油，以為只是感冒時拿來吸聞，一旦遇上氣喘等嚴重問題就束手無策，改用CT17、CT9。按油醇類的確不適合拿來救急，沒法瞬間解除氣喘症狀，但極適合平日保養，長時間低劑量使用，可掃除造成氣喘的背景環境或身心狀態。

呼吸道疾病，與溝通問題是一體兩面。氣喘的疾病人格，通常是長期受權威籠罩，被父母或社會期望所箝制，讓內心意見無法表達，也造成一種心裡密麻悶濕的狀況。尤加利適合氣喘患者的心理土壤大改造，打破因循故舊，多通風好換口氣。

❸ 肌肉關節問題：

最佳代言人是20世紀最暢銷的科普讀物《時間簡史》作者史蒂芬‧霍金，他全身肌肉萎縮，口不能言、手不能寫，得倚賴電腦設備才能與外界溝通。被困在小小身軀裡的靈魂，卻與人交流最大的宇宙樣貌。

尤加利直接對應喉輪，提升交流與表達，不但讓呼吸系統增加帶氧，也活化細胞組織，可以「舒緩」肌肉關節的機能退化（非根治），對於肌肉萎縮症患者，提供安撫支持，與活絡鬆動。也適用肌肉痠痛、疲勞者。

❹ 皮膚系統：

提到美容，總聯想到酮類能助皮膚再生，倍半萜烯和酯類能安撫鎮定。而桉油醇類在呼吸道的突出表現，常讓人忽略它在皮膚問題上的功效，加上劑量若使用不當，容易使皮膚乾燥搔癢，所以大眾少用氧化物類精油來處理皮膚問題。然而，CT20有如細胞活氧化效果，可帶來回春與更新，對傷口修復力佳。南非整形醫師建議術後用尤加利精油幫助皮膚癒合。

它也是身心一起整形的用油，有些人外貌整容了，內心卻老樣子，還對自己不滿，一再去整容。尤加利能處理整形「前」的缺乏自信、整形「中」的傷口修護、整形「後」的重現自我，以及「不」整形就能改善自我形象！

實用小祕方：

面膜配方：巧克力粉（滋養作用）＋尤加利或桉油醇類純露（活氧作用）＋CT20純精油一滴。

調成濃稠狀，敷臉15分鐘就可容光煥發、白裡透紅！CT20有收斂作用，滴太多反而覺得皮膚過乾。敷臉前也適合先以植物油打底。

> 逃離醜聞的陰影

CT20 成員 藍膠尤加利 *Eucalyptus globulus*

尤加利特性

澳洲的植被有四分之三都是桃金孃科尤加利屬的植物，家族成員非常多，確切的品種數目還在修正中，普遍接受的數字是約900多種。18世紀西方人移民澳洲時，植物學家開始大量辨識尤加利品種，因有命名權利，更在19世紀成為狂熱研究主題，但研究者多且同時進行，可能相同品種卻有多樣命名，加上CT也多，精油業者用的名稱或許不同於植物學的正式學名，所以始終無法確認有多少品種。

尤加利家族大致分為兩派：薪材派、萃油派。材質堅固的品種，通常葉片含油量少，多用於製造建材、紙漿及藥材，加上生長快速，經濟價值高。

而葉片含油量多者，木材通常不堅硬，也易引起森林大火。不同品種的尤加利多半是產在不同地區，可萃油的尤加利通常生長於澳洲東南沿岸，如昆士蘭。澳洲900多種尤加利裡，可萃取精油者約200多種，但真正被推廣有商業生產者只8種。

葉片形狀在小時候是嬰兒肥（短圓成心形），長大變成九頭身（葉形狹長）。未開花時花苞緊閉、頂上有個蓋子，尤加利（桉）屬名「Eucalyptus」意指「很好的蓋子」。但開花時花蕊會把蓋子頂開，呼應其能量形態是先把情感收藏得滴水不漏，等待適當時機再傾瀉而出，「奔放激情」為桃金孃科的典型特性。

尤加利樹長得又快又高，19世紀的傳統採收是由人工砍下葉片與小枝幹，現代則用高空雲梯，以機器採收並吸入帆布袋，速度極快。精油主要由葉片萃取，樹皮也含有精油。

生長背景

澳洲雪梨附近的藍山（Blue Mountain），滿山遍野所見皆是藍膠尤加利。俗名「Blue Gun」，油脂分泌多，看似樹脂其實是種濃稠的單寧酸（有收斂傷口作用），讓它在陽光照耀下更折射著閃閃藍光。

藍膠尤加利的樹皮光滑。主產於澳洲南方小島塔斯馬尼亞島（Tasmania）、南美，及西班牙等地。精油產量以西班牙占最多，樹木數量則以中國占最多。

療癒特色

藍膠尤加利精油成分，除了桉油醇含量高外，其他種類分子含量也多，因此氣味被形容較粗糙駁雜。「茹絲的蛋」中間倍半萜類分子，使得藍膠尤加利善於向外表達外，也多方與自我連結。

適用於呼吸道、皮膚、肌肉、驅蟲，也能去漬。

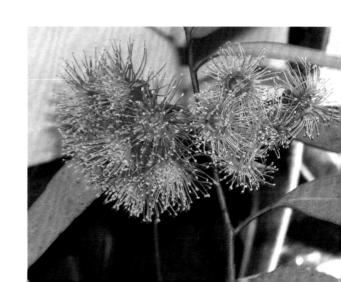

澳洲尤加利 *Eucalyptus radiata*

＞一新耳目

生長背景

澳洲尤加利的樹幹比較粗糙，精油組成卻比較單純，含有單萜烯、醛類、單萜醇，三者的質感接近，讓氣味清新愉悅、很好聞，尤加利中最常用來擴香，能量特質也最安靜平和。藍膠尤加利雖樹皮光滑，特性卻像西部牛仔般粗獷。

引種尤加利時，多半是選擇木質較硬，或含油量高的品種，所以藍膠尤加利、薄荷尤加利最常被引入栽種。相較下，澳洲尤加利葉片含油量較少，生長速度也沒別人快，所以主要產於澳洲本土，

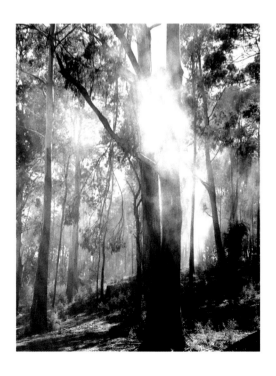

其他地區少見。

卻反而有著內斂安靜、文雅含蓄的氣質，一進入澳洲尤加利樹林就能感受到一股「詩意」！因為空氣間醞釀著文秀氣味，純粹而直接地敲入來訪者的心坎，加上薄霧穿透林間，點點陽光灑上金粉，彷彿一伸手就可觸摸到香氣。

療癒特色

光明又內斂的澳洲尤加利，適合處理「含擁型」器官的問題，如子宮肌瘤、子宮脫垂，或內分泌腺體異常等。澳洲尤加利就像清潔大隊，把子宮內的陰暗沾黏、違章建築都掃除乾淨，不易復發。是子宮重要用油，可併用CT27、CT30。

子宮是創造力器官，第二脈輪與第五脈輪是相互呼應的，藍膠尤加利針對「表」（喉輪），澳洲尤加利針對「裡」（生殖輪）。內裡的溝通困難或能量阻塞，往往表現在女性機能問題，或兩性關係障礙上。尤加利既能促進創意表達，也促進情緒塵埃的掃除。可用CT5調和CT20或CT21（4：6或3：7），塗於第二脈輪。

> 尋回童真的光芒

(CT20 成員) 史密斯尤加利 *Eucalyptus smithii*

生長背景

史密斯尤加利的木質堅硬，生長速度是藍膠尤加利的的2.6倍，更難得是葉片桉油醇含油量最高，又硬又香！具有極高經濟價值，故為中國大陸主要引種之一。

療癒特色

史密斯尤加利的療癒力非常功能導向，是呼吸道最佳用油，也是小朋友適宜用油！兒童也可用CT20。其實，這三種尤加利，除了藍膠尤加利比較容易讓皮膚稍乾以外，多半是老少咸宜的。不過尤加利的更新速度快，若劑量或頻率太高，反而會有種耗弱感，此乃身體禁不起太快的療癒代謝所致，以劑量3%、約4～6小時使用一次最適宜。

來比較幾種尤加利樹：

史密斯尤加利，是兒童呼吸道感染的首選。

藍膠尤加利，適合用於喉輪，處理無法表達的問題。

澳洲尤加利，比較內斂，適合處理含擁型器官的問題。

另外是薄荷尤加利，它有多種CT，有桉油醇比率大於75%者，也有完全不含胡椒酮、小茴香萜者，甚至有醛類CT者。薄荷尤加利是最早被開發生產的尤加利精油，最初是為了桉油醇成分，不過也含高量單萜酮。

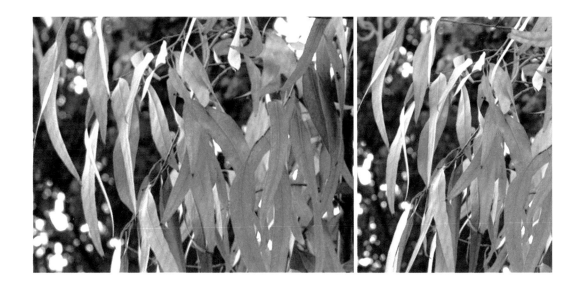

CT20 成員 綠花白千層 *Melaleuca quinquenervia*

> 如沐神恩，受到祝聖與加持一般的心靈護衛

生長背景

開的其實是白花，白千層屬名「Melanleuca」意為白色。其學名直譯應為「五脈白千層」，指葉片為五脈，當初植物學家中譯名有誤，芳療界已習慣名稱就持續沿用著。

白千層屬的樹皮會不斷更替，生長也很快速，綠花白千層可長到30公尺，在白千層屬中長得最高大。桉油醇原本特質上飄，但大樹的能量穩定，因此白千層屬比尤加利屬更安靜集中，具有神聖莊嚴、強大保護力的能量特質。

原生澳洲及鄰近的太平洋小島，目前廣被引種到亞洲國家。也跟茶樹一樣，喜歡生長在水邊或潮濕地，比尤加利（抽乾別人的水）更為潤澤，葉片肥圓、枝幹較細。在馬來西亞產區，人工栽種為了方便採收，限制只長150公分高。

療癒特色

精油由葉片萃取。氣味本應爽利，卻略微怪臭，乃含硫化合物的緣故，調香可加入單萜醇類精油（CT12、CT13、CT14）來改善氣味。硫也讓綠花白千層的作用更底層，在明亮中帶點複雜神祕。

含有獨特成分綠花白千層醇、綠花白千層烯，抗病毒、抗感染、抗腫瘤的能力，在CT20成員中最強大。它是以不斷更新代謝、替換流通的特性來對治病症，就像用電風扇吹走陰濕悶熱。處理問題的速度雖不快，卻很仔細，可以徹底解決。用CT20處理流感，約3天，症狀才漸緩。

因為溫和又徹底，極適合用來處理嬰幼兒感染問題。法國醫生常用於免疫機制尚未完整的小兒身上，最常塗抹小兒腳底，因其底層能量易共鳴、反應強。大人的免疫機制雖然完全了，反而容易去卻共鳴力。

綠花白千層的武藝高強，而且不昂貴，為何大眾卻少用呢？因為用後身體沒感受到強烈反應，加上不貴容易讓人失卻信心，只想趕快換油。用油沒效一定跟用法有關！除了劑量、頻率外，抗病毒的精油多半以口服的效果較好（但桉油醇總讓人只想吸聞）。

綠花白千層的生長速度沒有尤加利快，但新陳代謝的深度比尤加利還深。打掃的速度不快卻很仔細！所以看似先發投手（擅長開疆闢土），其實較適合當救援投手（維持免疫力高），故更適合放眼於長程，也許這次感冒用綠花白千層的效果沒那麼快，但它能改變體質、杜絕未來感染。

適宜平日保養、重大疾病癒後，或慢性疾病患者，以低劑量，用3天停1天，持續2個月，可進行身體深層的更新掃除。

> 超越傳統，求新求變

CT20 成員 白千層 *Melaleuca cajuputii / leucadendron*

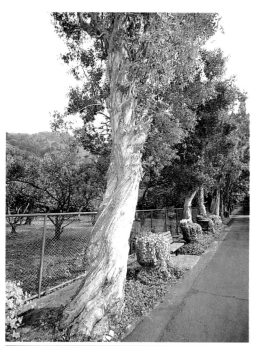

生長背景

　　野生狀態時，白千層長得比綠花白千層矮小，除非因商業價值而栽種的綠花白千層才會限制身高，比白千層長得更矮。

　　白千層被列為有毒植物，因為花粉對人的呼吸道具有刺激性，不過精油不是由花萃取，大可放心使用。

療癒特色

　　白千層屬，被稱為剝皮樹，呼應其新陳代謝能力強，能促進皮膚細胞的更新與再生，該屬植物是美白處方的重要成分。而馬來西亞產的白千層（俗名gelam），含有特殊成分白千層酮，具有抗紫外線作用，被列為重點發展的藥用植物，未來可望成為祕密武器「天然防曬品」。一般的白千層雖少有此成分，仍可期待擁有此項潛力，能用於防曬。相較下，曬後用CT21佳。

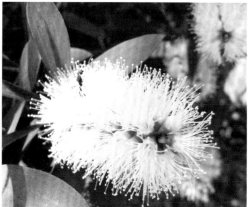

　　相較於尤加利屬的爽利上揚，白千層屬比較溫厚，具有深度代謝，以及溫暖的力量，可促進皮膚發汗代謝。

　　另外，促進代謝最淋漓盡致的表現部位，則是黏膜組織，它跟皮膚同屬上皮組織。除了對呼吸道黏膜的功效佳，白千層很適合處理生殖泌尿系統問題，可抑制子宮頸癌前期、零期。黏膜多半是摩擦過度，或外來刺激多的部位，白千層能帶來細胞活氧與更新的能量。

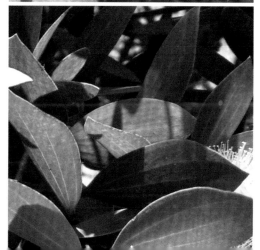

香桃木 *Myrtus communis*

> ＞順性而為，為愛奉獻

生長背景

香桃木是唯一原生於歐洲的桃金孃科植物，主產於南法。

氣候條件的緣故，生長速度較慢，個頭比其他桃金孃科成員還矮小，但花朵同樣綻放於激情。

另外，南非有「綠香桃木」品種，稀少昂貴、氣味比較細緻純淨。

療癒特色

在分子組成、長相樣貌、能量疏通方面，桉油醇類的植物多半是朝縱向發展，相對下，香桃木比較朝橫向發展，故在桃金孃科原本特性（成長代謝快速、能量輕盈、爽利）之外，還多了股溫潤與安靜的特質。

桃金孃科的屬性快，通常能把過慢的部位調整回來，但有時候個案受阻太久，或壓抑太深了，除了激勵外還需要溫潤的同理才能奏效。因此香桃木的特質，適合用於因表達力或創造力受阻而牽動的器官部位，如處理甲狀腺低下問題。

這類型的疾病人格，多半曾受巨大創傷，或者壓抑多年，使面對事情時會多所斟酌，或不敢直接表達，結果表現是「反應慢半拍」，卻讓別人更搶了先機、占盡優勢，以致壓抑的怒氣更多，不僅逐漸與想望失之交臂，從此也不敢再多所追求。

比較桉油醇類精油，尤加利適合處理表面的溝通障礙，白千層適合處理硬吞下去、難以表達的情緒，香桃木則去挖掘內心更深沉的糾葛，那些已壓抑多年，甚至早就遺忘的底層心結。

香桃木也可幫助毛髮再生。另外，用桉油醇類處理呼吸道問題時，少部分個案可能引起睡眠干擾，不過香桃木是當中最不會的，因為其氣味屬性，或橫向能量特質，都不會馬上直衝腦門。

整體來說，桉油醇類精油不只是呼吸道用油，氧化物類就像啦啦隊，只要少許就可帶動其他精油，加乘療效作用。比方加入醛類（CT19：CT20以9：1）來處理慢性濕疹，調入酚類（CT23：CT20以7：3）可強化運動機能、消除肌肉痠痛。

使用CT20後，生活步調會稍快些。若要口服CT20，量不能多，因療癒速度快，身體無法承受，易有暈眩感或耗弱感，甚至睡不著。除了劑量不要過高，最好也不要單用。CT20的氣味強烈直接，倒適合與單萜烯、醛類調和。

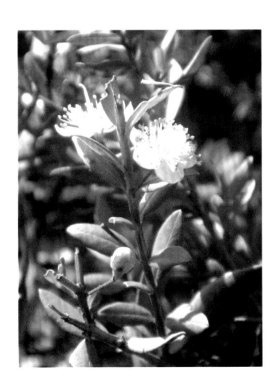

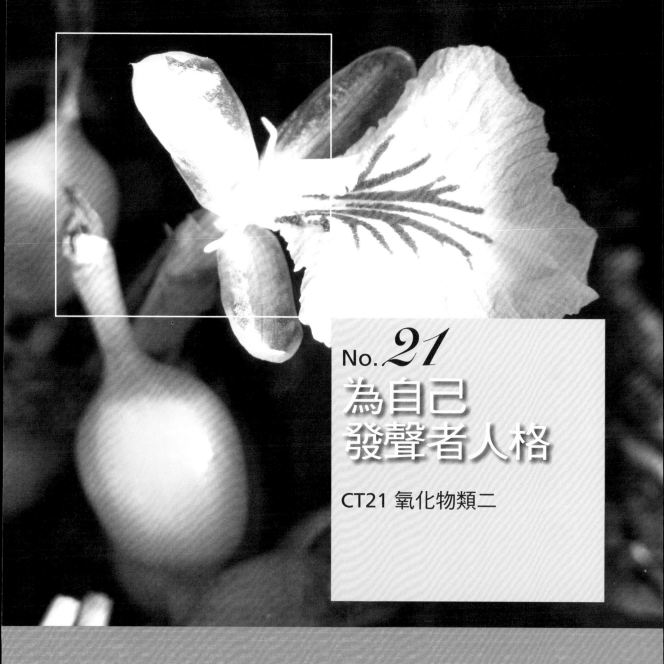

No.*21*

為自己
發聲者人格

CT21 氧化物類二

CT21 的植物成員

羅文莎葉 / 在一團混亂中理出頭緒

月桂 / 心靈威而剛，與青春小鳥翩翩共舞

高地牛膝草 / 化解青春期的焦慮苦悶

桉油醇迷迭香 / 灑脫爽快，暢所欲言

豆蔻 / 處變不驚的危機處理能力

穗花薰衣草 / 威武不屈，不畏強權

尋找自己的聲音、
勇敢與世界交流

為自己
發聲者人格

代表職業：音樂工作者
類型人物：美國音樂家Moondog

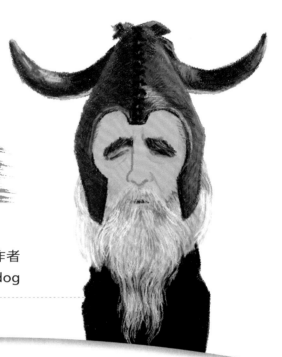

比較氧化物類屬精油，CT20成員的組成單純，CT21則為多分子結構。CT20適合長期使用，由本質來改造心靈土壤，CT21則為當頭棒喝型，是CT油中最具激勵性，且立即挑動感官知覺者。它的療癒力強大、快速、多元，能當下立即帶來新感受，讓身心馬上進行全面翻土，獲得更生的動力。

正向人格

CT21是帶有倍半萜類的氧化物，成員都為多分子精油。桉油醇能促進溝通，與世界交流，倍半萜類則是找自己，與自我連結，所以CT21讓人敢去尋找自己的聲音，並為自己發聲。

代表人物是創作獨特的美國音樂家、作曲家、兼詩人「月狗」（Moondog）。他取名靈感乃自覺有如米羅畫作「對月亮吠叫的狗」。

「月狗」原名路易斯・托馬斯・哈汀（Louis T. Hardin, 1916～1999），生於堪薩斯州大農場裡，5歲開始創作音樂，是無師自通的天才，然16歲因意外失明，之後轉往紐約發展，以特殊的維京人造型，在紐約街頭無家流浪生活幾十年，尋找創作靈感。他堅持要創造出屬於自己類型的音樂，是地下音樂（underground）的實踐者，始終不與商業主流靠攏。雖然冷門卻啟發了很多知名音樂人士。CT21呼應的職業是堅持做自己的音樂工作者。

他的名言是：「不管到幾歲才尋找自己的聲音，都不會太遲。你實在不必跟著羊群走呀！」（You can be yourself in any age. You don't have to follow the herd.）

負向人格

作自己並不容易！很多人總因不安全感，就不求甚解地盲目跟隨，所以CT21對峙的負向人格是「蚊帳文化」，這是日本學者稱呼自己社會裡的一種消費形態與文化行為，簡單說是「一窩蜂」。就像蓋著蚊帳的封閉圈圈裡，成員們彼此發酵複製，模仿流行。所以日本流行雜誌的風格與內容像型錄，方便消費者對照它打扮、複製，裡面的模特兒原本長相差很多，打扮完卻個個模樣類似，全都「卡哇依」！這不單指「可愛」，是讓人可去親近，某個程度來說也是「兒童化」了！

但身在消費型社會裡，很難不受蚊帳文化影響。這是一種「跟著羊群走」的群體症候群，也像日本中古時代後期出現的「京童」現象，所謂京童是指下列這類人：

❶ 無憂無慮、喜歡笑，但思想淺薄，常被不同樣式的趣味性所吸引，或束縛，對於本質問題卻不甚在意。

❷ 受到群體或新事物刺激時，容易興奮，樂於追隨，而且這行為總是頻繁發生中。例如創造Hello Kitty的公司發現有一群主消費者是銀座的服務生！處在消費時代的人們，並不需要深刻本質問題，只在意表面現象而已，所以該公司用不斷推陳出新的型錄來引領話題。

❸ 不知如何打發時間，總是靜不下來，容易被別人的問題所吸引。

❹ 為了找到暫時性夥伴，會不斷賣弄新技能。比方在初次見面的場合中，頻頻吹噓自己有什麼最新3C商品，或讀過哪些書、參加哪些時尚藝文派對等等。

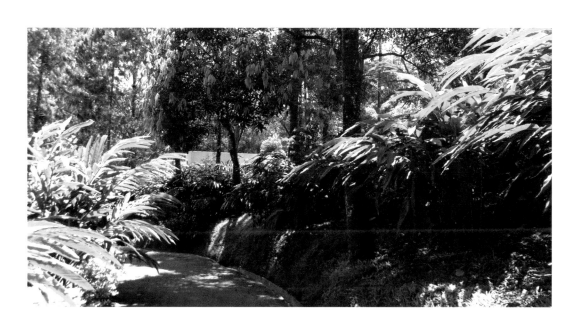

> 在一團混亂中理出頭緒

CT21 成員　羅文莎葉 *Cinnamomum camphora（CT cineole）*

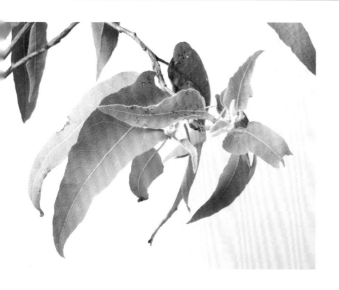

　　法國研究發現羅文莎葉的抗病毒功效在精油中排名第一，且處理感染問題是立即有效。但我們強調不要幫精油任意貼上「居家必備」「絕對首選」之類的標籤，因為用油需要「速配」，並非永遠只用第一名或某類精油而已，更重要的是去瞭解哪種精油適合在何時使用？羅文莎葉是在危急時有「扭轉局勢」效果的精油。所以，CT21口服效果佳，可高劑量使用，但不宜平常就輕易出手。CT20擴香效果好，較適合長期使用，或兩者交錯使用，比方週間5天用CT20、週六、日用CT21。

品種分析

　　羅文莎葉是馬達加斯加島獨產。學名、俗名、植物圖片，容易被混淆錯置，正名的過程也錯綜複雜，為了方便大家理解，分成3點來介紹：

　　❶ 羅文莎葉當地土語名叫「Ravin-tsara」，意為「美好的葉子」，乃歌頌該

植物有強大療癒力，是原住民流傳已久的補品。16世紀時馬達加斯加被法國殖民，總督以當地土語名來記錄，卻記成學名「Ravensara」。18世紀開始萃油生產，也直接沿用此錯誤名。因殖民的淵源，法屬芳療專家對此油熟悉。其成分以桉油醇為主，聞如尤加利。

　　❷ 後來植物學界發現錯誤，「Ravensara」其實應該是指另一品種植物，而且當地也有生產，俗名叫「Havozo」，意指「聞起來芳香的樹」，其氣味較淡、特質輕盈，成分以單萜烯（檸檬烯、水茴香萜）為主。

　　❸ 1950年法國人發現另有一種植物，叫做「洋茴香羅文莎葉」（Anisata），成分以醚類為主，聞如洋茴香，最初被視為羅文莎葉的同屬不同種，但現在發現兩者是同屬同種、不同化學類屬。

　　最後又有新發現，馬達加斯加的植物學家在1998年為羅文莎葉正名為「Cinnamomum camphora, cineoliferum」，即富含桉油醇成分的特殊「樟樹」，羅文莎葉正確命名為「桉油樟」，而精油界直到這2年才慢慢開始更名。

　　簡單地說，生命力旺盛的樟樹有5種CT：①本樟，酮類為主。②芳樟，沉香醇為主。③橙花醇為主，較罕見。④黃樟素（醚）為主，日本生產。⑤桉油樟，馬

達加斯加獨產，也就是本次的主題植物。

《精油圖鑑》一書中所記錄的桉油樟組成比率，是根據潘威爾和法蘭貢的研究數據所編寫，但後來根據馬達加斯加的第一手資料報告，組成除了70〜75％的桉油醇為主外，尚有高比率的單萜烯（以檜烯最多）及單萜醇（以萜品醇最多），是兩位芳療名家沒記錄到的成分。這兩種成分皆為葉片味，整體帶著森林樹木感。

生理療效

桉油樟（羅文莎葉）雖是樟樹，卻因獨特CT且多分子組成，具有強大療癒力，應用層面廣，近年越來越受歡迎，是當下立即有效、抗病毒第一名的精油。很適合用於傳染病感染期間，例如流感、瘟疫、鼠疫。

任何傳染病爆發時，羅文莎葉都是第一選擇。

心靈療癒

臨床發現，「孤立的大地」通常擁有特別的療癒能量，例如澳洲、馬達加斯加等，原與大陸板塊連結，分開後就擁有沒混血的獨特物種。所以遇到複雜物種因混亂交流所產生的問題時，例如傳染病流行，反而需要這種獨有的、沒受干擾的基因庫或能量特性，來進行解套、調理。

身處勾心鬥角的複雜環境、大都會的人際雜沓交流、需要密集接觸的生活形態，也都適用羅文莎葉，例如嫁入複雜大家庭時使用，能在密麻之中仍保有自我空間。

它是撥亂反正、清楚明快的用油，可讓人增加適應力，並保有自己的「時序」。遇到上述身心狀況，最明顯特徵是生理時鐘亂了！

(CT21 成員) 月桂 *Laurus nobilis*

> 心靈威而剛，與青春小鳥翩翩共舞

不論是飲食、園藝、藝術人文、精神象徵等，月桂在西方世界始終占有重要角色。但為何月桂精油較不被看重呢？因為預期立見療效卻失望所致。它是多分子精油，出手也是快狠準，但用來處理身體病症並不立即看到成效，因為它的療癒力是「路遙知馬力」型。

生長背景

月桂原生於地中海型氣候區，是該區唯一樟科植物，也有先驅樹種的獨特生命力與適應力。樟科多半長在亞熱帶，身在溫帶的月桂生長速度較慢，逐漸地茁壯也培養「路遙知馬力」的實力，適合需在昏亂環境中安身立命的人。

月桂通常以剛長出的嫩葉來插枝，此栽種法很需要耐心，培養過程得漫長等待，呼應使用月桂精油的過程同樣需要耐心！

開著典型樟科植物的小花，果實成熟後變黑。葉片曬乾因香氣持久不散（也是很耐的特性），自古便是重要香料，適合

CT21 成員 桉油醇迷迭香 *Rosmarinus officinalis*（*CT cineol*）

> 灑脫爽快，暢所欲言

生長背景

迷迭香的CT多，桉油醇迷迭香是多分子精油，組成是內外兼顧的十字形結構。因為含有丁香油烴氧化物，具有較強烈的性格。

桉油醇迷迭香是摩洛哥特產，北非的土地氣候變化較少，桉油醇迷迭香長相瘦高，能量直率明亮。相較下，CT以酮類為主的迷迭香，多半生長在南歐，土地和植被變化大，其迷迭香精壯矮小、外形橫向發展，仿若多慮型性格的迷迭香。

療癒特色

桉油醇迷迭香對喉輪的作用很直接，常與CT17（土木香）併用，擅長處理呼吸系統疾病。也適用於消化道及肌肉系統。

瘦高的桉油醇迷迭香，在摩洛哥常當作圍籬植物，具有原始能量，讓人回到原初，興奮地想望出己牆之外，故適合陷入人生死胡同者使用，能重新作回自己而柳暗花明。就像楊德昌的電影《一一》，片中小孩跟老人的眼中，有著一般成人所「看不見的世界」，看不見並非指靈界唷！是指小孩的熱情好奇，與老人的回首念戀，所看到的世界是獨特而新鮮，但一般成人總認為安頓好一切才有機會作回自己，現階段就專心做個紅塵俗人吧！所以無法了解、不想去看，或沒能力看、也不知如何應對這看不見的世界。

桉油醇迷迭香讓人每天醒來睜開眼都是全新的一天，所以樂與世界交流、不害怕新嘗試，它對喉輪好，也是為自己發聲，不盲從，隨時作自己。

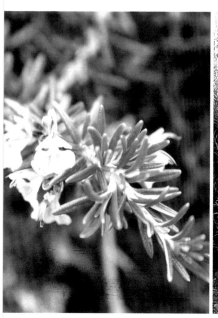
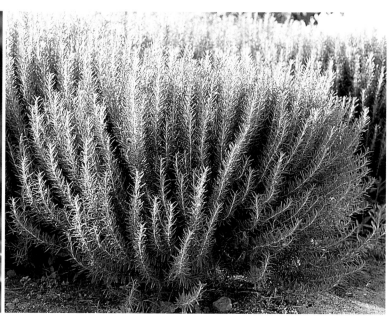

豆蔻 *Elettaria cardamomum*

> 處變不驚的危機處理能力

豆蔻精油的組成雖然單純，卻形成有趣結構，聞起來清新宜人，很可愛！

生長背景

豆蔻屬於薑科，原生於南印度馬拉巴（Malabar）海岸的山區裡，常與黑胡椒併種當鄰居。在斯里蘭卡中部、東北部山區（Kandy）也有生產。品質最佳者就叫「馬拉巴斯里蘭卡豆蔻」。

品質好的生長要件，首先海拔夠高，約1000公尺以上，雖處於熱帶但水氣要夠、遮蔽性也要夠，即潮濕有遮陰的高山區，故也常與咖啡種在一起。由此可知豆蔻屬於陰涼能量。

豆蔻種在合適的高山環境後，並不需要特別照顧，只需種植前把土地空出來、整理雜草即可。植株可長到200公分高，商業生產則約150公分。花朵細緻，果實珠圓玉潤、曬乾後仍色綠，香氣不在外殼而在中間的種子。因每株成熟的時間不一，需人工用剪刀採收。因為採收剝殼後香氣會逐漸散失，最好在3個月內加工蒸餾，香氣超過8個月會消逝30％。

其清涼特質，適合做飲料的添加香料。吃重口味食物後，可用豆蔻去除濃重氣味，保持口氣清香。另外，常出重手的人也適合，例如管教小孩太過殷切、伴侶的愛太過濃烈，清爽的豆蔻可以拉開距離，讓彼此有喘息空間。

療癒特色

豆蔻在播種後第2年開花、第3年結果、第4年可收成，第5年才開始大量收成，商業生產約可貢獻8年。故能量特質屬於倒吃甘蔗型（非早慧型），之前看似偷懶，其實是按照自己步調，雖輸在起跑點但後勁強大回甘，加上不需別人照顧、可管好自己的特性，特別適合太在乎別人看法、怕自己動輒不得體、擔心自己不被喜歡的人，豆蔻可幫助發現自我特質、安然地自生自長、擁有自己獨特香氣。

豆蔻也適合在望子成龍、望女成鳳的家庭背景下，所成長的小孩，或是那些父母們。只要整理出空地、稍微清除雜草，小孩自會長成自己的樣子，不需要太過操心。

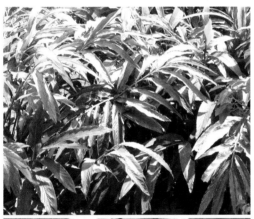
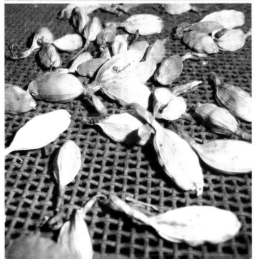

穗花薰衣草 *Lavandula latifolia*
CT21 成員

> 威武不屈，不畏強權

生長背景

穗花薰衣草是醒目薰衣草的爸爸，是中歐庭院的常見植物，強壯好種、對環境適應大，充滿陽性能量，不同於一般薰衣草的嬌柔與母性能量。

原生於地中海型氣候區偏西部（如法國），比真正薰衣草生長的緯度更南。產量最可觀是在西班牙，幾近世界獨賣！另外，冷一點的溫帶國家（如荷蘭），或者土質貧瘠、極度炎熱的環境也可生長。

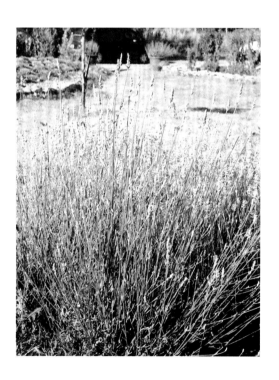

穗花薰衣草最喜歡河流沖刷的扇形地，土質鬆動豐饒，根系可長達30～40公分，需吃水多。不過完全相反的石灰岩地質也能長得好，穗花薰衣草真的非常強壯耐操。特徵是三叉枝幹，花穗灰紫色、枯乾變灰白色，遠遠望去是一片灰白。長相挺直、剛健有力，收割時人要彎腰用鐮刀砍，採收費力辛苦。

療癒特色

穗花薰衣草精油成分以氧化物為主，跟醒目薰衣草一樣含多量單萜酮，有益呼吸道，對皮膚的作用也最直接（月桂則次之）。CT20、CT21都有助皮膚更新，CT20多用於常態護膚，CT21可用於急性處理（如曬、燙傷）。

穗花薰衣草的更新作用強且速度快，可短時間高劑量使用，或長期低劑量間隔性用。也是多分子精油，用於喉輪能讓人視野跟著大開！

穗花薰衣草的能量是陽剛堅定、耐得住寂寞，正如Moondog尋找自己聲音、不受到世界的干擾。而肯園舉辦的「泛音工作坊」，一般人總以為上泛音課，是要學會各種高難度的發聲技巧，其實泛音練習是帶著好奇心與實驗性，去探索聲音的各種可能性，進而找到自己的生命之歌。

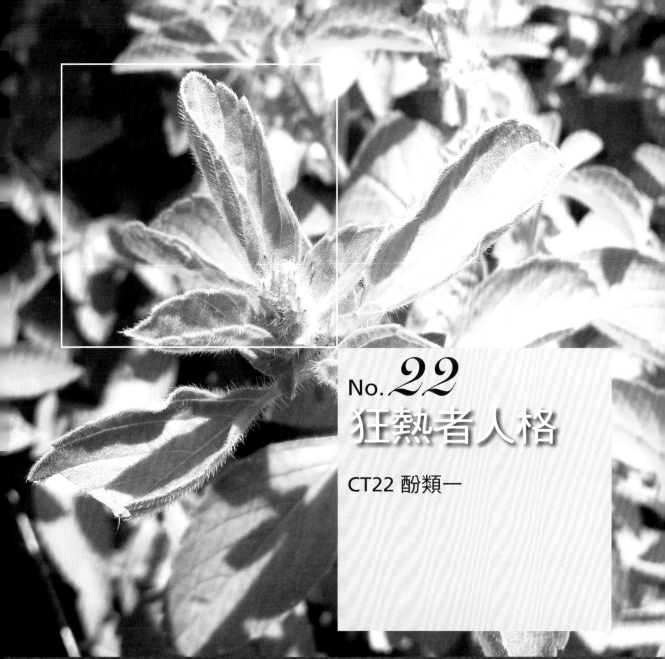

No.22
狂熱者人格
CT22 酚類一

CT22 的植物成員

多香果 / 有勇有謀、冒險犯難

中國肉桂 / 熱血正氣，驅邪辟穢

錫蘭肉桂 / 散發浪漫英雄的氣概，放射浴火重生的光熱

丁香花苞 / 化解無能為力、不如歸去之感

神聖羅勒 / 走出劃地自限的框框，不再浪費生命於我執中

熱情奉獻於理想，不畏風雨打擊

狂熱者人格

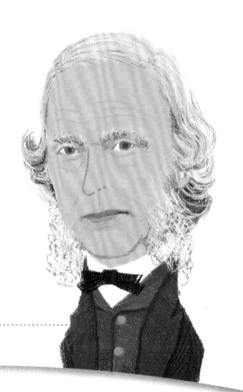

代表職業：外科醫生、科學家、製造業者
類型人物：英國外科醫師約瑟夫・李斯特

酚類，強力抗感染、激勵免疫、止痛、能增強生存力量，但對皮膚黏膜的刺激性也強。其性格看似嚴肅，卻帶歡樂，擅長整合身心靈，療癒力全面，但也容易被濫用，或者用得太輕淺，只局限在生理療效上。

正向人格

先從「鏈球菌」說起，一般細菌多只在皮膚表面感染，患部雖噁心嚇人卻不致命，但鏈球菌喜歡進入深層，嚴重感染足以致命，是影響手術成功與否的關鍵。現代醫學輕易可控制與防範，但在19世紀（距離巴斯德發現細菌才一百年），抗感染的觀念仍落後，切除手術雖然發達，卻尚未將「預防感染」連上關係，以致失敗率高。

當年對抗鏈球菌最有名者，是英國外科醫師約瑟夫・李斯特（Joseph Lister, 1827～1912，其父親是顯微鏡專家），他破天荒主張「無菌手術」，即手術過程要全程消毒。這觀念在現代根本是常識，當時卻被百般譏笑嘲諷！雖然臨床證明，李斯特施作的手術癒後良好，死亡率降低，但那年代的外科手術講究下刀快、狠、準，一流的醫生根本不屑耗時消毒，只有德國醫師較願意接受李斯特的主張，卻被譏笑是德國人太髒才需要消毒。

談這段歷史，除了呼應CT22有強大抗感染功效外，李斯特的人格特質更是CT22「狂熱者」的最佳代言。他是桂格（Quaker）清教徒（知名燕麥片品牌的頭像圖，就是仿照此教派打扮），捨棄個人奢華享受，熱情奉獻於自己的理想，無怨且無私地孤軍奮鬥，不畏風雨打擊，即使受同儕排擠，也不隨便和別人起衝突。

負向人格

　　對峙的負向人格是「熄火型」，或一蹶不振者。原本懷抱著滿腔熱血，計畫將自己獻身於理想追求，或是覺得身負社會責任與使命，立志做少數的把關者，但過程中屢遭打擊，外界施壓、同儕排擠、家人不看好等諸多不順，逐漸心灰意冷，澆熄了原本的心中火苗。

　　CT22單純的熱情，其實是帶有歡樂的氛圍，並非苦悶的堅持，所以能在持續的努力中得到自我樂趣，而免疫於外在的風雨，足以抵擋世人詆毀訕笑，不會輕言放棄，也不以世俗認定來評斷自己的努力是否值得。適合併用CT1、CT20、CT21，皆是歡樂愉快的油。

　　呼應CT22的職業是科學家，熱情投入實驗室研究。另外是製造業者，競爭極激烈，受到當前內外環境的衝擊很大，需要堅定火力才能存活，而且酚類對肌肉筋骨的療效極好，能讓勞動者保持絕佳體力，適合每日保養。

CT22的生理療效

　　火熱的酚類，適合用於啟動拙火（基底輪），讓各脈輪的能量流通順暢，所以無論哪部位的問題，酚類皆有幫助。尤其對生育（創造）、消化（本我）、呼吸（愛）這三把火特佳，酚類不但能殺菌抗感染，還能點燃這三把火，燒出一片燦爛，讓人對生命中的陰影不畏懼，不管與病菌應對，或與困境共存時能全身而退，邁往下一新進程。適合處理性冷感、不孕、排經、生產、消化、呼吸等問題。適合併用氧化物類精油，有如煽風點火效果，迎向開敞的人生，不會腹背受敵，不受塵、菌侵擾，體弱多病者宜。

　　消化道疾病人格，常是接受太多訊息無法消化吸收，沒用到的就應該讓它走。酚類並非築起銅牆鐵壁，把世界摒除在外，而是張開雙手全部納入，再檢選有用訊息，因此酚類能強化接收力。

　　酚類的適用濃度是1％，臉部、黏膜則0.5％，安全好用，被定義為懶人精油，感冒、咳嗽、跌打、瘀血、糖尿病等疾病皆可。但怎樣才不濫用它、可保住萬靈丹美名呢？答案是諺語：「努力，未來將可以得益；偷懶，現在就享受好處。」（Hard work pays off in the future, laziness pays off now.）CT22的抗菌力第一，但有些人用了卻常沒效，因為他們習慣以「懶」人用法，想當下立即把問題解決，視精油如藥物，不過精油擅長的是促進自覺，給予人格力量，以因應未來變數，所以處理患者背後癥結的能力，勝過表面現象的解除。所以，除了瞭解植物與用油外，還要瞭解更複雜的疾病人格。

　　CT22適合做大系統型用油，加強整體性機能，全面緊實身體，延續生命之火，勝過只在某一局部下功夫。CT22中主要酚類有兩種，丁香酚、肉桂醛（像酚的芳香醛），在芳香歷史文化的地位崇高，價值與價格也高。

多香果 *Pimenta dioica*

> 有勇有謀、冒險犯難

生長背景

多香果又稱「牙買加胡椒」（Jamaican Pepper），法國人則稱為「四種香料」。

屬於桃金孃科，樹幹光滑，花朵綻放熱情，但葉的外形讓人聯想到芭樂葉。廣見於西印度群島，最主要產地是牙買加，當地特產Boucan烤肉（BBQ）是用多香果醃過，並以多香果的枝幹為薪材來燒烤。多香果帶有熱帶風情、歡樂氣氛的特性。

多香果生長於海岸區的石灰岩地質，不需太肥沃，植株可長得高大。因為數量多，不需人工栽種。葉也可萃取精油，但通常是漿果萃取，當果實尚綠時摘下（轉黑就沒香氣），含丁香酚比率高（甚至超過丁香）。氣味甜美，也可製作萊姆酒。丁香塞入甜橙，可殺菌除蟲，久了再浸泡此酒，功效依舊有如補充包。

療癒特色

丁香酚是酚類中最溫和者，刺激性小、內功卻強而厚實，多香果的消炎止痛力佳，尤對消化道的幫助最直接。另含醚類，更強化止痛力，多香果對治頭痛、牙痛、消脹氣，跟丁香同樣有效，甚至比丁香更好用，但價格比丁香高些。

消化系統的運作有如「火」般能量，腹部第三脈輪也是本我輪。原初的自我，正藏在肚子裡。消化系統不好往往象徵自我形象不佳，易失去赤子之心。

純淨熱情的多香果，能為腹部「添火」，強化消化力，並能讓人安定、樂觀

自信、隨遇而安，它就像雷鬼音樂，懶洋洋中帶著放鬆愉悅。故心靈療效上，多香果適合那些總要在世界面前，表現出自己最美好一面，並永遠保持昂揚狀態的人，多香果能給人真正發自內心的熱情。就讓我們為自我形象，添加一些牙買加色彩吧！

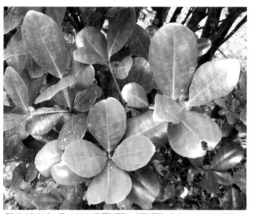

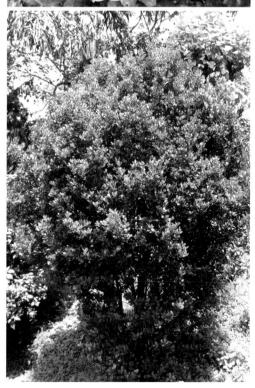

CT22 成員 中國肉桂 *Cinnamomum cassia*

> 熱血正氣，驅邪辟穢

生長背景

葉片有樟科典型的三出脈，花小但挺立。中國肉桂長得高大挺拔，氣味較粗壯，錫蘭肉桂則較甜美。

主要產於中國西江流域（兩廣地帶）。廣東省高要市、肇慶市是主產地。多為人工栽種，較少野生。西江的流量僅次於長江，中國肉桂喜歡生長在水氣充足的地方，常在大江岸邊。

通常在最寒冷時種下，經歷最惡劣的焠煉，說明它「耐得住」的特性，以及火的象徵。最佳栽種時間是大寒小寒（約陽曆1月），此時陽氣最弱，但不是沒有陽氣，而是處於收攏的階段，所以肉桂天生具有「收」的特質，雖也可發散發熱，卻更有「保本固陽」，把陽氣收攏在內的效果。

種下後的第4年才能開始收成。通常在立夏（陽曆5月）過後收割樹皮，因為雨水多、濕氣重，肉桂樹會分泌大量汁液，樹皮較易與樹心分離。

肉桂很好種，兩廣地區人們稱為「懶人活」，唯一要做的是春天除草，讓出生長空間即可，常是動員整座城鎮，大範圍種植。

品質比較

中國肉桂皮通常較硬（錫蘭肉桂較軟），肉桂酸較多，氣味較滿橫。等級可分為：❶ 桂通，乃桂皮捲曲成筒狀者，可再分為大通、中通、小通等級，越大筒且切割完整，越希罕價高。❷ 桂板，不完整者成片狀。❸ 桂碎，等級更差，成碎狀。

桂枝、桂皮主要是做香料及藥材，以蒲蓆裝箱，再以桂碎塞縫隙。精油多由桂碎等級來蒸餾萃取。

除了西江桂（指廣東）外，另有防城桂（指廣西防城），色澤較深、偏灰、有白點，賣相差，但品質良好，桂筒大且香氣濃郁，肉桂醛多，專賣給識貨專家（日本等東方人），西方世界、印度、中東因嫌棄賣相並不喜歡。

中國肉桂的葉片也約八成含量是肉桂醛，應可蒸餾生產，但錫蘭肉桂的葉片主成分則是丁香酚。

療癒特色

肉桂醛能讓人整個舒展開來，有歡樂特質，是可口可樂的重要成分。而西江流域的人，會用浸過桂皮的水來泡蝦，去快炒可增加烹調甜味，並帶出蝦的鮮度，我們也可嘗試用肉桂純露來炒蝦或料理。桂皮也是滷包的必要成分之一。從以上連結

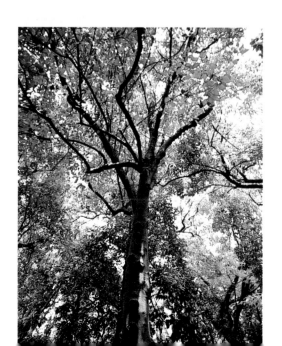

（可樂、蝦、滷包），帶出中國肉桂的特性是火力與活力。

中國肉桂抗菌力第一名，可提升免疫力，嬰兒急性感染可純油或稀釋塗抹腳底，2小時擦1小滴，每日7～8次，或者飲用肉桂純露。

也能調節糖尿病症狀，帶來開放性能量，對治人格是過度掌控慾、失卻冒險心、無法開放自己去接受世界變動，只在小細節上做堅持或防堵的人。

含有香豆素，但不是呋喃香豆素，而且肉桂通常不擦在臉上，不需擔心光敏性。中國肉桂的刺激性比錫蘭肉桂強，但對消化道、生殖泌尿道、臨盆等問題效果佳，能帶來溫暖感與爆發力，若需要創造性能量時，可用它來醞釀，並加乘行動力。

 錫蘭肉桂 *Cinnamomum verum*

> 散發浪漫英雄的氣概，放射浴火重生的光熱

生長背景

相較於中國肉桂的強大火力、石破天驚，錫蘭肉桂的特質較甜軟溫暖，像躺在舒服的大烤箱裡。

錫蘭肉桂長得較矮小，原產於錫蘭（今斯里蘭卡）西南端，長約19公里的狹長地帶，約450公尺低海拔的海岸山區。其中，靠北邊者，長得較秀氣，柔軟細緻，品質跟賣相都較好，靠南者的氣味強勁，樹皮堅硬，賣相較差，但芳香分了並沒多大差別。

錫蘭肉桂需要大量水分跟高溫，也喜歡生長在蔽蔭處，常在刺桐（花如火焰）樹蔭下，有如在「紅火」之下孕生。故植物能量就像大量湧現的熱烈情感，讓人浸淫後能浴火重生，不管遇到怎樣的困難，都能頂得住。

錫蘭肉桂是由種子播種，果實多需套袋以免被鳥吃掉。栽種過程不困難，只需在春天不斷修枝修葉，讓出生長空間（中國肉桂則是除草）。若葉片太繁茂，枝幹不易接收陽光跟空氣時，樹皮的芳香分子就不夠甜美。

葉片剛生出時為鮮紅色，等到樹葉從淺綠變深綠，就是樹皮可切割採收之時。冬天生長，初夏收成，種下隔年即可採收。季風約從6月吹起，肉桂樹會大量製造汁液，較方便剝皮，故通常在雨季開始一週後進行採收。7、8月在當地可買到當季新鮮桂皮。

採收過程

品質端視樹齡、收成法、製作法，若作工不好會變酸，肉桂醛消失。中國肉桂不太講究剝樹皮技術，但錫蘭肉桂相反，需要精密工具和專門的高難度技術，所以斯里蘭卡有特別的種姓制度，世代相承「剝皮人」職業。

收成時先環狀切開，讓樹汁流出，再切下樹皮做處理。中國肉桂多把樹皮整片切下，並不處理外皮。錫蘭肉桂是剝下樹皮後，不用外皮，只用白色的內皮（會迅速氧化成紅色），需要繁複人工，故量少價高。

心靈療癒

　　英印荷混血、加拿大籍的詩人歐達傑（Michael Ondaatje），生於肉桂的故鄉斯里蘭卡，他有一首詩作〈肉桂剝皮人〉（Cinnamon Peeler，卻有中譯為〈肉桂舞孃〉），詩中把剝皮的細膩過程，描繪得宛如觸碰情人：

「假如我是肉桂剝皮人，我會如何如何地觸摸你，在你身上留下香氣印記，當你走去市場，大家都知道你是我的女人。」

　　詩作前半段是以男性角度，後半段改由女性口吻：

「你會碰到不同女性，但只有我才是真貨，我是肉桂剝皮人的妻子，吻（聞）我！」

　　全詩肉感香豔，充分顯現錫蘭肉桂的熱情奔放，也恰好詮釋其身心療效！生理方面可壯陽；心理方面，能跟自己的最原始身體連結，從感官知覺直到最裡層的靈魂，層層剝去僵硬外皮，散發內裡最原初的熱力，所以能讓自己迎向一切，不害怕距離。

　　小嬰兒喝的奶中，若添加一點錫蘭肉桂純露，會變得熱情活潑、愛唱歌。嬰兒腳底滴一滴肉桂精油，則身強病除。

成分分析

　　錫蘭肉桂是多分子精油，細膩複雜，中國肉桂則火爆直接。CT22在調和後，刺激性變小，因為丁香酚會減低肉桂的刺激性，中醫也常將丁香、肉桂一起用。

　　錫蘭肉桂精油的品質，視所含丁香酚的多寡，若丁香酚較多，肉桂醛會較少，較不刺激，氣味音階較低、較不跳，品質較差，甜度也較不夠。而丁香酚含量高低是跟生產方式有關，由於精油多為零碎的樹皮所萃取，極容易有混摻。純以桂皮萃取的精油，肉桂醛含量較高，若混入枝葉較多，則丁香酚含量較高。

　　錫蘭肉桂也是少數比重大於1的精油，不過它重而不沉，有分量卻不過度糾結，因為醛原本特性就上揚，跟凝重剛毅的酚稍不同。

　　倍半萜烯（β丁香油烴）能抗腫瘤、消炎（胃）、止痛、回春。丁香酚則抗病毒、抗自由基等。它雖有肝毒性，若不濫用反而能保護肝，不受自由基侵擾。在洗衣店工作的人容易疲勞，適合使用肉桂。

　　錫蘭肉桂也適合處理接觸型感染疾病，通常是對接觸的興趣不大，一接觸就易被感染，換句話說，抵抗力不足乃因接受力及適應力不足，無法跟新事物共存。故抗感染不是築起萬里長城，而是大開城門，協助人去適應外界，或同化外來事物，有能力與細菌微生物共存，敢大膽擁抱世界。

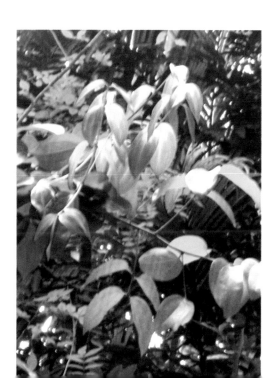

CT22 成員 丁香花苞 *Eugenia caryophyllus*

> 化解無能為力、不如歸去之感

生長背景

桃金孃科。精油是由未綻放的花苞乾燥萃取，花苞稍轉紅（一點點粉紅）就得人工摘下，CT22成員多由手工摘收。

原產於有香料群島之稱的印尼摩鹿加群島，其中以安汶島（Amboina）的品質最佳，且曾經是「唯一」產丁香的島，乃荷蘭人想獨賣，把其他島上的丁香都砍光，只留此島，便於嚴格控管。

但百年後，被法國船長偷帶往非洲留尼旺島栽種，再傳往東非登巴島、桑吉巴島等處，後來又因暴風雨跟染病，讓丁香再轉移到馬達加斯加島。今日全球丁香兩大主產地是印尼跟馬達加斯加，但以印尼產的品質最佳。

丁香的香料爭鬥歷史、跟自然生長條件，都是多災多難！丁香喜歡雨量充足，卻愛紅黏土，故排水要做得特別好才不爛根。

當地天氣炎熱，主人常在旁邊種植「木薯」，可以讓勞工遮蔭並供食用。但丁香樹常人工修剪成4公尺高的圓形模樣，不能遮蔽。故對比肉桂的蓄養陽氣，丁香較屬於「發散」的能量特質，也呼應其止痛、發風邪的作用較強。

丁香採收後，得輪流曬3天、蔭3天，肉桂皮跟多香果則純曬。若曬時下大雨，會影響到丁香品質。

療癒特色

丁香喜歡紅黏土，呼應丁香酚的「凝重」能量，相較於肉桂的活潑飛揚，丁香是底蘊很厚的精油，能帶給人信心與力量。因此，與其濫用為抗菌打手，CT22更適合讓人對身體療癒產生信心，適合跟氧化物類或花香類調和，丁香＋茉莉，便是美好的「信心」用油。

桃金孃科的特質是綻放於激情，而丁香花朵是在未爆發前就採收下來，故很呼應懷才不遇的人，併用CT21能安撫，並感覺自己存在，暢快表達自我。

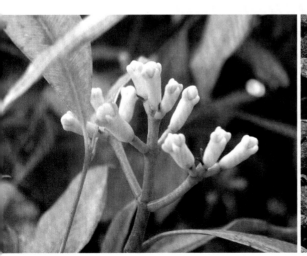

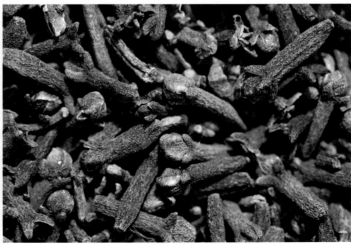

丁香的溫暖保護讓人有依靠，適合處理起伏性的神經痛（頭痛、牙痛、經痛等）。也適用於女性機能及第二脈輪（性輪），為生育力及創造力提供熱源。法國醫生臨床發現，孕婦分娩前兩週開始用丁香精油（10%塗腰腹），可以助產。

也能預防妊娠毒血、產前產後憂鬱。女性平常有月經固定更新，但懷孕9個月中新陳代謝變少，產後易落淚象徵最珍貴的代謝，把辛苦的舊包袱放下，讓身體進入新狀態，準備迎向新責任，但中國傳統不鼓勵產婦流淚，情緒反被鎖在身體記憶裡，苦難出身的丁香，最能與之共鳴，是處理產後憂鬱的解藥。

成分分析

丁香也是多分子精油，含丁香酚可抗腫瘤、抗病毒、抗氧化，及養肝。一般人以為酚類傷肝，但得每天使用濃度15～20%，連續半年以上才會。

另含倍半萜烯類的 β 丁香油烴，促進陰陽能量交流，丁香稀釋後應用很廣。

丁香酚的作用偏發散，但性格較內斂安靜，甜度不如肉桂醛。不過因為丁香酚是香草素的前驅物，調香界常用來合成「繽紛」的香草素，因此丁香也很適合與苯基酯類調香（CT8、CT9），具有歡欣鼓舞的氛圍。CT22在純潔熱情的背後，正是有這樣的樂觀與信心來作支持。

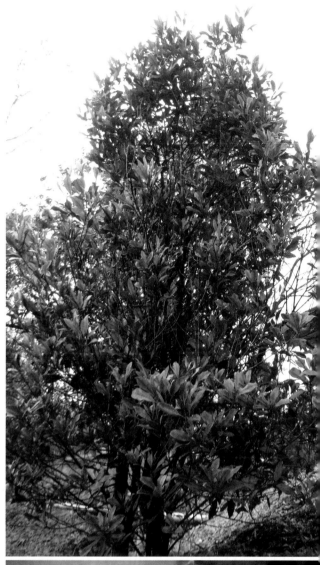

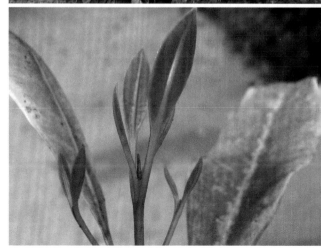

神聖羅勒 *Ocimum sanctum*

CT22 成員

> 走出劃地自限的框框，不再浪費生命於我執中

生長背景

　　唇形科。容易栽種，分黑（莖色暗紫，品質較佳）、白（莖色紅）兩品種。因為強大的療癒力，被印度人冠以神聖之名，印度藥房常見以神聖羅勒為主成分的藥方製品，也廣做藥草茶，或純露。

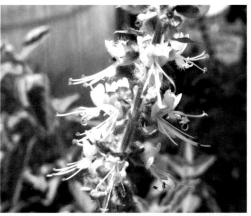

療癒特色

　　它是養肝精油。因攝取過多人工合成物，造成肝解毒功能變差，而免疫力低落的人，神聖羅勒特別有效。其作用機轉，並不是直接去強化肝功能，而是和緩地協助肝臟抗病毒，解除其負擔，讓肝再生自己、強壯起來。

　　熱性的神聖羅勒藥草茶，對於陰冷導致體液不流暢、而造成關節問題，很有幫助，精油也有此功效。

　　神聖羅勒的療癒力強，而且對皮膚的刺激性相對較小，作用很多元。一般人較少將酚類用在皮膚問題上，怕刺激性太

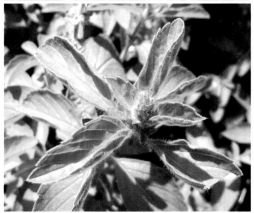

強，CT22中的肉桂醛的確如此，宜調到1%以下，但若使用單方精油丁香或神聖羅勒，則可用3～5%，處理皮膚炎或搔癢非常有效。若被熱帶蚊蟲叮咬，神聖羅勒可純油局部塗抹，也可除皮下腫塊。

　　溫熱的CT22適合當女性用油（對治虛寒），卻常被忽略此用法，可調入CT10、CT11輔以甜美花香並能降低刺激性，也可與CT20、CT21調和但要維持低劑量使用。

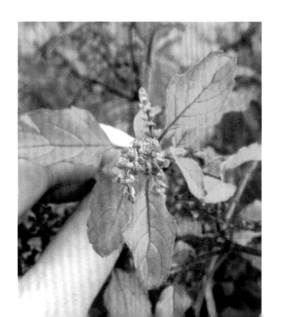

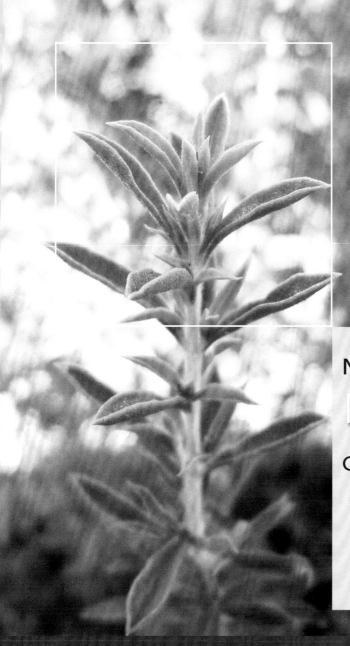

No.23
內醯者人格

CT23 酚類二

CT23 的植物成員

野馬鬱蘭 / 捨棄毫無營養的安逸生活，跳脫窠臼

冬季香薄荷 / 乾淨俐落、鬥志昂揚

野地百里香 / 冒險犯難，開創新天地

百里酚百里香 / 厭倦功成名就，另闢蹊徑

印度藏茴香 / 忍辱負重，臥薪嘗膽

論》），即指35歲以後，體力和抵抗力會開始下降，面容開始長斑變黑，頭髮開始脫落。這也說明消化系統（陽明胃經）與免疫系統有重要關聯。

「陽明」是指太陽下山，此時陽氣要收攏起來，好等待下個黎明，若陽氣無法收攏，就會不斷散發。根據《性命圭旨》時照圖（編按：《性命圭旨》為明代中期論述道教養生學的經典。時照圖是書中的人體剖視圖），能量會在特定時間走到特定部位，陽明是走到膻中穴至神闕穴，貼敷此兩部位可助陽氣收攏。中醫也認為「外敷膻中，治惡性腫瘤」，即指以溫熱的動物藥貼敷此部位，可強化免疫系統。膻中穴的位置，呼應免疫系統的胸腺組織。

CT23最重要生理療效，是能幫助人們收攏陽氣，蓄積生命之火，故適合運用在陽明部位，大約是胸腺（兩乳之間）到胃部之間，特別是第三脈輪（本我輪、太陽神經叢）的位置。

另外，中醫理論「理中湯外敷神闕治肺炎」。中藥的「理中湯」使用了溫熱的藥材，包括白朮、人參、甘草、乾薑等，其中甘草屬於土元素的能量，有如土窯，可把另三種藥材的溫熱能量，封存起來。CT23也有類似效用，若再搭配CT29、CT31的土性能量，會使涵養陽氣、加強內裡的效果更好。CT23精油口服好，外敷也很棒，尤其激勵胸腺更是強項。

小祕方

如何用精油來外敷呢？程序如同調製面膜泥，建議用紅色黏土，除了有如甘草的土能量外，紅黏土的油性強，可減緩酚類精油的刺激感。然後再加入CT29、CT31、酚類純露、摩洛哥堅果油（此植物油常使用於重大疾病），劑量大約是15克黏土粉＋2瓶蓋純露＋5～10滴精油。如果是要提升免疫系統，只要外敷半小時。若要減輕媽媽手、關節炎、風濕等疼痛問題，則外敷1小時，因為敷的時間長，更需要植物油打底。

針對肌肉、肌腱問題，可再添加CT18，或跟CT23交互替換，1天敷2次，敷完後再每2小時塗油，曾因為抱10公斤嬰兒，手舉不起來，用這方法2天就好了。

CT23也適用於胃經足三里（膝外3指處），可強化免疫。而塗油按摩或濕敷，對關節風濕問題的效果佳，腿也變得較輕快。

CT23還具有以下功效：

❶ 香荊介酚、百里酚，適用於生髮。

落髮問題常是精神壓力導致，內積太多熱火而神志渙散，將CT23加在洗髮精、潤絲乳，或是按摩使用，彷彿能

從頭部發散內熱，讓人放鬆並轉化頭部能量，又能養護髮絲，改善落髮現象。

❷ 寢具的抗菌、抗霉。

另外準備一小方巾，滴上約3滴CT23，才一起跟寢具放入水中清洗或放到倉庫儲藏，若直接滴在寢具上會發黃。

❸ 保持口腔衛生的重要用油。

某知名漱口水原本配方是薄荷腦（只具清涼效果），改加入百里酚後，抗菌與消炎的功效大增。自製漱口水則用CT23：酒精=1：5比率稀釋，可處理牙痛、牙齦發炎問題，若是日常口腔保養則調成1～2％。

❹ 也適合參加奧運的隨隊指定用油！

CT23處理運動疲勞或肌肉痠痛，功效不比CT8、CT18遜色。若是日常保養，用低劑量1～2％按摩經常磨損的部位（如關節），或用於泡澡，可發揮類似「肌樂」的效果。若是發炎問題，改用5～8％，先以植物油打底，每半小時擦一次。

❺ 旅行用油。

酚類具強大抗感染力，若旅遊當地有衛生疑慮，不潔食物、環境污染，甚至能量暗濁，都可用CT23來清潔淨化。先稀釋成按摩油更方便攜帶，特別是野外露營，或旅行到沒水沒衛生紙的地方時，可代替乾洗手或清潔用品。

CT22適合處理嚴重型感染（因為肉桂醛、丁香酚的抗菌力排名分別為No.1與4），CT23則適合處理一般性感染（香荊介酚、百里酚的抗菌力排名則No.2與3），而且人體對CT23的耐受力較高。

❻ 壯陽助性。

男女適用，能蓄養陽氣，使身體活躍運作，保有爆發力與持續力。

❼ 處理憂鬱症或情緒問題。

17世紀藥草學家卡爾培波，使用此類藥草來治療憂鬱，解除患者精神上的暗黑天空。根據研究，憂鬱症患者數量是女高於男，這也跟女性荷爾蒙有關，CT23是調經精油，並適合處理憂慮、抑鬱、恐慌等情緒問題。

一般人的印象，酚類是激勵作用，故需放鬆時很少想到它，但其實火型精油還滿適合壓力大的人，或供作SPA放鬆用油。它不是讓人情緒更爆發，而是持續保有像火般集中的力氣，寄情於生命中值得奮鬥的目標，因此能適時有情緒抒發窗口。

(CT23 成員) 野馬鬱蘭 *Origanum vulgare*

> 捨棄毫無營養的安逸生活，跳脫窠臼

生長背景

　　唇形科，品種多，主成分為香荊芥酚。整株都有油質細胞，開花時如烈火般豔麗。但是曾在荷蘭，用手揉其橘紅花朵，卻沒有酚類氣味，大概是荷蘭的溫帶氣候，讓它外表仍奔放，氣味卻略遜色。野馬鬱蘭得長在地中海區熱氣候，氣味才會濃郁。產量最多是希臘和土耳其，但這兩國是鄰居，也是火熱世仇！

　　在雅典城的市場，常可見到野馬鬱蘭成束紮起販賣，它能當香料，也可煮茶，氣味如中藥湯般濃郁刺鼻。若成束擺放房間，滿室馨香，彷彿有10位女傭每天打掃，且香氣持久達1個月。

療癒特色

　　野馬鬱蘭的新鮮葉片，非專由希臘、土耳其兩國消費，美洲的需求量也大。美國在二次大戰後，進口量多了6000倍，因為加入許多歐洲移民，也帶進了飲食文化，野馬鬱蘭正是Pizza的重要香料。它能幫助腸胃消化，使難分解的肉類、澱粉類，變得好消化吸收。也擅長處理體液充塞，或堆積問題，野馬鬱蘭具有讓人輕盈的特質。

　　野馬鬱蘭的抗菌力特強，以土耳其產的尤佳，作用僅次於肉桂精油，適用於呼吸道或消化道感染。適合旅行時攜帶，建議可調成兩種比率，8%是有病治病，2%則無病強身。

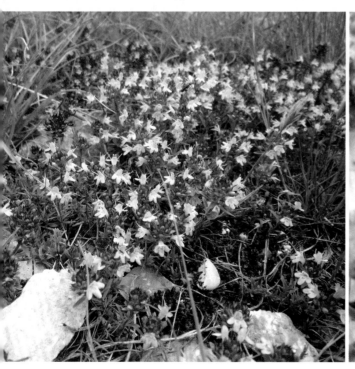
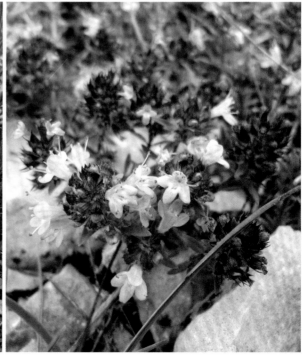

> 乾淨俐落、鬥志昂揚

CT23 成員 冬季香薄荷 *Satureja montana*

生長背景

CT23的成員除了野馬鬱蘭以外，都長得像野草，容易被忽略。冬季香薄荷是唇形科，花色潔白無瑕，個頭雖嬌小（約30公分高），但外表奮發昂揚，它是CT23中最具滋補效果者，很適合體弱多病，或思慮過多、易鑽牛角尖的人使用。

療癒特色

處理「傷痛」時，使用醛類精油，可讓人再次發現生機；倍半萜酮類，能協助陳年傷口的癒合；酚類，則針對受過重傷，尤其是難以忍受的心傷。所以冬季香薄荷適合長年臭臉、脾氣極差、尖酸刻薄者使用。或許難將這類人士連結到酚類精油，怕用後會火上澆油，更加上火，但深究其背後成因，不善意乃曾受重傷的保護色，兇惡是害怕再次受傷。酚類能提供強大火力，讓他們知道自己並不會輕易受傷，而能慢慢卸下防衛盾牌。

冬季香薄荷是西方烹飪香料，傳統常與豆類食物一起烹調，可消除脹氣。對心靈脹氣也有效，適合強充硬撐的性格，或只報喜不報憂、不在他人面前示弱的人使用，它能讓心靈強大又順暢，不再關起門來暗自垂淚。處理情緒問題時精油劑量不必高。

冬季香薄荷具有奮發昂揚的功效，壯陽效果更是名聞遐邇，尤其針對男性療效，在精油中排名第二，第一是阿拉伯茉莉，然後龍腦百里香、檸檬薄荷再次之。法國人極喜愛冬季香薄荷，據說法國人做

愛頻率是全世界最高，或許也算某種背書吧！

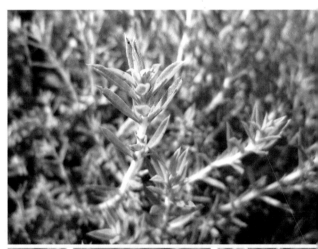

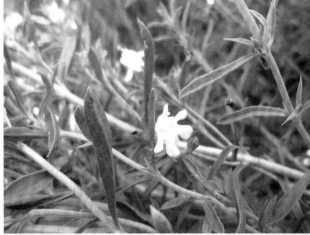

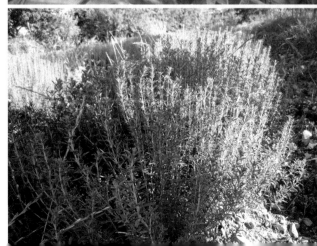

CT23 成員 野地百里香 *Thymus serpyllum*

> 冒險犯難，開創新天地

百里酚百里香 *Thymus vulgaris*（**CT thymol**）

> 厭倦功成名就，另闢蹊徑

生長背景

百里香是唇形科中CT最多的一屬，有兩百多種，適應環境的能力特別強。除了酚類CT，尚有醛類、烯類、醇類等不同CT。

市面上約有6種以酚類為主的百里香。野地百里香的香荊介酚含量比較多，百里酚百里香則分子種類較複雜，傳統常用來處理呼吸道、肌肉問題，但應用面其實更多元。

一般百里香的花色淡紫，百里酚百里香則是粉紫色，色澤較濃，精油療效較強。百里酚百里香是太陽之子，最大產區在西班牙，格瑞那達大學研究，若生長環境是高溫豔陽、土地乾硬，則酚類的含油率越高。

百里酚百里香的植株，生長得緊密整齊，適合種於迷宮般的依莉莎白式庭園，貝有秩序軍隊般的能量特質。

歷史人文

原生於地中海型氣候區，但分布很廣，許多古文明都有記載。美索不達米亞蘇美用於敷劑，埃及用來製作木乃伊；希臘時代喜歡被稱讚「人如百里香」，因為它抗菌力強，是勇氣的象徵代表。羅馬時代的大都會，最怕爆發傳染病，會把它鋪在地上讓人踩過。

胸腺是免疫系統的大本營，胸腺的英文是「Thymus」，與百里香的種名相同，原意是「能量」，這兩者都可給人無窮盡的能量。

西元1926年法國化學家蓋特福賽首創「Aromatherapie」（芳香療法）一詞，但更早以前人們是用「Thymiatechmy」來代稱，意味把芳香植物做為藝術。由此字根可知，古代地中海區人們視百里香為排名第一的藥草。

文學作品也很多關於百里香的描述，印度長大的吉卜林，曾寫過多篇香氣的詩與小說，他形容百里香聞來有如天堂剛破曉的氣味（天堂意指無所懼、破曉意指能量強）。還曾有美國詩人形容它是「熟女

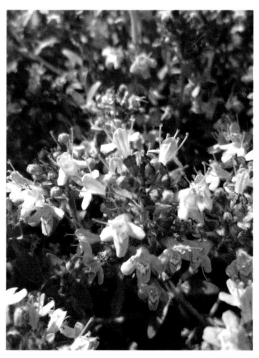

↑野地百里香

的舞廳」，意味少女都跑去舞廳了，熟女只好找百里香囉！的確，強壯的百里香能讓人在年華老去後，提供最忠實的依靠。

百里香的莖幹強壯，一歲後莖幹開始木質化，兩歲以上很難拔起，也不好砍摘。摩洛哥傳統菜餚Tajun會加入百里香燉煮3小時，百里香跟月桂是少數能禁得起久煮的香料。

品種分析

百里香最常見品種是「Thymus vulgaris」，但不同栽種區域也會影響其樣貌，保加利亞的水氣足，長得是火氣盡散的模樣。而西班牙東北部又乾又熱，生產品種是「Thymus zygis」。

另外，中東（波斯）百里香（Thymus capitatus），俗稱「西班牙馬鬱蘭」，阿拉伯世界常加入麵餅中，能幫助消化，也保持戰鬥力。

心靈療癒

百里香最佳代言人是英國的南極探險英雄羅伯‧史考特（Robert Scott），他在罹難前的筆記裡透露著如下訊息：「即使生命快要終止了，但還是覺得去南極探險，比躺在家中沙發要有意義多了！大自然景觀是如此壯麗，為此付出大犧牲是必須的，但也是值得的。」

百里香與CT23，能讓人保有持續不放棄的精神與力氣，去尋找自己認為值得的新天地。

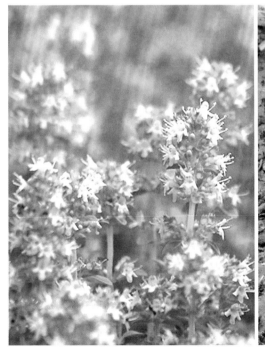
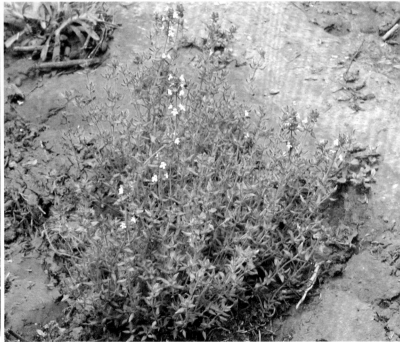

↑百里酚百里香

CT23 成員 印度藏茴香 *Trachyspermum ammi*

> 忍辱負重，臥薪嘗膽

成分分析

精油成分在「茹絲的蛋」模型中為雙分子大類，單萜烯、酚類，皆屬陽性特質。工業上常由印度藏茴香萃出百里酚，其結晶如冰糖，屬性較安靜內斂。而單萜烯擅長因應環境變化，所以印度藏茴香這把火是優雅的、非暴烈的，就像是成熟內斂的鐵錚錚漢子，不管外在如何變化，仍能屹立不搖。

現代人一方面期待變化快速（不斷追求流行或新事物），但另一方面又不想太多變化（生活最好穩定安逸），經常產生

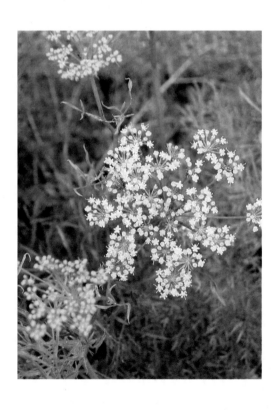

矛盾，但印度藏茴香呼應「不著痕跡地改變」，能協助人去順應變化、歡迎變化。

生長背景

印度藏茴香是繖形科，這科植物的傘狀花都奔放外向，不論整株外表是強是弱，皆具有外敞性格。印度藏茴香的種子，與其他繖形科不同，多了柄。

原生於埃及，傳到中東（伊朗、阿富汗、巴基斯坦），再到印度，主產於印度西北方蒲齋爾省。CT23成員多生長於乾燥貧瘠土地，印度藏茴香雖喜愛肥沃土，但乾貧地也可生長。

喜歡氮肥（具有能動性）、磷肥（有助開花）。磷，拉丁文取名自希臘神話中的「晨星」，能使火炬昂揚，這也呼應印度藏茴香有「蓄養火陽」的功效。

療癒特色

印度藏茴香是繖形科中唯一以酚類為主的精油，另一異類是小茴香，以醛類為主。印度藏茴香的氣味辛辣濃烈，烹飪只需加少量，但香氣持續力強。它是飲食衛生的保護者，印度常用於抗霍亂、飲食不潔。也添加於牙膏中，能抗菌、保持口腔衛生。印度藏茴香能消積食，化解吃太飽的痛苦。

另外，其療效屬性是強大且沉澱，特別能帶來「依靠」感，故適合用來保養背部。

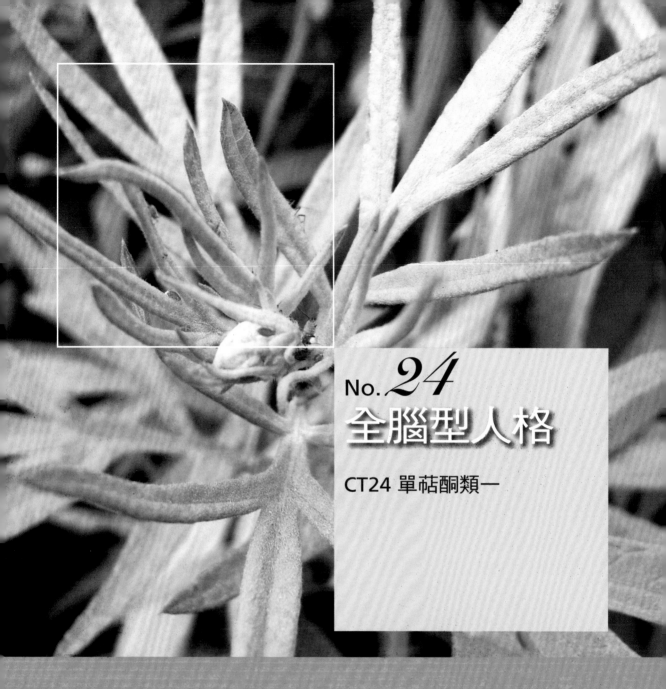

No.24
全腦型人格

CT24 單萜酮類一

CT24 的植物成員

頭狀薰衣草 / 穿透妨礙耳目的濁氣，體受爽朗的格調

艾草 / 有助於編織夢想，培養憧憬

鼠尾草 / 秩序井然、神智清明

牛膝草 / 遠離物慾，提升靈性

統合三腦、完整存在

全腦型人格

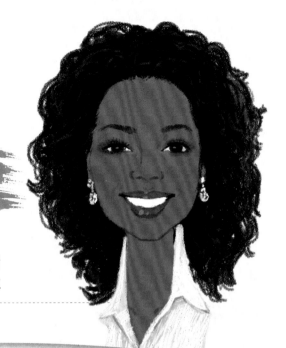

代表職業：全人教育者
類型人物：歐普拉

這篇課開始要介紹單萜酮類精油，促進皮膚黏膜再生、傷口癒合、化痰等功能強大，但太常被強調危險性（神經毒性），使用者總略帶距離、少有機會深入認識。酮類的最重要作用是激勵腦部，總被歸為「理性」典型的代表。

負向人格

芳療師必讀書目之一《嗅覺符碼》，作者是荷蘭著名心理學者派特・瓦潤（Piet A. Vroon, 1939～1998），書中描述嗅覺對情緒記憶的影響，也談到大腦中的爬蟲腦（生存本能）、邊緣系統（情感直覺），及大腦皮質（邏輯理性）三腦平衡的重要性。

先說明一下荷蘭當地風氣，便利商店就可買到通俗心理學雜誌，顯示它極具大眾市場。專業學術與大眾商業掛勾，原本並沒不好，只是這類通俗雜誌常用煽情手法來搬弄，對心理學粗糙地消費，太過深入「淺」出了！

反觀瓦潤，有扎實的專業學術為基礎，同時文采出眾、屢能提出精闢獨見，也成為大眾媒體寵兒，常上深度談話性節目。但有次某節目同時邀請瓦潤，與一位心理學的通俗專家進行電視對談，照理說以瓦潤的豐富學養，且深知人心（他是心理學者，可不是其他科學領域學者），應該不會輕易掉入無謂爭辯的陷阱，但瓦潤卻被對方的粗糙通俗言論激怒，當場抓狂失控。

縱然發生有損顏面的窘境，觀眾過陣子總是健忘的，沒想到幾個月後傳出瓦潤沒能從這次陰影走出，而服用安眠藥自殺。一位熟知人類情緒狀態的心理學者，卻無法處理自己的情緒，豈不令人錯愕？

有人認為這位天才長年為憂鬱症所苦，是「未」就醫的憂鬱症患者。不過

就算是正常人，生命要從顛峰繼續往下走，本來就需要極大的智慧。不是他天分不夠，或才華不足，而是生命本來就有起有落、有風光也有困境，但用大腦去理知這些，跟能否真正實踐與釋懷，是有大段距離的！加上人們總習慣將立言者（講師、作者、開釋者）的著作或言論，等同其道德操守，或把有沒親身力行當做一個人的評判標準。

不管是當事者、旁觀者，這些期待的壓力（強調理智，或要高人一等），都是大腦中「理性面」過度運作的結果。酮類精油能激勵大腦細胞，常被誤認只強化理性面（大腦皮質），但它同時對大腦整體有作用，對三腦皆有益。酮類精油能處理腦部退化、學習障礙（已有實驗證實），還能觸動靈性、情緒面，與身體共振，同時能強化爬蟲腦的基本生存功能，如以呼吸系統來說，酮類有排痰、更新細胞等生理功效。

正向人格

像瓦潤這樣過度強調大腦皮質的菁英學者，並非CT24的代言人，真正的正向人格是「全腦人」，代表人物是歐普拉。她是全世界最有錢最有影響力的黑人女性，但成功與財富不是靠別人庇蔭，她出身貧窮，14歲懷孕，受外婆鼓勵繼續進修，靠著信念、才華與努力，一步步走到今天。現在她善用所擁有的影響力，歐普拉的脫口秀被譽為「良性」狗仔，以犀利談話方式，反映社會不同階層的聲音與生命故事，進而影響廣大觀眾。她同時大力於愛心事業，捐錢辦校興學；也辦雜誌，名叫歐普拉，但不是要替自己造神，而是清楚自己的驚人影響力。

前男友讚譽她最大優點是「很清楚自己的特質」。CT24（或酮類）整合三腦後的具體表現就是「清楚」，而非賣弄知識。頭腦清楚者，追求的是認同的世界，但聰明才智者，追求的總是認同的自己，所以口中常提「我我我」，或許賣弄知識是要別人認同自己的理論。

歐普拉的大腦皮質高度發達，但也沒壓抑爬蟲腦與情緒腦。自傳曾提到她體質易胖，成名後卻能維持良好體態，因為她不輕忽自己身體（善待爬蟲腦）。她未涉入任何緋聞醜聞，這對高成就的名人來說，算是情緒智商相當出色（發揮情緒腦）。如此全腦均衡發展者，才是CT24最佳代言人。

現代人最大危機「身心分離」，其實是「大腦分離」！社會的主流價值容易讓人成為「大腦皮質人」，而壓抑另二腦，酮類精油讓人擁有完整的腦，並對身心靈同步影響，所以能完整存在。

東方古老文明，或近代「全人」思潮，比較強調身心合一，對人有全面的理解與關懷，但傳統西方科學思潮，常將知識與人生二元切割。所以仍看到許多西方芳療大師，雖在芳療專業上有深厚造詣及創見，但終究只純做學問，並

我耳邊唱著歌，但這模式反讓我難以進入狀況，因為平常就有用油習慣跟自我連結！導致上完呼吸課卻呼吸不夠，回到家還暈眩。如果你也遇到類似狀況，不妨改用CT24，擦在脊椎兩旁，幫自己做個氣卦療程。

清新的桉油醇能促進呼吸，但深度卻不及酮類。CT24影響呼吸，不是耳鼻喉科那種表面病徵的影響而已，而是讓呼吸深長去調節到爬蟲腦（腦幹），進而影響心靈存在狀態。所以CT24是修行者用油，可幫助冥想、鎮靜，也是真情流露用油，讓情緒得以釋放！

頭狀薰衣草 *Lavandula stoechas*

＞穿透妨礙耳目的濁氣，體受爽朗的格調

生長背景

與其他品種薰衣草一樣，原生於地中海型氣候區，但頭狀薰衣草喜歡較濕潤處，常見滿山群聚。花朵碩大，長得像鳳梨頭，拉丁學名中的種名意為「有顯著外觀」，不過，長如兔耳模樣者並非花瓣、是苞片，真正的花朵其實很小。毛茸茸的灰綠色葉片代表含酮量高。

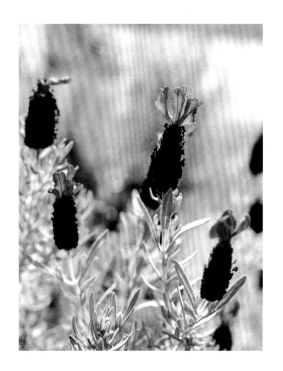

雖含單萜酮高達70％～80％，但小茴香酮、馬鞭草酮是神經毒性較低者，使用禁忌較少。

生理療效

頭狀薰衣草是耳鼻喉科專用油，神經毒性低、效果佳，用後能讓眼睛明亮、視野清晰，故也適宜現代小孩用油！因為當代兒童多半大腦皮質靈活發展，但感官卻極度封閉、有待開發，把CT24稀釋低量2％使用，能促進腦部均衡發展。

若針對鼻腔等生理問題，劑量可高達10％。

頭狀薰衣草也適合調和其他酮類精油，可降低對方的毒性。多種精油調和使用，會比單一精油的毒性及刺激性都低，而且協同作用讓療癒力增強，同時細胞、病菌的耐受力也會降低，不會因習慣而疲乏（像抗藥性）。危險禁忌較多的酚、酮類皆可如此用法，多種精油調和使用較佳。CT24是複方，使當中毒性較高的松樟酮、側柏酮，降低了危險性。

CT24 成員 艾草 *Artemisia vulgaris*

> 有助於編織夢想，培養憧憬

成分分析

側柏酮的毒性排名第二，僅次於松樟酮，就連法系、歐陸芳療師也對艾草精油非常小心。不過，艾草裡同時含有 $\alpha\beta\gamma\delta$ 四種側柏酮，整體一起存在時，比單一存在的神經毒性低些（實驗研究通常是檢測單一側柏酮的神經毒性，但其實植物中很少單獨存在）。艾草精油是要謹慎使用，但毒性並沒想像中恐怖。

生長背景

常供萃取精油的艾草品種，主要分布在地中海型氣候區。植株可長到80～90公分高。花朵毛茸茸。葉片柔軟灰綠、莖幹紫紅，乃利腦、利循環的象徵。與中國艾葉（莖幹不紅、含酮量較少）是同屬不同種。

艾草為菊科艾屬，屬名「Artemisia」乃指希臘神話的月亮女神（即羅馬神話中的戴安娜），她總是以獵裝打扮、手持弓箭、旁有鹿陪伴的形象出現。希臘人常以鹿來獻祭月神，因為鹿的纖細靈慧，呼應其女性特質，故艾屬（「月神」屬）藥草對女性多有巨大療癒力。

生理療效

艾草適合用於腹部陰道，強化女性生殖機能。舉凡少經、經痛、血塊少、更年期等問題都適用。艾屬中的龍艾、南木蒿也常拿來處理經痛問題，不過效果都沒有艾草好，可惜懂得如此用法者少（因艾草被IFA建議禁用）！

中醫認為在滿月時月經來潮者，鮮少會不孕，似乎受月神庇護，得到宇宙的盈滿生機能量。另外，接近滿月時生產，多能順產。同理，艾草精油適用於臨盆階段，可助產並帶來月神的祝福與庇蔭。

艾草精油也適用於面膜、護膚、護髮，既能美容保養，又可凸顯陰性柔美特質，肯園產品「鹿女」滾珠的主調即以艾草加上茉莉。CT24極適合與花香類精油調和，這組合很加乘芳香氣味。

心靈療癒

艾草能讓人變得如月神般輕盈靈慧，如月光般皎潔溫柔，適用特別需要表現細緻觸感時，比方新進芳療師初次學習按摩手法，可用艾草讓皮膚變柔軟、感官更纖細、身體線條變靈活。且所含倍半萜烯、倍半萜醇，可帶來與自己在一起的能量。

月神呼應生育力，同時也展現創造力，艾草能讓頭腦清明、視野擴大、創意無限、文思泉湧，所以適合創作瓶頸、腸思枯竭，或者構思提案時使用，艾草是藝術家用油！

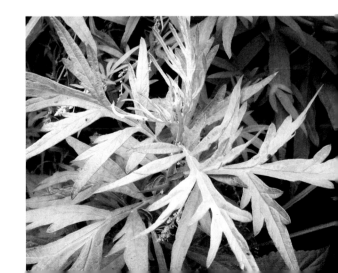

鼠尾草 *Salvia officinalis*

> 秩序井然、神智清明

生長背景

鼠尾草主產於地中海型氣候區，最初原生於克羅埃西亞，在亞得里亞海岸、大麥町群島，該區是貧瘠乾燥的白堊土質，越乾、含酮量也越高。

鼠尾草花朵有個特性，雄蕊很長，雌蕊柱頭卻非常短細，兩者生長速度有差異，讓大小不成比率。不過當蜜蜂進來採集花蜜時，就會刺激雌蕊柱頭長高，完成授精任務。並非唇形科植物都有此特性，這呼應鼠尾草有「生育敏銳度」，對生殖系統有激勵作用，有助受精卵著床，也可改善女性機能。CT24＋CT5是理想的女性機能調理組合，用於陰部可處理各種生殖系統感染問題。

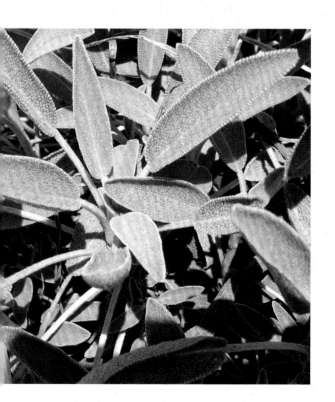

芳香植物中以百里香的CT最多，但「品種」最多者是鼠尾草，約500～700種，只是大部分都不香。法國很少見到野生種鼠尾草，只出現在原生地克羅埃西亞石堆間。鼠尾草生長的海拔不能太低，酮類會不夠多，但也不能過高，它怕冷，很少長在海拔800公尺以上地區。

多以人工栽培，最常見的是大葉品種。另有窄葉品種，氣味細緻，萃油量是大葉品種的兩倍，但只有普羅旺斯才種，量少難以商業生產。

歷史人文

鼠尾草是料理好幫手，是義大利油醋醬的重要香料。

中世紀僧侶的學問傳授裡，藥草知識占很重要部分，又以鼠尾草最被看重，修道院的庭園多有栽種。希臘東正教僧侶的日課常是耕作採集鼠尾草，既能維持健康、強化體魄，還能提升靈性。鼠尾草也是靈修人士愛用的藥草。

艾草被認為可驅邪，南美印地安人則以鼠尾草驅邪。因為酮類精油能利腦，且安撫神經，加上倍半萜類讓人跟自我連結，使心靈變得「清明」，較不受鬼怪、災禍，或其他能量所影響，能相安而共生。

芳香分子主要來自灰白色毛茸茸的葉片，含有盾牌結構的側柏酮，防禦力強、能抵抗病毒。10世紀時，義大利醫學院課本中有類似句子：「如果一個人的院子裡種了鼠尾草，那怎麼會死呢？」鼠尾草也

促進細胞再生，有助長壽。

16世紀時，帕拉塞爾蘇斯（Paracelsus）推崇：「鼠尾草和聖約翰草，是被天使照顧及庇蔭的藥草，受到神奇祝福，保證療效直到世界終止都不改變。」這兩者適合調和使用。

生理療效

鼠尾草是CT24最重要角色，所含側柏酮的種類多樣、比率更均勻，讓毒性降低，使用上還算安全。它是多分子精油，療癒力強大又多元，而且較不易引起抗藥性，適用於呼吸、皮膚、心肺循環、女性、消化及神經系統。一般藥草茶經曬乾久放後，多半效果銳減，只有鼠尾草是唯一例外。

鼠尾草具有極佳的收斂效果，能減少組織液分泌，也可用於斷奶（不影響月經）、過度出汗等問題。科學實驗指出，常喝鼠尾草藥草茶或純露，可降低血糖，適合糖尿病患者。

CT24（鼠尾草）最重要的使用部位是陰部，男女皆可，CT24＋CT21能處理泡疹等感染。

心靈療癒

鼠尾草是熟女用油，可助人擺脫「女郎俱樂部」行列（外表熟了，但內心還是小女孩，極度渴望被愛。在內外衝突下，常以談論辛辣話題來發洩）。可加CT13使用，幫人跳脫小女孩心態，讓生命經驗有更多發揮，並清明地超越，帶來真正的成熟穩重。

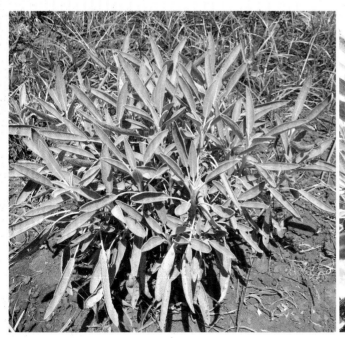
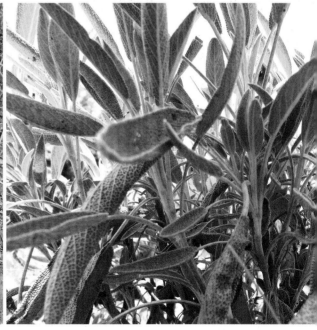

CT24 成員 牛膝草 *Hyssopus officinalis*

> 遠離物慾，提升靈性

生理療效

牛膝草精油含有毒性最強的側柏酮、松樟酮、異松樟酮。雖具有神經毒性，但它對細胞更新的效用，加上大根老鸛草烯（倍半萜烯）能抗腫瘤，艾屬醇（倍半萜醇）對呼吸、心循環好，也能抗腫瘤。所以牛膝草適合處理癌症問題。CT24是抗癌重要用油（牛膝草、鼠尾草）。

當代的消費型經濟，連鎖店一家家地開，就算沒賺錢，還是要拚命無限擴張，以壯大自己的市場占有率。當代的文化思潮、媒體工具等，也強調「無止盡的自我凸顯」，這些其實都呼應現代人的心理狀態。癌細胞就跟這時代的通病一樣，是只顧自己擴張、不與他人交流的細胞。

現代人儘管溝通工具多樣、無遠弗屆，但溝通深度卻極淺薄，無法與人真正交流。現代人的溝通模式是「串連」式的

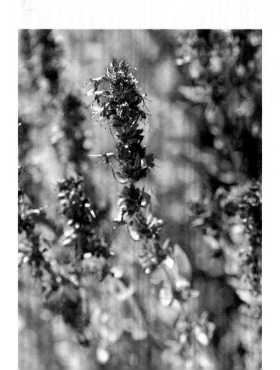

連結，而細胞的能量交流則是「放射」狀（就像基爾良攝影圖）。放射狀比串連式更流通、不易阻塞，愛的付出也是種放射模式，心臟是不會產生癌症的器官。

用「愛」來療癒這時代的身心通病！現代人並非沒有愛，但多半是扭曲或功利，真正的愛是放射狀、是真情流露。牛膝草能強化心肺區，處理心臟、血壓、呼吸道問題，同時能打開心輪，讓真情流露，帶來融合的能量，與他人不分彼此，合而為一。這才是牛膝草抗腫瘤的真正意涵。

心靈療癒

伊斯蘭神祕教派詩人魯米（Rumi, 西元1207～1273年）的詩：

敲門？向內問
是誰？
我
容納不下！
改說「你」
門開

詩中強調著人我界線的消除，以達「無我」與「合一」。以色列曾做過實驗，要消除受測者對回教徒的仇視，最佳方法是靠冥想，進入合一狀態，才能打破根深柢固的「你死我活」連結。牛膝草的心靈療癒，是溶解人我之間的隔閡障礙。

當與世界合一時，並非失卻自我，反而保有了「自我的無限寬廣」，故可代替時代通病「自我的無限擴張」！

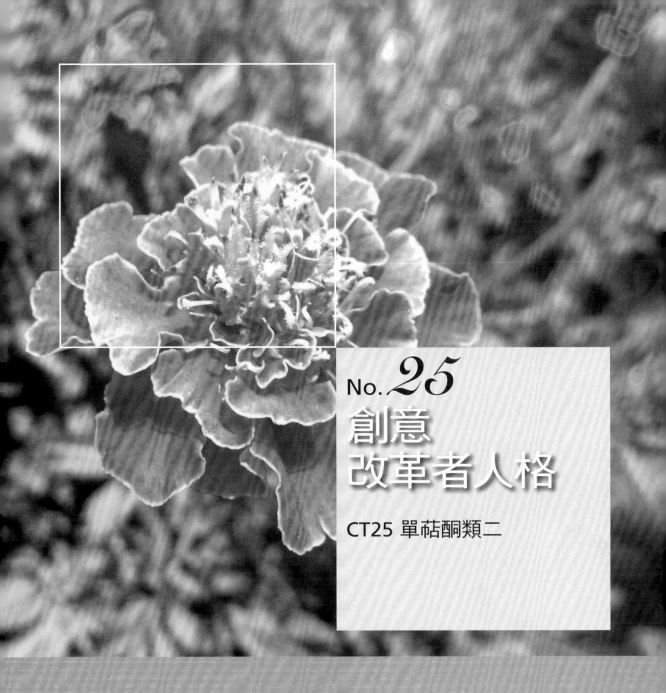

No.25
創意
改革者人格

CT25 單萜酮類二

CT25 的植物成員

綠薄荷 ／ 情急智生，機巧善應變

藏茴香 ／ 安於恬淡、不忮不求

萬壽菊 ／ 敢於表現自我、不畏首畏尾

樟樹 ／ 開拓前所未見之視野，生生長流

打破泥沼狀態、永保清新

創意改革者人格

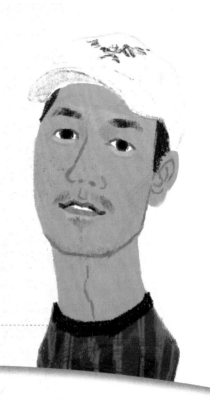

代表職業：政務官
類型人物：蕭青陽

CT25主成分是藏茴香酮，左、右旋（同分異構物）的氣味很不同，藏茴香中所含右旋藏茴香酮是沙威瑪烤肉氣味，綠薄荷中所含左旋藏茴香酮則是青箭口香糖氣味。2001年奧地利大學研究發現，此成分可以強心（激勵心跳動），活醒細胞（廢物不堆積），最明顯的效果是使人精神一振，尤其右旋的效果更佳。

芳香分子常是左旋結構的生物活性較大、功能較強，藏茴香酮剛好相反，右旋的效果更突出。

正向人格

CT25能促進新陳代謝，保持生命蓬勃，激勵人持續創新，其正向人格是「創意改革者」。做一個革命家並不容易，需讓生命一直保持熱血沸騰狀態。CT25除了能消解脂肪外，更重要

的療效是強化大腦皮質，靈活感應外界變化，隨時保持開放狀態，而非封閉運作，所以生命能一再保持熱情。

代表CT25的是張特別的專輯《我身騎白馬》，把歌仔戲唱腔與時尚電音做革命性結合，從舊元素裡創發出新穎力量，令人驚奇又回味無窮。其專輯封面設計者蕭青陽，多次入圍葛萊美獎，擅長融合新奇元素於創作中，對生命持續保有熱情，萌發新創見。

來看創意改革者的另一例子，靛藍金剛鸚鵡是瀕臨絕種的保育類動物，原生於巴西東北砂岩峭壁上，現在剩不到5000隻，雖有禁獵法規，但當地人迫於生計仍會攀峭壁去盜獵，始終無法有效保育！後來美國有位創意改革者，提出嶄新的保育計畫，將當地開發成生態保育樂園，並雇用原有盜獵者為保育員。這計畫既達成保育目的，兼顧當地人民生計，又發揮觀光教育功能。保育不必

然悲情，能發揮創意去解決問題，正是CT25的精神。所以呼應的職業是政務官，領導與決策時，需要有創意地革新，才能真正解決人民問題。

負向人格

對峙的負向人格，是長期陷入泥淖狀態的人。

比起如風吹過、煽風點火的氧化物、單萜烯、酚類等，CT25的能量特質更開放流通，能打破陷溺、永保清新，它顯現在生理功效上，是不會悶濕鬱熱，也就是能「抗霉菌」，適用於皮膚皺摺處，如趾縫、陰道、消化道等，可搭配氧化物類精油。研究發現，消化道的念珠菌感染，是慢性疲勞症候群的主成因，使得精神無法集中、容易沮喪、提不起勁、免疫力流失，即使生活規律正常，還是會莫名疲累。CT25擅長對抗身心「陷入泥沼」，讓人換種思維，願意接受多樣性，且保有耐力，肯把自己放在陌生狀態去迎接挑戰，不覺得人生是疲勞或無趣。

另一負向人格是單調刻板者。

「刻板」常是公認很健康的生活方式，固定飲食、固定運動、固定行程，但如果心態也固定了，反而變得遲滯。世界上並沒有一種完美模式，可當永遠的「憑藉」，而我們能做到最和諧健康的方式，是在「保持」之外，還要開一扇窗去「體驗」。故CT25特性也呼應有抗腫瘤作用，CT24處理的腫瘤是過度擴張型，CT25則對治另一種癌症人格，代謝遲滯、生命沒進展型。

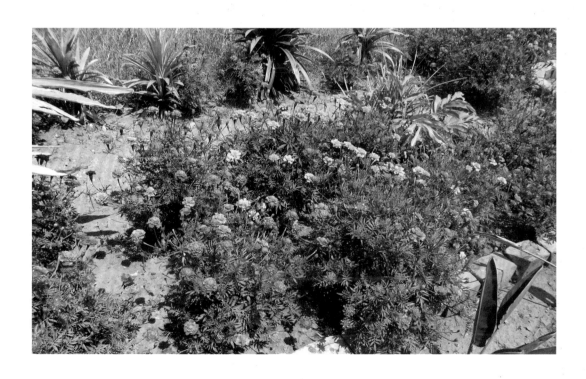

綠薄荷 *Mentha spicata*

> 情急智生，機巧善應變

成分分析

　　綠薄荷的清涼氣味讓人印象深刻，誤以為成分單純，其實組成分子頗複雜，在「茹絲的蛋」模型中是十字結構、內外兼顧的多分子精油。以左旋藏茴香酮為主，因為含薄荷酮，「甜味」較明顯。常被簡單歸類成提神醒腦精油，但它應用多元，可抗感染，麻煩如疱疹、簡單如感冒等病症都適用。

　　綠薄荷也是較安全的酮類精油。

生長背景

　　花色淡紫，葉片窄長，種名意為「長相像茅」，是具苗條靈敏特質的薄荷品種。摩洛哥的娜娜薄荷為其變種。唇形科薄荷家族有很多雜交種，共通特性是生命力強、靈光多變，故始終能屹立不搖，是

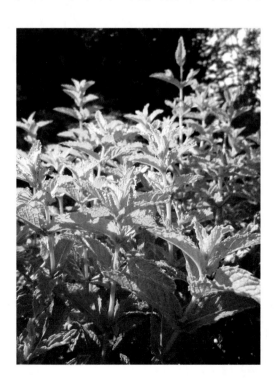

典型雙子座精油。

　　綠薄荷是比較古老的品種，它是胡椒薄荷的父親，經典古籍提到的薄荷多半是指綠薄荷。比方〈馬太福音23章23節〉，指責法利賽人看似中規中矩地繳稅，也沒有違法，卻沒實現生命中最重要的價值，公義、憐憫、信實等。經文中提到以薄荷、茴香、芹菜等香料來繳稅，薄荷就是指「綠薄荷」。這段記載除了說明當時香料等同貨幣外，綠薄荷的分布地區也是聖經時代人們生活發展的地域。另外，我們可引論綠薄荷的功效，讓人清新有變化，去思索生命存在的真正價值，而不是迷失在一成不變的生活中。

　　綠薄荷兼具利腦與清涼特性，又含有倍半萜類帶來平衡能量，它讓人以平和放鬆的態度去追求創新，變化的過程是細水長流、不躁進也不悲情。

　　綠薄荷常是口香糖的主流氣味，清涼特性加上咀嚼動作，鬆動上顎根部到頸椎最頂端，讓人達到「放鬆的專注」，這跟瑜伽、冥想靜坐頗有異曲同工之意！所以綠薄荷精油很適合用來搭配瑜伽或呼吸練習。

療癒特色

　　綠薄荷要生長得好，需要經過冬眠過程，也就是冬季下霜前擺放室外2個月，感受到寒冬能量的刺激而休養生息，之後才會長得好。即中醫講的先把陽氣收斂蓄養。

綠薄荷外涼內溫，適合個性太急躁，老怕跟不上時代，拚命填滿自己，看似活動力強，非常活躍，但常在原地空轉，創意也不見得高。綠薄荷讓人願意先安靜休息、細緻品味，隨時保持在放鬆又集中的狀態，之後才能產生強大爆發力與源源創見。但綠薄荷精油若使用高劑量，也沒機會休息，以1％才有助安定休養，用後最明顯特徵是眼睛變得清澈！

在19世紀時，摩洛哥是歐洲文人雅士與藝術家的靈感來源，這與當地生產大量香料、生活元素多采多姿有關。摩洛哥人天天喝娜娜薄荷茶，鮮少狂躁不安情緒，當然靈感泉湧呀！

綠薄荷自古是重要的抗凝結劑，中世紀常拿來加入牛奶中，防止凝結、發酵，並增加保存期限，這呼應CT25（酮類）有助於保持流動狀態，讓人生命不打結、不變稠。

它對腹部效果佳，除了能消脂、避免消化不良外，還可解除腰痠背痛。腹部與腰背是共同合作的肌肉群，使用綠薄荷精油按摩腹部，讓腹肌鬆弛舒緩，腰背也會跟著減壓放鬆，所以滿多個案雖症狀在腰背，但按摩腹部更有效。而且CT25可解除骨盆腔壓力，比方經痛、更年期男女常感到骨盆緊繃等。這除了有肌肉原理，腹部核心肌群牽動腰椎及下背，若由能量層次來看，腰背疼痛者多半是第二、三脈輪（創造力，與自我評價）較耗弱，所以腹部緊繃象徵太在意別人的看法，或過度認同大眾價值觀，難有自己的獨思創見，可用CT25多按摩腹部。

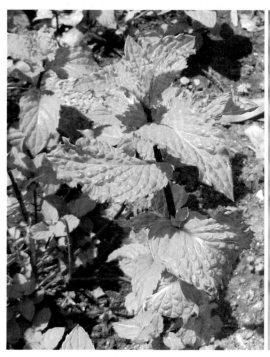
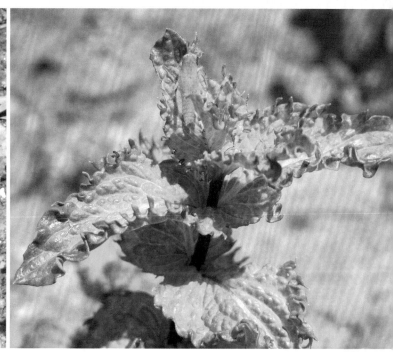

藏茴香 *Carum carvi*

> 安於恬淡、不忮不求

成分分析

藏茴香精油，以右旋藏茴香酮為主，並含有高比率的單萜烯（檸檬烯），兩者的協同作用是療效關鍵。其氣味有很強的食物連結感（像新疆烤羊肉），與一般人對芳香療法的想像與期待不同，導致藏茴香的重要性常被忽略。再次強調，跟香氣互動的感受或感動，是非常個人經驗的，很難用文字或語言傳授交流，唯有打開個人嗅覺經驗的頻譜，才會對精油有更深入的瞭解與創見。

生長背景

藏茴香算是繖形科家族裡的天仙型成員，雖高大（約60公分），但長相優雅靈秀，纖細不粗壯。它對環境敏感，喜歡生長在鄰近森林的空曠大草原上，需要多一點生存空間。

原生於中亞南歐一帶，目前全世界主產區在荷蘭北部，荷蘭是靠香料起家致富的國家，從東印度公司時代即引進，在當地應用非常廣泛，常見於麵包餅乾等食物，連荷蘭最著名的「起司」，也有藏茴香口味。

野生種的精油萃取率較高，但市場需求大，多是人工栽種，不過藏茴香很需要生長空間，種植時不能過於密集。連優美纖細的花也長得稀疏模樣。

相對於地中海溫差大，中歐的溫差較小且氣候佳、土壤肥沃，適合藏茴香的生長條件。不過栽培過程頗辛苦，需要不斷翻土，荷蘭農夫向來以勤奮專注著稱（喀爾文教派），能把藏茴香照顧得很好。

藏茴香果實長、有五稜邊，成熟後易裂開，香氣大減。九成供作香料，一成拿來蒸餾精油。藏茴香在中歐的飲食地位，相當於南歐的迷迭香、百里香，中歐主要食物（如硬麵包、乳酪）比較難消化，藏茴香能幫助消化、消解積食，適合「滿腦肥腸」型個案，處理症狀包括脹氣、口臭、放屁頻率高。

消脹氣的知名三香，是藏茴香、小茴香、迷迭香。不管脹氣的成因為何，難消化的食物、荷爾蒙變化（來經前脹氣）等，藏茴香都有幫助。

藏茴香磨粉後，還需蒸餾8小時才萃成精油，費工費時，故種子類精油通常價格不低。蒸餾完的粉渣另有用途，可出口到亞洲地區製作焚香，其沉靜幽雅的氣味，很類似希罕的沉香。在焚香裊裊中，人們希望上天聆聽到祈求，但其實人們更需要去聆聽自己的內在，這也是酮類的強項。藏茴香酮利腦開竅的靈性香味，能激勵中樞神經，與自我對話，並產生精神上的空曠愉悅感。

歷史人文

在中東地區，藏茴香自古就等同貨幣，可拿來繳稅。波斯王庫思老一世（King Khosrau Ⅰ）賞賜寵妃的財物中包含藏茴香，妃子嫌麻煩，反被國王斥責一頓：「藏茴香不但價值高，還可治病！」

英王亨利八世，與安柏琳的婚姻不受教廷祝福，索性自創英國國教，在婚姻自主權取得勝利的重要時刻，兩人的定情

物就是藏茴香。可以想見亨利八世先前處境，身邊人多保守、持反對意見，這龐大壓力與委屈使他長期脹氣，藏茴香可改善消化問題，保持口腔衛生（這在恩愛時很重要呀！），消除身體脹氣，並解除心理脹氣，讓身心變輕盈。所以遇不如意時，藏茴香或許是解決之道！

藏茴香也是中世紀有名的愛情靈藥。與其說能讓人意亂情迷、陷入愛河，正確原因是酮類激勵三腦、提振邊緣系統，使人感受力敏銳，情人越看越有趣。

不管遇到幾年之癢，看似情感變稀薄，其實是感受力變遲鈍。藏茴香的清朗，讓人願意互相包容，持續產生愛意，共同度過愛情路上的種種坎坷。

療癒特色

先問一下大家，「人人都想要快樂，但是否曾經學習過如何產生快樂呢？」或者反過來問，「怎麼樣才能避免不快樂呢？」這問題非常難回答！但很重要的判準（操作型定義）是「不能卡住」。

心情不好時，選用酯類、花香、果香類精油都不錯，另一極佳選擇是酮類！因為它能消除、排解，有助心靈消化，讓生命不卡住，也就是避免不快樂的第一步。

藏茴香是中世紀婦女的美容良方，常用來洗臉，可除皺緊膚。酮類能促進細胞再生、幫助皮膚回春。雖然CT25的刺激性比CT24、CT26明顯些，不過好處也多，能讓油光膚質，又無精打采的人，醒膚且有精神，適合加入洗面乳中使用。

藏茴香除了常與食物連結，也很適合做加味藥，當藥材不可口時加入，能把苦口良藥變得宜人，尤其適合小孩用藥。但藏茴香自己不是也不好聞嗎？怎麼能調整

其他藥材的氣味呢？因為藏茴香的底調有點甜度，加上酮類的微苦性，可安撫並降低因身體不接受藥物所引起的反胃狀態。

藏茴香也與岩玫瑰、羅馬洋甘菊、蒔蘿並稱兒童關鍵用油。治療小兒脹氣、消化不良的傳統良方，將28克藏茴香種子泡冷水6小時，每小時餵15ml。而直接使用精油CT25（3～5％）塗抹腹部、肛門更簡單操作。我幫自己嬰兒換尿片時都會塗抹它，很少出現脹氣問題。

傳統上將藏茴香磨粉外敷，可去除瘀血。換成精油CT25與CT15（永久花）交替使用，能處理跌打損傷問題。

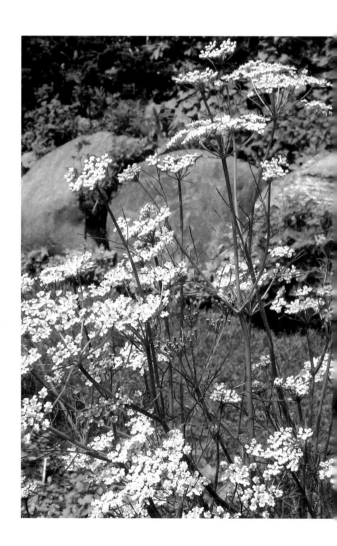

CT25 成員 萬壽菊 *Tagetes patula*

> 敢於表現自我、不畏首畏尾

生長背景

　　萬壽菊原生於中南美洲，位於現今墨西哥的古文明阿茲特克帝國（Aztec），常拿來按摩身體，強健保身，也做醫療用藥，處理胸、腹腔問題（咳嗽、除痰、腸胃堆積）。現代重要產地是印度、尼泊爾，常作染料及獻祭用花。

　　萬壽菊容易栽種，變種極多，其氣味常令人退避三舍，很少植物的花朵含有如此高量的酮類。它是小時清純、長大冶豔的類型，花瓣複雜、花色鮮豔，阿茲特克人常拿來餵雞，據說可讓雞的羽毛及蛋變得鮮豔斑斕，而且雞吃後可打蟲、不易感染。萬壽菊這種能量特質，適合想讓生命輪廓變得鮮明者。

　　印加帝國的印地安人也發現，跟萬壽菊種在一起的馬鈴薯田，比較沒有病蟲害。現在荷蘭人的玫瑰田，常混種著萬壽菊來防蟲害。不管是園圃或雞肚，萬壽菊都驅蟲、抗感染。當代再聽到某人肚內有蛔蟲，總覺不可思議，但生機飲食盛行，蔬菜容易帶有蟲卵，萬壽菊可防此傷害。

　　研究顯示，萬壽菊對蚊子幼蟲孑孓有致命力，使其無法發育，但對成蟲並不致死，只有驅離。另有研究，萬壽菊酮能驅果蠅，作用機轉是干擾其辨識系統（神經傳導），使其無法憑藉氣味找到標的農作物，也就是讓蟲與作物之間打著「氣味」化學戰，雖然酮類多有驅蟲效果，但只有萬壽菊有此「反雷達」的特殊作用。它對蟲沒真正毒性，而是放出煙霧彈，建立封鎖線好保護自己，故萬壽菊適合對自己心慌、沒把握的人，可穩定軍心。

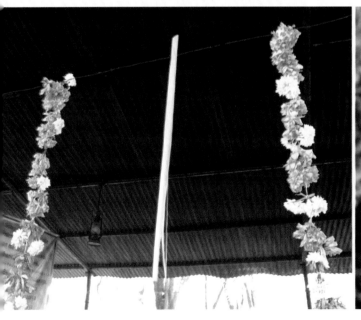

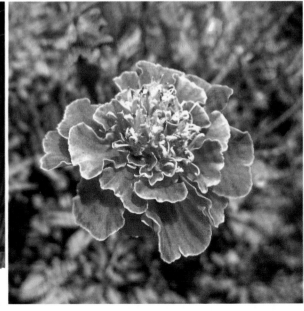

萬壽菊具有抗腫瘤作用。正常細胞會變成癌細胞，乃受體遭不當訊息啟動，萬壽菊的抗癌機轉不在於消滅癌細胞，而是能阻斷這類不當訊息，讓正常細胞不再癌化，腫瘤不再擴散。萬壽菊是個性鮮明的精油，很清楚自己，不隨便被帶著走。

療效特色

萬壽菊能抗黴菌感染、軟化粗硬角質，是很重要的足部用油。肯園早期曾邀請加拿大籍腳底反射療法老師駐店，他一看我們有用萬壽菊精油，說：「很毒，不能用。」然後心生嫌隙地辭職。萬壽菊精油的爭議性大，被IFA列為禁用，一般芳療書也說萬壽菊的神經毒性強，加上能驅蟲的功效（酮類中另有此功效的是毒性強的艾草），讓人害怕使用。當然萬壽菊不像藏茴香老少咸宜，但毒性是還好，驅蟲並非把蟲毒死。反而較需注意的是呋喃香豆素的光敏性問題，敷完要再洗掉。

樟樹 *Cinnamomum camphora*

> 開拓前所未見之視野，生生長流

生長背景

CT25特性是「在傳統裡找到新意」，而先決條件是有扎實的傳統，才得以延續，這也呼應樟樹的療癒能量。它是數一數二的長壽樹種，鄉間的老樹公很多是樟樹。台灣文獻紀錄年紀最老有1400歲，在台中縣。

全球主產區在中國長江流域（江西、浙江）、日本、台灣，其中以台灣的品質最佳，氣味好、毒性低。樟樹真正的毒性不在酮類，而是比率較低的醚類黃樟素，日本樟樹的黃樟素含量高，但中國南方及台灣的很低。

台灣以中部為分水嶺，北部是本樟、芳樟較多，南部則牛樟較多。樟樹曾是台

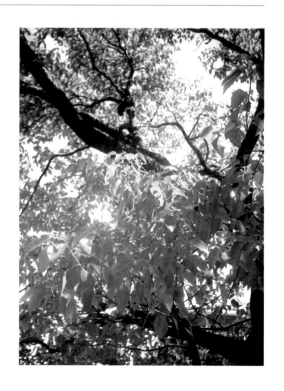

灣最重要的經濟植物，樟腦出口量達世界第一，後來被人工合成樟腦取代，加上缺乏復育而沒落。真正的樟腦氣味好聞，不是人工合成的刺鼻廁所味，毒性也比人工合成者低。

　　樟腦在中國是珍貴藥材，塗抹人中按壓可使昏厥者回魂。起死回生的作用，呼應酮類促進細胞再生、延續生命的特性。現在本樟、芳樟製品多是大陸生產。

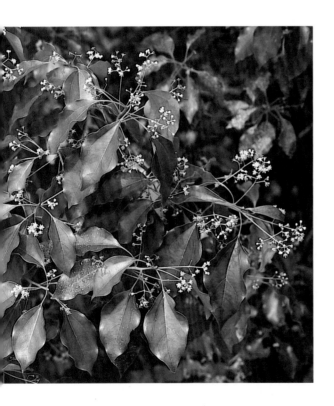

　　東晉甘寶《搜神記》中，唯一描寫的樹神是樟樹。早期台灣人與原住民都認為樹中有神，若要砍伐需先舉行嚴肅儀式，這也代表對土地有豐富的情感依賴。現代台灣人對樟樹的依存情感沒了，與土地的連結變得陌生，也逐漸遺忘原本代表「台灣味」的樟樹氣味！

療癒特色

　　樟樹精油比樟腦的毒性更低，主成分是樟腦（50%）、倍半萜烯、醇。能找到新意便是靠酮類與倍半萜烯的攜手合作。另外，樟腦與沉香醇氧化物都有抗病毒作用。樟樹精油若在濃度5%以下，約2、3天用1次，是非常安全的！對孕婦小兒亦然。不過，蠶豆症患者仍得小心或避用。

　　廣島核爆之後，樟樹是最先長出的樹種，再生力強大，不但能回魂，讓人清明開朗，對於神經與肌肉系統問題也很有效，不管是筋骨痠痛，或老化退化、慢性疲勞症候群等，樟樹能把大腦與筋肉的疲乏，一舉復甦更新。

　　CT25是運用層面多元的精油，讓人保持在永不停滯的活潑狀態，不斷迸發出新鮮創意。下次，要動腦筋之前，或感到身心停滯「卡住」時，都別忘了它唷！

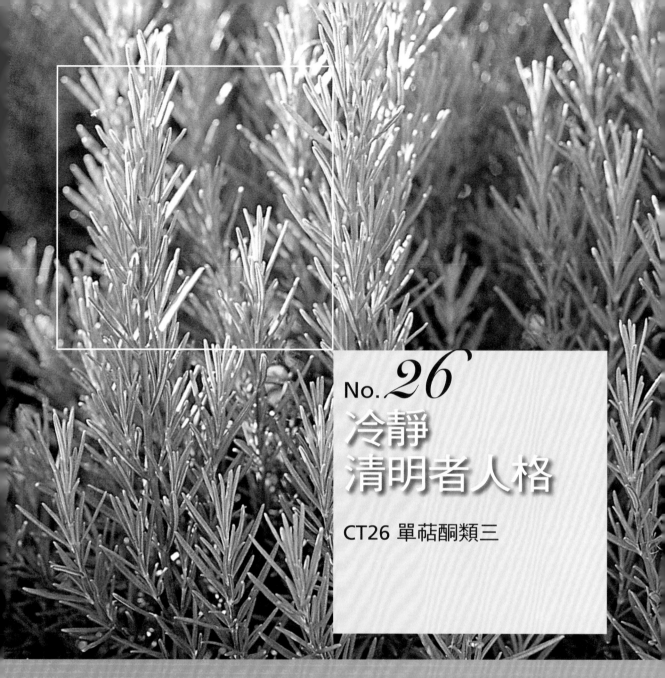

No. *26*

冷靜
清明者人格

CT26 單萜酮類三

CT26 的植物成員

薄荷尤加利 / 跳脫感官世界，潛心參悟

多苞葉尤加利 / 明哲保身，防微杜漸

樟腦迷迭香 / 走出象牙塔，免於閉門造車、獨孤求敗

馬鞭草酮迷迭香 / 興高采烈，太陽底下都是新鮮事

理智自持，不被複雜環境扭曲人格

冷靜清明者人格

代表職業：司法人員、鑑定師
類型人物：奧古斯都（屋大維）

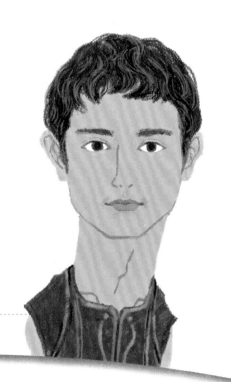

正向人格

CT26是很具身體感的油，能處理腰痠、落髮、呼吸道感染、陰道搔癢等生理功效，用後身體也立即直接感知，不像CT11、CT16那樣潛藏幽微。它畢竟是酮類精油，對神經系統的影響仍最重要，CT26讓人保持冷靜、找到自我，所以正向植物人格是「冷靜清明者」，代表人物是古羅馬皇帝「奧古斯都」（屋大維）。

西元前31年，羅馬共和結束，帝國時代開始，屋大維成為羅馬帝國的第一任皇帝，任內持續發展國力、拓展帝國版圖、提倡文學藝術，並大力獎勵農業，對芳療界也算有貢獻啦！羅馬帝國堪稱芳香帝國。不過能榮登CT26的代表，並非聰慧賢能、豐功偉業，雖然那也呼應酮類利腦，真正最符合CT26精神是他青春少年時期。可參考HBO影集「羅馬的榮耀」，戲劇或許跟史實有出入，但能讓大家更快融入當時背景環境。

屋大維是凱薩的外甥，從小熱愛念書、喜好文藝，外表像是與世無爭的文弱書生，跟崇尚武鬥的其他貴族相比，並不出色，競爭對手安東尼根本不把他看在眼裡。當時是多方勢力較勁的局面，情勢詭譎多變，屋大維得在複雜環境下成長。無奈母親是利慾薰心的蛇蠍美人，用盡手段參與政治鬥爭，連子女都淪為棋子，得不到母愛。

這些負面環境極易讓人格扭曲，但屋大維始終保持冷靜，讓自己理性地成長，並堅定個人價值，亦步亦趨地經營未來，而不是活在別人價值下，或成為環境的犧牲品，這就是CT26冷靜理智的力量。

呼應CT26的職業，則是司法人員（法官、律師）、鑑識人員，或各項鑑定從業者（真品鑑定、技能檢定等）。

負向人格

對峙的負向人格是「同流合污者」，代表人物是比屋大維晚約150年的羅馬昏君康莫得斯（Commodus）。當時環境仍複雜，但比屋大維好些因為父親是賢君，可惜他選擇漸向貪慾沉淪靠攏，無法從陰暗險惡環境下脫身，當聽到父王有意傳賢不傳子時，內心極大不安全而弒父奪王位。

基本生存、情感需求、財勢權力，這三大類複雜糾葛，並非古羅馬宮廷才有，當代生活、工作職場，甚至小孩子的世界也會面臨到。那麼，要如何在險惡環境下保持清明，不跟著惡勢力扭曲人格呢？若能多方涉獵，吸收不同領域的能量，書籍、藝術、植物等，比較能協助自我保持平衡。所以CT26並非讓人冷酷無感，而是保持冷靜，好從訊息多變的環境中找到自我本性，去追求真正想要的事物，不是一味跟著主流價值。

因此，CT26另一適用典型是被父母過度期望的小孩。

上一代的父母常把自己未實現的理想，轉嫁到子女身上。現今的父母似乎開明多了，表面沒過度期待，但「加料」的照顧，與「不講」的期望，卻帶給子女更大壓力。

近年不少傑出人士寫親子教養書來懺悔，比方沈春華曾在女兒上台前說：「如果我是你，我要做舞台上最閃亮的星星。」女兒反問：「為什麼啊？」這些看似神經大條的對話卻說明了親子間的期待差異。其實能成為幸福快樂的小孩，遠比發光發熱的小孩還要重要啊！

生存競爭的壓力，不是來自別人，總是自己家人！曾被父母高度要求或過多期待的人，長大後無論成就多高，始終無法擺脫「自己不夠好」的陰影，難以獲得撫慰或建立自我價值，肝腎功能多半也不佳。CT26是教養用油，不要被小孩不宜酮類的觀念影響，它能協助親子跳脫生存競爭的壓力與痛苦，追求自己的人生。

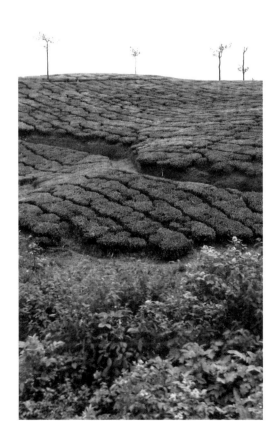

CT26 成員 薄荷尤加利 *Eucalyptus dives*

> 跳脫感官世界，潛心參悟

生長背景

它其實不含薄荷，主成分是胡椒酮、胡椒腦，但為何不叫胡椒尤加利呢？因為胡椒酮清涼強勁的氣味，如聞薄荷口味的口香糖，令人印象深刻。19世紀時，單憑嗅覺經驗的醒腦效果，它是尤加利家族中最早被商業生產的品種，不過後來發現尤加利的CT非常多，其他品種的成分與療效漸被知曉後，它也逐漸退位，換「桉油醇類的尤加利」成為大宗。

療癒特色

薄荷尤加利雖非桉油醇品種，對呼吸與溝通同樣有幫助，但更出色的貢獻是「養腎」。腎是過濾器，為何人體需要一直過濾血液呢？這項設計乃為了克服「演化」所引發的生存難題，水生動物的體內酸鹼值是與體外等同，但演化成陸生後，無法與體外環境的酸鹼值保持平衡，所以需要一直過濾血液，後來又逐漸多了淨化血液的功能。

若以抽象或能量的觀點來看，酸鹼平衡，乃陰陽平衡，可更進一步詮釋為它反映生命中的「關係」協調性。人類活在關係的網絡裡，有伴侶、親子、同事、朋友等各種複雜交錯的關係，當代電腦網路系統正呼應人類原本即存在的關係網絡狀態。因此，腎是象徵「關係」的器官。在能量層次上，難以應付的複雜關係，或太多糾葛的生存壓力、人我界線模糊成一團等問題，顯示在物質生理層次則是腎功能下降，無法順暢過濾，導致水腫、腎結石或發炎。

腎是時時刻刻受到威脅的器官，也易受關係變化而影響。洗腎患者的背後心理，通常曾經受到巨大生存威脅，多半來自原生家庭的壓力而非伴侶，例如被父母過分期待或忽略。曾有位18歲的年輕洗腎個案，視力差、走路易跌倒，做完芳香療程後雖仍需洗腎，但口語表達力、身體協調性變好、比較不會水腫。事後才透露，帶她來做療程的「阿姨」其實是母親，因為社會壓力，不對外承認母女關係。

不同的酮類，適用於不同的「溶解」，薄荷尤加利的胡椒酮適合用於心與腎，能溶解腎結石、疏通腎臟過濾功能。當過濾網堵塞時身體會感到沉重，故用後明顯有輕盈感。

另外，薄荷尤加利對於太過黏膩，或停滯的關係也有幫助，有些個案用後終於能乾脆果決地處理不合適的情感關係。總之，遇到男女關係的糾葛、失衡、沾黏，或深陷情感網中無法自拔，以及泌尿道問題等，都適用薄荷尤加利。

**CT26
成員 多苞葉尤加利** *Eucalyptus polybractea*

生長背景

相較於其他尤加利，多苞葉尤加利的個頭較小、葉片較細緻，俗名「Blue-leaved mallet」，遠看也有澳洲尤加利的藍光，又稱「藍葉尤加利」。

療癒特色

多苞葉尤加利對於生殖泌尿道感染具有顯著療效，有「性病用油」稱謂，但被貼上標籤後，反而不常被使用，因為大家並不認為這是自己需要的油。其實它作用多元，當我下精油處方時，它是最常用的尤加利品種。精油成分以單萜酮為主，所含的「隱酮」極特殊罕見，其他精油少有。

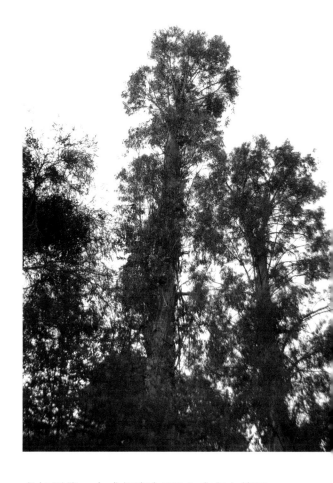

一般來說，酮類對神經系統的影響最直接顯著，雖也能抗菌抗感染但作用較不明顯。而多苞葉尤加利對於治性病有效，乃根據實際臨床的經驗，若拿回實驗室分析其成分與療效，似乎不特別。再次說明精油的療癒力在於整體調整身心狀態，與主流醫學完全是不同思維，倘若純以病理學導向，只把精油當藥用，成效自然不如預期。

如果大眾能重新看待「性病」，詮釋為「性器官感染的病」或「因愛的結合而產生的感染」，可少掉道德批判的帽子，況且性病不一定是多重性伴侶才會得，現代更多個案顯示是「對性器官疏於保養」。

根據臨床經驗，嚴重的生殖泌尿道感染（淋病球菌、念珠菌等），使用多苞葉尤加利後，七成個案在3天內會有立竿見影的效果。用法是劑量20～30％，每2小時擦1次，連續3天。酮類雖然親膚，但薄荷尤加利、多苞葉尤加利是其中較不親膚者，會稍微刺激黏膜，要稀釋使用。

如果能把疾病當作是與身體對話，另外的三成也不是無效，而是尚有其他問題待處理，得併用其他油的協同，或改變療癒方向。一般來說，精油使用高劑量時，生理療效會壓倒過心理療效，若心理癥結較需要處理，低劑量反而有效。

分享

　　舉個實際案例，這個案就位在那三成中，乖乖遵照上述用法卻始終無效。後來因為搔癢，改用西洋蓍草、茴香等純露沖洗患部，症狀稍減輕，但問題仍在，且覺得皮膚黏膜變乾澀，決定塗些植物油，這時想起尚有一點原配方油，不要浪費就滴了幾「滴」在植物油裡，反正沒效就當成患部滋潤油吧！沒想到神奇的事情發生了，2天竟然完全好了！這是代表低劑量反而有效？

　　我們來討論一下背後的致病成因與療癒機制。病毒的存在，不一定都會致病。會由性接觸感染致病者，背後通常有複雜的心理運作機轉，倒不是指性需求大，而是指希望透過頻繁的性接觸獲得安慰與支持力量，或是依賴由關係來找到自己的生存理由。所以，看似性需求，實際上是「愛」需求，這比較會發生在關係中受壓抑的一方。但是，由身體來建立關係，雖是最快速直接的方法（親子關係要靠血緣，朋友關係得靠相濡以沫呀！），卻也是最令其不安的方法。隱酮的心靈療效是「使人與世界融為一體」，包括期待被接受也都自然融為一體了，不再汲汲營營於關係的確認。

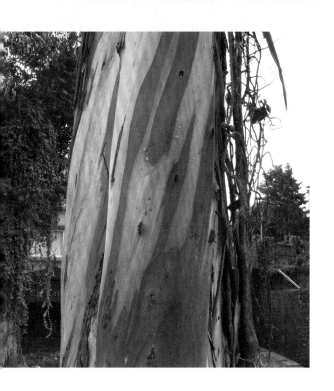

　　另一種極端則在關係中，害怕被傷害、被拒絕，而築起高牆，雖沒有實際的性關係，卻因能量耗弱，也容易發生性器官感染。隱酮，擅長與關係能量產生共鳴，高劑量時能處理生理層次的感染，低劑量時給予和諧的心靈能量，所以多苞葉尤加利會有效！免疫系統的神祕力量常超乎人想像。

　　另外，倍半萜醇有助找到心裡平衡的蹺蹺板，尤其開朗的桉葉醇，讓人不必依靠伴侶肯定就能找到自己的平衡木，協同作用更加乘療癒力。也常與薄荷尤加利併用。

CT26 成員 樟腦迷迭香 *Rosmarinus officinalis（CT camphor）*

> 走出象牙塔，免於閉門造車、獨孤求敗

生長背景

CT26成員不管是尤加利大樹還是迷迭香小灌木，生長的土地都不太富庶肥沃，呼應這些植物的生命力旺盛，並具有強大的自我保護力，能「明哲保身」。

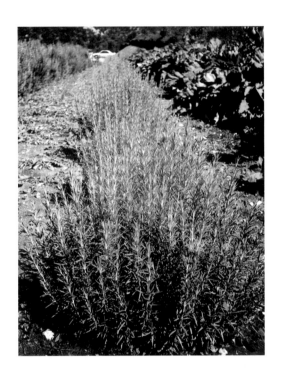

迷迭香原生於南歐地中海區，現在許多地方都栽種，CT很多，有單萜烯、醛、酯、酮、醇類等各式CT，特別能承受競爭壓力。例如Makee（法國科西嘉反抗軍的自稱）用油，乃把當地伸手可及的芳香灌木，永久花、迷迭香、百里香等調和而成，能助人抗壓與屹立，適合在逆境中艱困生存的人，或者常被忽略，或被過度重視的人。

樟腦迷迭香生長在非常乾熱之地，葉片堅硬、保水能力高，顏色帶灰顯示含酮。花朵為藍紫色，通常是歐洲庭園中最早開花的植物，具感知大地回春的能力。自古便是用來保存食物的香料，也在護膚、護髮上展現回春力，史上有名的美容聖方「匈牙利皇后水」裡的主要成分就是迷迭香。

迷迭香的藥性鮮明、應用多元，能處理肌肉痠痛、驅脹氣、利腦等。直到19世紀，醫院裡還有焚燒迷迭香來殺菌的作法。

抗感染力

當代在抗感染問題上面臨的最大危機是超級金黃色葡萄球菌（MRSA），這是一種對甲氧苯青黴素具抗藥性的金黃色葡萄球菌，根據統計美國每年有200萬人感染MRSA，這菌原本很簡單處理卻在有抗藥性之後，西藥幾乎束手無策，只能單靠病人的自癒能力，或自然療法來協助。

克羅埃西亞一教學醫院研究發現，迷迭香可有效抑制MRSA。

人工合成西藥的結構簡單、效用專一，容易被細菌病毒解碼，而產生抗藥性。最常出現MRSA的場域就是「醫院」，是這裡病菌最多嗎？其實反向思考，是醫院裡的抗生素最多。兩者關係有如監獄與累犯，經過交流出來後，犯罪技巧變得更高段。

有則諷刺漫畫，最新的恐怖分子不是綁著炸彈去自殺攻擊，而是綁著病死雞，

因為大型流行傳染病如SARS、禽流感等，已對當代人類構成極大威脅。這些新近出現的超級細菌多半抗藥性極強，源於全球濫用抗生素及畜牧業過度用藥，造成潛在危機。大規模飼養的環境是密集又惡劣，動物極易感染生病，甚至相互啄食，業者常投以大量抗生素來控制感染，但最後都進入人體內。

2006年起歐洲已禁止對家畜家禽施打抗生素！可供替代方案是改用藥草保健，例如在飼料中添加迷迭香精油提升免疫力，或噴灑在飼養環境預防傳染病等，芳療師未來出路會更寬廣，替飼養動物調製配方。雞嗅覺簡單，使用精油效果顯著，但高等動物如豬隻，嗅覺太靈敏可能會拒吃，所以如何能調出合適的動物配方，這也是一門亟待開發的學問！

療癒特色

迷迭香的抗菌力極強，對細菌與黴菌皆有效，適合用於小毛病不斷的場域，如皮膚、腸道、呼吸道、生殖泌尿道等，即使難纏的白色念珠菌都能治癒，但要搭配生活與飲食習慣較有效（例如菌嗜糖、乳製品，所以應先從少吃這類食物做起）。

迷迭香適合作日常保養用油，提振免疫力、抑制感染外，更具抗氧化功效。有項「抗脂肪腐敗」的實驗，發現BHT防腐劑的效果還輸給了迷迭香、鼠尾草。腦部有60%是脂肪，最怕自由基攻擊（即氧化）。要保持腦部健康的兩大關鍵，一是多口服好的植物油（含Ω3、6、9），提供大腦足夠養分（脂肪酸）。另一重點是抗氧化、避免脂肪敗壞，以迷迭香、鼠尾草對腦部機能的保養效果較佳。美國研究這兩種藥草後，並列抗阿茲海默症的第一名。

近年深刻描述阿茲海默症的電影有《明日的記憶》、《你的樣子》（Away from her）。片中令人感動是伴侶的相知相守，但劇情隱約可抓到脈絡，過去曾經被傷害，後來不願再去碰觸這記憶，然而就像拼圖，雖只抽出其中不想面對的一塊，卻牽一髮而動全身，讓整面記憶拼圖一起散落。迷迭香欣欣向榮的再生力，讓人願意接受生命的高低起伏，不被遭逢的巨變擊倒，未來發展雖混雜著過往痛苦，仍有勇氣朝前邁進。

莎翁名著《哈姆雷特》中，有段描述是關於迷迭香與記憶。哈姆雷特的女友奧菲莉亞，在父親被情人殺死、情人佯裝發狂、自己慘遭遺棄之後，也跟著發瘋，口中喃喃：「迷迭香，是為了幫助回憶；親愛的，請你牢記在心。」（There's rosemary, that's for remembrance; pray, love, remember.）畫家約翰・埃弗雷特・米雷（Sir John Everett Millais）有幅畫作是描繪奧菲莉亞心上布滿鮮花，任由自己下沉入水中。

現實生活中，有些人也遇到深陷惡水而無法掙脫的情形，最後只能挖去那整塊記憶，放任自己沉淪、讓感覺麻痺。其實，迷迭香是開朗的油，讓人冷靜卻不冷酷無感，與世界互動時先適度保持小段距離，好找到適合自己的對應之道，把惡水化為不死水。不需像奧菲莉亞這樣成為環境及他人的犧牲品，終至扼殺掉自我。

CT26 成員 馬鞭草酮迷迭香

> 興高采烈，太陽底下都是新鮮事

Rosmarinus officinalis（CT verbenon）

生理療效

　　若以成分含量百分比來看，是「單萜烯」迷迭香，不過馬鞭草酮是最關鍵性代表，具有著名的養肝功效，但仍需要整體芳香分子的協同作用來搭襯。近年各種實驗研究都顯示，某精油或藥草會有效，是需要整體使用，或配成複方的協同效果，只用單一成分常會沒效。如果藥廠製造了一個333養肝配方，內含馬鞭草酮33.3%、側柏醇33.3%、呋喃內酯33.3%，鐵定沒有複方**馬鞭草酮迷迭香＋側柏醇百里香＋圓葉當歸**的效果好。

　　除養肝利膽外，應用也多元，法國醫生常用來處理消化系統異常，如便祕、腹瀉、脹氣，可塗抹肛門。因為毒性高的酮類比率較少，也適合處理孕婦、嬰幼兒的呼吸道問題。感冒初期時，第一時間先用酮類最有效，可CT24、CT26純油1滴，或稀釋成10%，塗抹鼻腔內部，每半小時用1次，因為直接對治引發感冒的鼻病毒，效果極顯著。

心靈療癒

　　從長相來分析，桉油醇迷迭香長得最高大且密集，樟腦迷迭香次之，馬鞭草酮迷迭香則最舒闊。這呼應馬鞭草酮迷迭香具有清明、冷靜、透徹的力量，有如在糾葛環境中安然成長的屋大維。

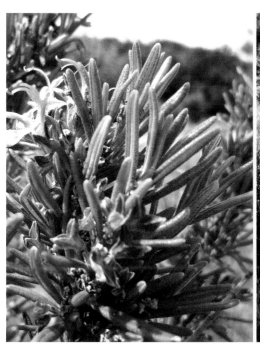

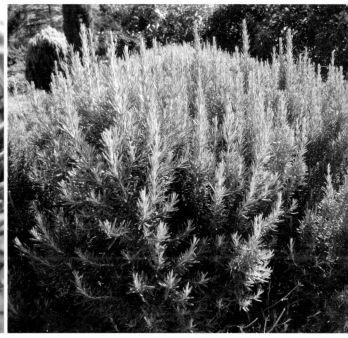

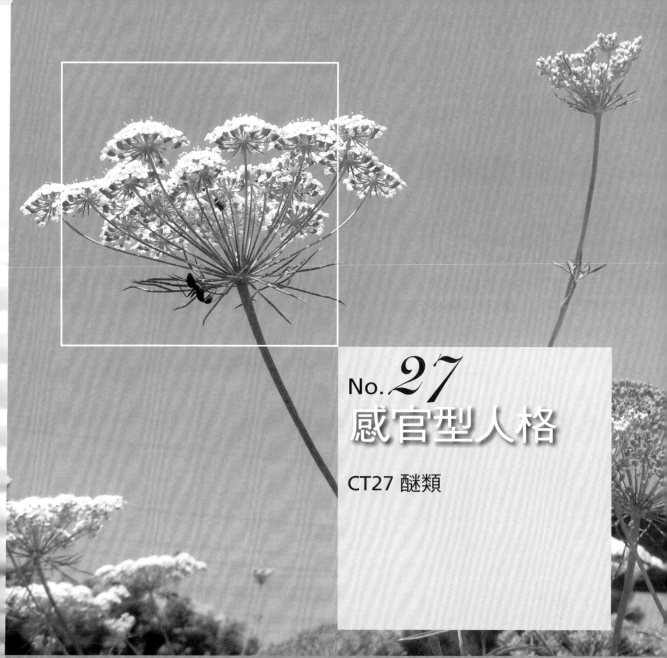

感官型人格

CT27 醚類

CT27 的植物成員

熱帶羅勒 / 不論經歷過什麼，必定有某種無法理解，而只能相信的終極意義

肉豆蔻 / 聽著心中的旋律，看見歌舞昇平的遠景

龍艾 / 釋放壓抑的憤怒

洋茴香 / 剔透玲瓏的心思，照見萬花筒般的世界

茴香 / 放慢在紅塵奔波中的腳步，讓世界塵埃落定

歐芹 / 給人生的盛宴提味，順利分解難以消化的部分

CT27 成員 熱帶羅勒 *Ocimum basilicum*

> 不論經歷過什麼，必定有某種無法理解，而只能相信的終極意義

生長背景

熱帶羅勒，即台灣飲食常見香料「九層塔」。開小白花，莖幹、葉片、花苞略帶紫色，紫色莖幹是利腦象徵。俗名多，也易跟紫蘇（以醛類為主）混淆。醛類也跟醚類同樣是感官用油，能減少壓抑，讓人暢通表達，活在感官身體裡。

熱帶羅勒，主成分是甲基醚蔞葉酚，醚類主作用是抗痙攣，甲基醚蔞葉酚還多了抗病毒作用。醚類是由酚類而來，同樣也有激勵感及刺激性，使用時要小心劑量。不同處是，酚類會強化免疫系統，醚類主要作用在鎮定安撫中樞神經系統，所以CT27擁有既激勵又安撫的特質，讓感官復甦到達知覺頂點後而得到放鬆，這是來自陽性分子的支持力量，故既為催情精油，也是助眠精油。

心靈療癒

要瞭解熱帶羅勒的性格，我們不妨回想一下常加入九層塔的菜色，跟用餐環境是怎樣的？小攤子上的三杯雞、花枝羹等，熱帶羅勒的氣味強霸奔放、生猛有力，充滿著夜市氣息。

吃完夜市後的身體感，跟其他風味料理很不一樣。第一次約會，要去法國餐廳，燈光美氣氛佳，烹調繁複、做工精緻，正如關係仍需緩慢料理中。更熟後改去義大利餐廳，比較熱情直接，烹調上有較多的食材原味。話題能聊開時，去泰國餐廳，辛香四起，無人不愛。至於上完賓館後，大概最適合去吃夜市吧！大火快炒，吮指回味。

這樣舉例，倒不是說感情越熟越不需經營，而是越熟越有身體感之後，越適宜搭配能相呼應的餐廳。甲基醚蔞葉酚的特質，可以拉進關係、卸下心房、鬆掉領帶。因此具「夜市」性格的熱帶羅勒，能幫助很拘謹的人打破自我設限，少掉不必要的束縛，當然就不會過度緊繃！

生理療效

熱帶羅勒能促進神經細胞再生，鎮定安撫神經系統，預防受病毒攻擊，對作用在腦部的病毒特別有效，例如多重性硬化症，知名大提琴家杜普蕾便是患了此症，看似肌肉萎縮問題，其實是神經系統出問題，為自體免疫系統疾病，與腦中病毒群有關。這些病毒多原生體內，與身體和平共處，但當身心失去統協力，無法再平衡共生時，就趁虛發病。其疾病人格類型是消耗太多力氣去維持門面的人，把能量全部拿來應付外在，而無力兼顧內裡。熱帶

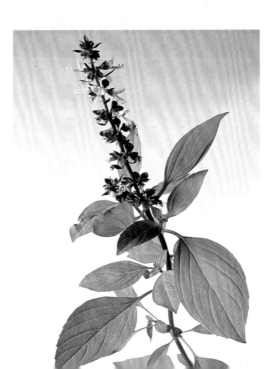

羅勒能使其放鬆，並防止多重性硬化症惡化。

　　傳統會建議老人家和青春期的少男少女，多食用九層塔，睡眠困擾者吃九層塔可幫助入眠。熱帶羅勒是重要的「轉型期」用油，比方青春期「轉大人」、產前產後、更年期、安寧療護等。當面臨人生各種轉型階段，器官神經傳導的連結與運作，有出現轉折或改變時，熱帶羅勒能讓人放鬆並支持神經系統，當神經傳導物質改變了，感官知覺也會改變，使身心有彈性地適應改變，順利轉型進入新階段。

　　部分人在老化後出現行為異常、性情乖張，甚至讓原本恩愛夫妻無法接受對方改變而鬧離婚，一般人總認為這純粹是心理問題，但很有可能是腦細胞受病毒攻擊而改變行為模式，甲基醚蔞葉酚藉由順暢神經傳導物質，去逆轉與療癒。

　　熱帶羅勒也能處理生產過後的陰道鬆弛、子宮下垂、泌乳不足等問題。

 肉豆蔻 *Myristica fragrans*

> 聽著心中的旋律，看見歌舞昇平的遠景

成分分析

　　肉豆蔻含有爭議性較大的醚類，肉豆蔻醚、黃樟腦的毒性高，但肉豆蔻中的含量不超過5％，危險性還算OK，跟酮類差不多，謹慎使用即可。

　　酮類的毒性屢被提醒，而醚類精油多是烹飪常用香料，「這些都在廚房看得到，怎麼可能有毒？」結果容易被誤用的反而是醚類。大眾對於毒性的認知，受到本身使用習慣的影響很大。

　　肉豆蔻精油中，關鍵成分是比率不高的肉豆蔻醚，它具雙重作用，既能抗腫瘤，也可能誘發腫瘤，但誘發腫瘤是實驗室裡以高濃度高頻率所做出的報告，並非實際臨床應用的結果。另外，黃樟腦（即黃樟素），其麻醉特性會加乘麻醉效果，有用藥習慣者要謹慎，過量會昏迷。而比率最高的成分是單萜烯（68％以上），可激勵神經傳導物質，讓醚類的效果更加乘。

　　「醚＋單萜烯＝嗑藥效果」，肉豆蔻讓神經系統更敏銳、感官知覺更開闊。醚類是「感性」的神經系統的調理者，酮類則是「理性」的神經系統的調理者。

生長背景

　　肉豆蔻原產於印尼的「香料之島」摩鹿加群島，後被歐洲人帶往非洲Banda島栽種。肉豆蔻樹可高達20公尺。果實約桃子般大小，充滿肉體感，果肉可食。肉豆蔻的種子比龍眼種子大些，曬乾後是重要香料，但要刨磨成粉使用，而賣相不好、零碎破損者才拿來萃取精油。

　　黑色種子成熟時，外面包覆的假種皮呈紅色，稱「mace」，曬乾（種子跟種皮會分開曬）變褐色，「mace」也有香氣可做烹飪香料或萃油，但醚類含量較低，療癒力不如種子，萃油品質較劣等，有時被拿來混摻　。

洋茴香 *Pimpinella anisum*

> 剔透玲瓏的心思,照見萬花筒般的世界

成分分析

　　主要成分是反式洋茴香腦,可提振雌激素、激勵細胞生長。它並非雌激素,是與細胞的雌激素受體結合,比人工荷爾蒙或體內雌激素還溫和許多,但仍有些爭議,可能刺激腫瘤細胞。不過,反式的刺激性通常比順式較小,洋茴香只有女性機能癌症(子宮頸癌、卵巢癌)患者需避用或降低劑量,一般癌症患者仍可正常使用,因為雌激素原本就一直存在於人體裡,不需過度擔心天然藥草會影響雌激素,而直接讓癌細胞快速成長。

　　另外含有多種獨特成分,洋茴香酮、洋茴香醛、洋茴香醇等協同作用,並非單純醚類精油。呋喃香豆素的含量低,光敏性可忽略。

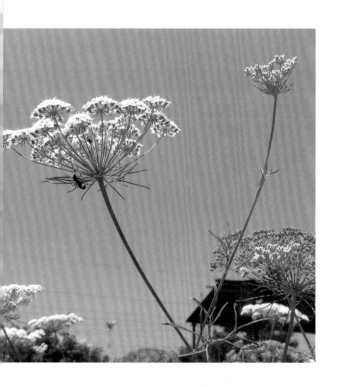

生長背景

　　洋茴香是繖形科,八角茴香是木蘭科,兩者氣味相似,西方人形容它如甘草味,有安定效果。原產於埃及,再傳播到地中海區發揚光大。小時葉片肥厚圓胖,長大是羽狀複葉。植株高約60公分,花形小、不太醒目,種子也細長小顆。

　　種子保存數年後仍可發芽,極具生命力,精油可用來提升生育力及調經(增加受孕)。洋茴香跟大部分醚類植物一樣,需要肥沃土壤的滋養,是屬於「富家女」植物,呼應它能讓人去擁抱世界的美好,並有享樂能力(跟醛類相似),這類精油都有助感官開發。

療癒特色

　　曾留學埃及10年的希臘哲人畢達哥拉斯,大力推薦洋茴香。醚類利腦利神經,使人反應敏銳、迅速應變,有助這位頭號粉絲變成大數學家。洋茴香的利神經,並不會造成失眠,是讓視野變得更清晰,其實失眠常起因於「混沌無解」的心理困擾,洋茴香反而能處理。

　　南歐有道健康又好吃的零食,稱為「Dragee」,是將洋茴香子裹上糖衣。茴香跟洋茴香都含反式洋茴香腦,嘗起來甜甜的,自古常用於飲食後清除口味,印度人在飯後吃茴香,幫助消化又口氣芬芳。

　　荷蘭人在小孩滿月時也會準備「Dragee」贈與親友,除了分享喜悅,對母親很有幫助,洋茴香可促進乳汁分泌(精油中排名第一)。通常隔3、4小時

餵母乳,而精油約2小時就代謝排出或揮
發了,無需擔心嬰兒會吸吮到乳頭上的精
油。洋茴香也是助產精油,生產時身體若
過度緊繃反而無法出力,洋茴香能幫助產
婦舒緩放鬆、順利生產。

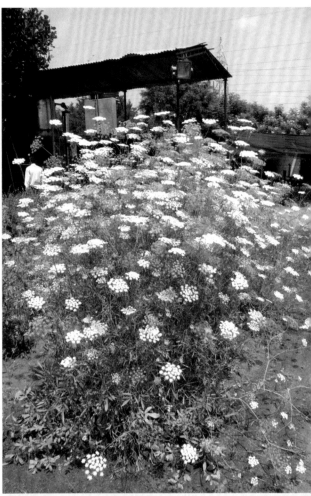

　　它是感冒咳嗽糖漿的重要成分,反
式洋茴香腦對治橫膈膜以上的痙攣,可止
咳、抗支氣管痙攣(氣喘)。最新研究發
現,腦幹會釋放某神經傳導訊息引發咳嗽
反應,反式洋茴香腦正可阻斷這種神經傳
導物質,讓大腦不會下令咳嗽。甲基醚蔞
葉酚則用來對治橫膈膜以下的痙攣。

　　洋茴香也是催情春藥,增加對自己身
體的信賴,面對身體不覺羞恥,能去擁抱
難以言喻的快樂,洋茴香可說是讓人「無
言」的精油呀!它對身體充滿理解,有
別於利腦的酮類。畢氏是希臘時代的數學
家,跟現今科學家不同,當時比較像宗教
家,是用身體來感知這世界。

　　感官全面打開、放鬆後,自然能安
眠,洋茴香能助人「睡場好覺、作個好
夢、做場好愛」。

　　也是常見的飼料成分,可刺激生長,
且甜甜的,貓狗鳥豬等動物愛吃。拿來餵
乳牛,可增加乳汁分泌,但成分不會進入
牛奶中。

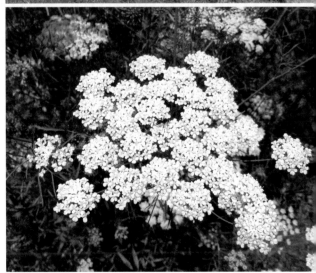

茴香 *Foeniculum vulgare*
CT27 成員

> 放慢在紅塵奔波中的腳步，讓世界塵埃落定

成分分析

　　成分類似洋茴香，所含反式洋茴香腦較少些。從「茹絲的蛋」模型來看，洋茴香的微量芳香分子如星羅密布，茴香則多集中在上方，故它對神經系統的影響更突出。

　　若改以溶劑萃取，精油易凝固，因為香豆素比率高。

生長背景

　　茴香也是繖形科，但跟洋茴香是不同屬種。茴香原生於地中海區，喜歡生長在海邊或水域附近，體型高大，野生可長到2公尺，開著醒目黃花。洋茴香則多生長在內陸，體型較矮小，約60公分高，花也嬌小。兩者皆對通乳、通經等女性機能有幫助，但茴香的能量特質偏陽剛。

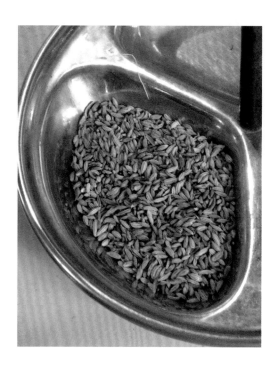

　　西方人常食用茴香的莖幹，口感如芹菜，也適合與魚類共煮，東方人則較常用茴香的種子。

　　母山羊喜歡吃茴香，奶量變多且品質佳。來做個簡單比較，羊的脾氣硬，比較呼應茴香的能量屬性，牛則溫和柔軟，較像洋茴香。

　　伊朗的實驗室研究發現，太過陽剛、腎上腺發達，或毛髮濃密的女性，例如墨西哥女畫家芙烈達・卡蘿（Frida Kahlo, 1907～1954），可用茴香精油來調節改善。臨床也發現攻擊性過強的人，用茴香能產生大共鳴，情緒安定，不會如猴子般蹦跳。

歷史人文

　　馬拉松長跑（Marathon）希臘文原意是「茴香」。公元前490年，人數不及一萬的雅典部隊，在一個因長滿茴香而命名的平原（Marathon）上，奮勇對抗十倍陣容的波斯大軍的侵略。當時派出城中最善長跑的使者斐迪匹德斯（Pheidippides）前往斯巴達求援，未果，斐迪匹德斯又不眠不休地跑回戰場迎敵，最後雅典人竟以寡擊眾，在「茴香平原之戰」中獲勝，欣喜若狂的斐迪匹德斯立刻又一口氣跑回雅典傳達喜訊，但體力透支而亡。其紀念雕像手上拿著茴香枝幹，象徵「耐力」。

　　羅馬士兵也常把茴香戴在頭盔上，象徵勇敢與耐力。

　　茴香種子在發芽時需要全暗的環境，也呼應它有耐力，並深知寧靜的力量，

「在安靜狀態下才能謀定而後動」，故茴香適合「無頭蒼蠅」型個案、社交生活過度頻繁者，或是風元素過多、「腳不著地」型的人使用，茴香可幫助這類人士安定下來。

療癒特色

古代宗教齋戒禁食時，嚼食茴香種子可止飢耐餓。現代研究發現，茴香會影響下視丘的厭食中樞，及攝食中樞，在空腹時吸聞或進食前嚼食，可抑制食慾（可用來減肥），但吃飽後吸聞或嚼食則幫助消化，或開胃（讓人想再來一碗），因為它影響大腦的不同區塊。

印度傳統醫學阿輸吠陀療法中，茴香多用於治療Vata過高者，可安撫鎮定過於活躍的神經系統及生活節奏。某年米蘭時裝展的海報標語是「對抗紙片人模特兒」，茴香除了止飢，也能穩定神經系統，不會變成厭食症。也適合容易想得太多、行動停不下來、喜歡用吃來發洩情緒的人。

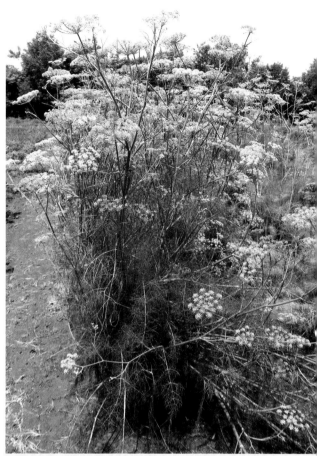

茴香可拿來處理蛇、蟲、蜜蜂叮咬等外來毒傷，也可養肝、解肝毒，特別是酒精導致肝臟毀損，或神經細胞傷害（酒精中毒引致大腦神經細胞變形），英國著名藥草家卡爾培波便有此種用法。

茴香亦可保護眼睛、強化視力。傳統是將茴香種子熬煮浸泡後，用來沖洗眼睛，舒緩搔癢、乾澀，及視力模糊，也可拿來清洗生殖泌尿道。現在我們直接使用茴香純露（不是精油）更方便。

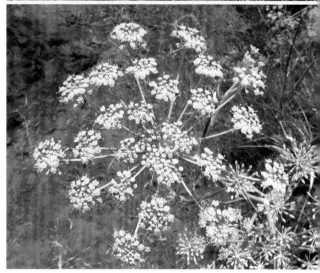

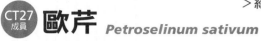

歐芹 *Petroselinum sativum*
CT27 成員

> 給人生的盛宴提味，順利分解難以消化的部分

成分分析

歐芹精油的醚類成分，比其他醚類精油複雜，除了肉豆蔻醚外，有多量的芹菜腦，具有解毒功效，內外毒皆可。也是最新的抗腫瘤研究來源，美國農業部把歐芹列為可抗腫瘤的重要研究藥草。

它含有等量的醚類和單萜烯，對體內訊息傳導物質、內分泌、和神經系統的影響大，能促進細胞再生，讓人對外界保持敏銳反應。

烹飪用的品種是皺葉歐芹，萃取精油用的品種是平葉歐芹，醚類和單萜烯含量較高。

療癒特色

歐芹很重要的功效是利尿，能處理泌尿道系統的結石。通常能利尿的精油都太涼性，但歐芹是溫熱性，最適合女性水腫問題。

歐芹是重要的女性用油，可調節女性機能、促進排卵、通經。也是懷孕生產用油，包括產後促瘀血排出、產前的靜脈曲張、痔瘡等問題。一般性瘀血以永久花效果最好，但產後排瘀血則以歐芹占上風。尤其是高齡孕婦產後必用，更年期婦女使用則帶來回春感受。CT27可放鬆身體，讓人體會生之樂趣，適合跟果實類精油調和，組成生命的美味關係。

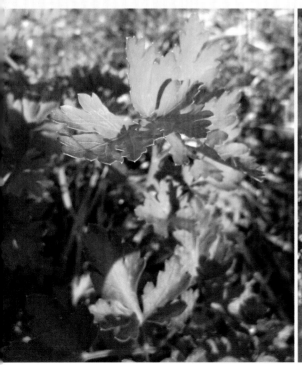

↑ 平葉歐芹

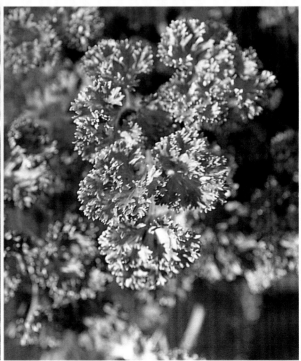

↑ 皺葉歐芹

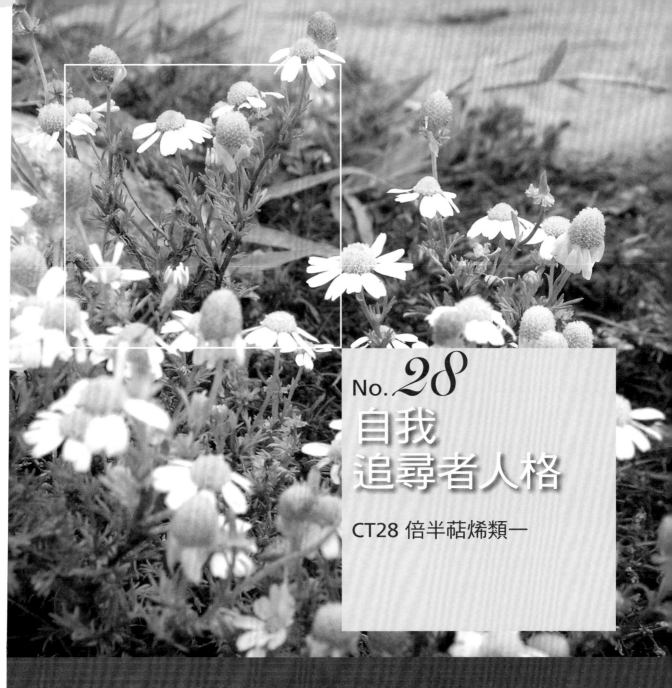

No. 28

自我
追尋者人格

CT28 倍半萜烯類一

CT28 的植物成員

西洋蓍草 / 重建神話中的秩序，不再因瞬息萬變的表象而搖擺

德國洋甘菊 / 無處不在的奧援

摩洛哥藍艾菊 / 為自己發聲，表現自我

南木蒿 / 開放自我以接觸未知

沒藥 / 力挽狂瀾，扭轉不可收拾的局面

（此時可用其他的消炎精油），過敏則必然體內有發炎（此時適用CT28）。

CT28的消炎效果並不特別出色，不同的部位（或器官組織）各有擅長的消炎精油，比方肌腱問題以醛類最佳，泌尿系統則CT30。就連一般性皮膚消炎，CT30或鬱金、金盞菊等黃色精油，都勝過CT28這些藍色精油。那麼CT28真正厲害處在哪裡？生理功效是「抗敏」，心理療效是「往下挖掘自我」。

過敏的機轉很複雜，當無害異物（花粉）進入體內，漿細胞辨識後，派免疫細胞去殲滅，並製造出對應的抗體儲存在肥大細胞內，之後每次花粉再進入體內就引發抗體出動，發出警報訊號，身體為抵抗異物入侵，製造大量「組織胺」引發各種發炎狀態，包括耳鼻喉及開竅部位過濕或過乾，黏液增多、流鼻涕、流淚、喉乾、咳嗽、皮膚紅腫（血管變薄變通透）、發癢、頭痛等。

一般處理方式是先消炎、解除症狀，這類藥物多半是「抗組織胺」，不過它只關掉體內警報系統，若真有其他可怕異物入侵反而降低了免疫反應。而想找出過敏原，並在生活中完全避開，也不是件容易的事。根本解決之道，是學習如何與它和平共處。因為先假設外來異物都是壞東西，得全面封殺，就像封鎖網頁的彈跳視窗，可擋掉一堆廣告，卻也可能擋住外來重要訊息。所以抗敏關鍵是訓練調教「受體」，接收訊息後不要動不動就反應，把外來物全視為危險敵軍。

而其人格屬性方面，免疫反應是自保，但過敏是過度自保，身體判斷系統很嚴苛，通常有潔癖、極敏感、自信不夠，別人無心卻常自覺受傷害，便將所有可能不利自己的人事物都排拒在外，過度保護自我，跟世界很難相處。

倍半萜烯主要影響細胞膜上的受體，增加其耐受力，CT28關鍵成分能帶來自我連結的能量，讓人瞭解自己價值所在，不用靠外在成就來證明，因此「容受度」提高，較不怕受傷，信任外在世界，抱持開闊的心，好相處，不過度防衛，無需跟別人紅海廝殺，就能好好作自己。

CT28極能自我療癒，讓身心質地變強，但病徵不會馬上解除，因為需用一段時間，待細胞受體再生，抗敏效果才見效，不像一般消炎精油效果快，它適合低劑量長期使用。

最關鍵成分是「母菊天藍烴」，其實它是多種成分的通稱，早期因顏色太深難以辨識物理特性，被視為神祕成分，但在樟樹、纈草、穗甘松等精油裡都有。母菊天藍烴本身非倍半萜烯，倍半萜烯是它的前趨物，所以去搓揉CT28的植物並不會看見藍色，是經過蒸餾（高溫、酸作用、去氫化）的生化反應才轉藍，變成母菊天藍烴（高溫並非必要關鍵，CO_2萃取的德國洋甘菊精油也是藍色，因為經過脫氫化過程）。

母菊天藍烴的色澤變化很大，氧化後會變墨綠色，再氧化就變成棕色，我們從色澤可約略判斷這精油幾歲了，不過臨床發現氧化對其療效影響不大，消炎力或許稍降，但與自我連結的能量與療效仍在。

CT28另一重要協同成分是「α沒藥醇」，這是種倍半萜醇，「消炎」效果勝過母菊天藍烴，能解除由組織胺的訊息所引發的過敏症狀。市面上大部分面霜都含有人工合成的沒藥醇，但主要目的不是消炎抗敏（因為劑量很低），而是安定皮膚，避免一般性皮膚對此面霜產生特別反應。

西洋蓍草 *Achillea millefolium*

> 重建神話中的秩序，不再因瞬息萬變的表象而搖擺

生長背景

四大藍天王中，西洋蓍草是母菊天藍烴含量最少、精油色澤最不藍，不過仍端視產地與品種差異，中歐（奧地利、匈牙利）生產的就很藍。精油成分還含有酮類（CT28成員皆有），及能消炎的倍半萜內酯。

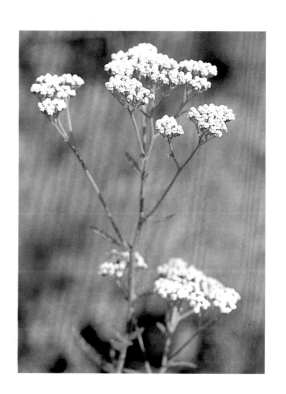

西洋蓍草喜歡陽光，能耐乾旱、貧瘠土壤，是吃苦型植物，但在遮陰下會蔓延亂長，甚至被視為雜草。原生於中歐及東歐（藍色精油多為歐洲特產），現蔓延至全歐洲，連美洲、中國都有生產。

藍色精油主要萃取自花（但花揉不出藍色），花形一朵朵如傘，易被誤認為繖形科，其實是菊科蓍草屬，有菊科典型的羽狀葉。菊科精油有「消炎」共通點，德國洋甘菊、羅馬洋甘菊皆是。

歷史人文

屬名「Achillea」，即古希臘戰士阿基里斯（Achilles），傳說他拿西洋蓍草為士兵療傷，有止痛、促進傷口癒合等功效。但療傷藥草很多，唯獨西洋蓍草是以阿基里斯來命名，兩者自有獨特連結！

特洛伊大戰前，阿基里斯的女神母親預見他會死、要求別去，但他執意上戰場，表面上看似不服輸、要對抗命運，實乃既接受命運安排，又選擇忠於自己。重點不是要對世界證明個人價值，而是體認到自我實現是在戰場上，就算戰死也安然

沒藥 *Commiphora molmol*

CT28 成員

> 力挽狂瀾，扭轉不可收拾的局面

生長背景

CT28中唯一的非藍色精油。含有沒藥醇，可消炎，適用口腔問題，如牙痛、嘴破。另一品種「紅沒藥」，含的沒藥醇比沒藥還多，消炎效果更佳。

沒藥屬中約60個品種產有樹脂，其中6種有做商業生產，但常混在一起蒸餾精油。

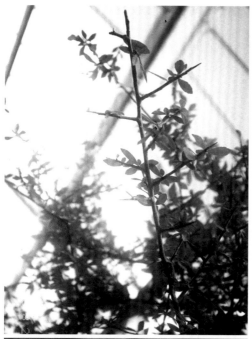

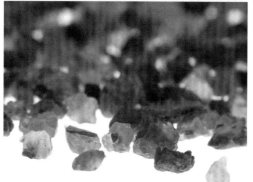

沒藥樹矮小多刺，長相如非洲乾旱荊棘般苦情。主產地是東非、阿拉伯半島南部、索馬利亞一帶，此區堪稱全世界最兇險的海域、非常貧瘠的窮山惡水之地。

療癒特色

沒藥樹脂常用於焚香，傳說是東方三博士送給耶穌的三樣禮物之一，為死亡到超脫的象徵。沒藥的心靈療效，是幫助人從破敗到整合。

精油是由樹脂萃取，常有雜質，呈現磚紅色澤。倍半萜烯這類大分子，氧化後常會變黏稠，沒藥尤其明顯。樹脂與磚紅色澤也對應生殖區與黏膜的能量，能處理陰道乾澀、黏膜受傷等。

沒藥精油的結晶長相，有一種嚴肅感，彷彿對所追求的目標很清楚明確，這性格呼應它有調節生命節奏的功效。比方甲狀腺機能亢進，使用馬鬱蘭或依蘭的效果不錯，但用沒藥的反應最佳，CT28＋CT29是經典處方。

甲狀腺是身體的配速器官。每當去不同地區教課，常明顯感覺自己步伐有了變化。生命節奏易受環境或周遭氛圍所影響，一旦抓不到自我步調，容易出現甲狀腺機能問題。過慢或過快都可用沒藥調節，適合因應現代主流價值的號召，而義無反顧投身快速節奏的人們，慢慢找回自己的節奏與價值。

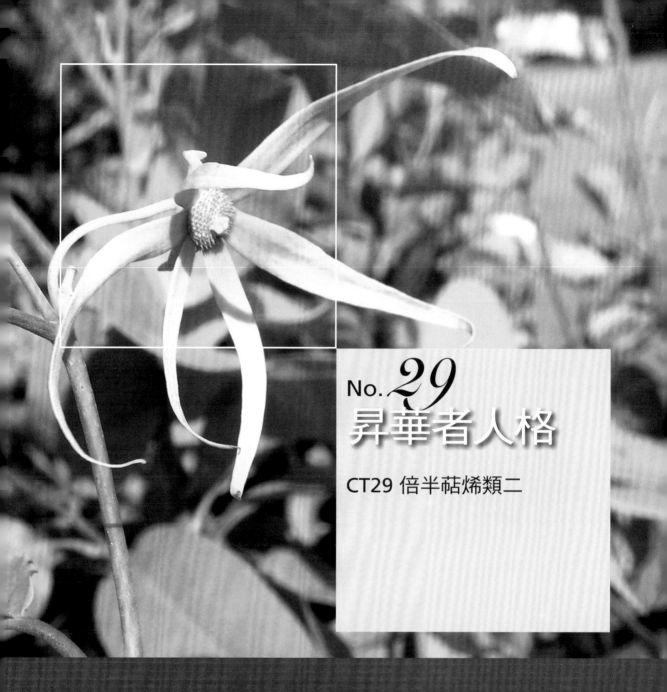

No. 29
昇華者人格

CT29 倍半萜烯類二

CT29 的植物成員

穗甘松 / 原諒所有的背叛與謊言

纈草 / 戳破妄念，凝神收心

蛇麻草 / 從麻木不仁、槁木死灰中甦醒過來

維吉尼亞雪松 / 提升自覺，肯定自我存在的價值

依蘭 / 生機盎然、朝氣蓬勃

用愛、慈悲、原諒，
來超越苦痛、撫平疙瘩

昇華者人格

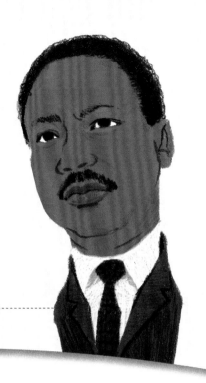

代表職業：運動先驅、推廣人員
類型人物：馬丁路德・金恩

CT29成員除依蘭外比較冷門，卻最適合現代人日常多用！因為CT29對「血清素」影響最大，這是攸關快樂的訊息傳導物質，能讓人平靜祥和。因此CT29分量夠重卻又舉重若輕，協助人面對世間各種苦痛。

傷害而失去信念。這種榮辱不驚的強大自我，能帶來慈悲與原諒的能量，欣然放下過去種種，這跟抹去、否認、壓抑是不同的。芳療臨床發現，處世態度常跟身體狀況有相關，血清素濃度較高的人，比較容易放得下。

正向人格

傷口永遠不會憑空消失、只是癒合。倍半萜烯的止痛作用，並非「遺忘式」當做沒發生過，也不是「噫想式」把吃苦當吃甜，而是「超越式」去穿透苦難。有位受迫害者自述「這些年來我最大的恐懼，就是怕會失去對施暴者的愛與慈悲。」基督教強調「愛」，佛教強調「慈悲」，講的都是超越苦痛後，仍願意執著於自我追求。

倍半萜烯與自我連結，並非讓自我膨脹，而是了解自己價值，不因外界

負向人格

「臥薪嘗膽」型人格。用眼前的小痛苦好提醒另一種深層痛苦，或用更深的痛苦好遺忘淺的舊痛苦，終至深陷「苦難池」裡，不敢有任何想望與追求，也不允許自己再擁有快樂與被愛的能力。

其實，臥薪嘗膽的重點，不在復仇或討回公道（revange），而在能復活（revival），活出自己的生命價值。例如《小腳與西服》書中主角張幼儀女士，受到徐志摩迫她簽字離婚的羞辱

後，並不是封閉自己假裝沒事發生，也不是讓情緒啃噬掉自我，她選擇繼續進修，成為中國第一位女性銀行家，後來還活得相當長壽，可推想其身心狀態良好，並非為別人看法賭一口氣，而是認清自己的價值，相信自己活在世界上是有意義的，不會輕易再受別人傷害。有人奉她為現代新女性的先驅。

CT29「昇華者」的呼應職業比較特殊，或許不一定是專門性工作，但的確投注大量時間與精力於其中，它是各式運動的先驅者（如黑人平權運動馬丁路德·金恩、台灣農民運動先驅李偉光），或是理念的推行者（如關懷流浪動物協會人員、原住民文化復甦工作者），以及各界的推廣人員（如親善大使、代言人等）。因為是先驅者，遭遇的困難比別人多，或許自己就曾經是受害者，卻能拋下傷痛陰影，將內在力量昇華後，致力於運動與理念的推廣，讓世人注意到弱勢族群的聲音。

一般人即使沒有深刻苦痛，但生命裡總會遇到一些疙瘩，比方在工作職場中格格不入、備感威脅，該如何自處？打算跟花花公子型男友結婚，要怎樣釋懷他先前的風流帳，不被嫉妒情緒啃蝕掉眼前幸福呢？如果伴侶出軌後想回頭，自己也願意復合，接下來要如何放下陰影，真心接受對方？各種生命「疙瘩」都可藉助CT29超越與原諒的力量。

CT29的生理療效

❶ 助眠兼護膚：

人需要睡眠讓肝臟進行毒性代謝，神經傳導物質也在睡眠中完成重要工作，所以睡眠失衡不但嚴重影響皮膚，對健康及情緒的影響更大，讓免疫、神經、內分泌等系統大紊亂。CT29同時能處理睡眠困擾，及養顏美容功效。

能助眠的精油很多，要依失眠狀況來選擇合適油，並非越重量級越好，殺雞用牛刀反而不好使！小孩因恐懼不安而睡不著，可用CT7（酯類），提供溫暖的照護與支持。因用腦過度或太焦慮而無法入睡者，可用CT27（醚類），作用於中樞神經，解放過度運作的大腦。需要愉悅圓滿感才能安眠者，不妨使用CT1。

至於重量級的CT29，專治嚴重型失眠，患者或許表面風光、功成名就、自我感覺良好，卻需長期服用安眠藥或鎮定劑，因為內心深處有一角落，隱藏著沉重的卑微或失落，遠超過一般的焦慮不安，嚴重時甚至覺得自己不值得活，基本生存受威脅。CT29可安撫這類個案。

❷ 處理肌肉痠痛：

適用對象如美國動作影星「阿諾」，身材嚴重變形，被諷刺其經典台詞「I'll be back」要換成「Oh my back」了。處理肌肉痠痛是CT29最常被人忽略的功效。根據實驗研究，鬆弛肌肉最有效成分在CT29裡幾乎都可

找到，但臨床效果卻不見得勝過CT8、18、27等，因為疼痛的機轉複雜，得考慮成因來選擇精油才有效。例如CT18（醛類）擅長處理急性發炎，CT23（酚類）對治長期姿勢不良或壓力導致疼痛，CT29則適合處理「心因性」疼痛，自覺卑微、受打壓、抬不起頭，常感到渾身痠痛的人。由於CT29能處理較隱微的身心問題，若個案抱怨失眠或痠痛，卻講不出特別原因時不妨一試。

❸ 處理內分泌失調、女性機能問題：

特別是因糾結多年的複雜情緒而引發女性機能病變，例如某知名模特兒經紀人，罹患子宮頸癌零期，拿掉子宮後產生潮紅盜汗、情緒起伏等類似更年期困擾，她先前就有嚴重的情感失落，曾跟號稱台灣最紅的牛郎交往多年，身心均受到巨大波瀾。

CT29少有使用禁忌，唯一需留意是孕婦要1％以下，因為它有調節荷爾蒙的緣故。

❹ 鎮定用油：

歇斯底里、情緒失控等適用CT29。也能處理因情緒引起的消化問題，例如緊張造成平滑肌痙攣、消化液分泌異常，可稍高劑量與頻率來使用。另外，CT29是過動兒適用油，其成因複雜但仍有機會被逆轉，纈草是德國用來治療過動兒的著名處方藥草。

❺ 能影響血清素：

人的身體有多種神經傳導物質，血清素是目前最被瞭解與重視者，它能讓人感到沉靜安定，有關的開發藥品很多，如「百憂解」，作用機轉是把被擋掉的血清素回收再利用，以提高其濃度。不過人體的血清素問題，通常不是血清素不足，而是受體接收不良，就像和平使者已來到，但大門不開，仍得不到拯救。CT油中對血清素影響最大是CT29，「依蘭」可影響血清素的比率，其他成員則影響受體。由成分分析，單萜烯影響神經傳導物質，倍半萜烯影響受體接收度。

血清素的作用多元、影響很廣，因為生殖、肌肉、消化、神經、皮膚、呼吸等系統，都找得到血清素受體。曾有位長期咳嗽的個案，尋求各類療法都沒起色，最後接受血清素提升療法才止咳。另一位是心悸胸悶，因長時間睡眠不足導致血清素調節失常所引起，也適用CT29。

現代醫學屢有突破性的新觀念，從血清素下手，比早年對治中樞神經更容易且有效，另一當代最熱門研究是由消化道引發的雜症，例如補充乳酸菌或木寡糖來治療失眠。到頭來，誰是病症根源？誰才是救星？難以蓋棺論定，因為身體的運作太複雜了，牽一髮而動全身，我們僅能在每個環節盡量達到身心平衡狀態。百憂解或CT29雖非萬靈丹，但血清素的多元作用不容忽視，下次若遇到使用其他精油都效果不佳時，不妨試試CT29改由血清素來下手，或許有令人驚豔的結果。

CT29 成員 穗甘松 *Nardostachys jatamansi*

生長背景

穗甘松原生於海拔3500～4500公尺高的喜馬拉雅山區，包括印度北部、尼泊爾、中國、不丹等。多半是野生，很少人工栽培（中國、部分印度才有）。

個頭矮小，植株約10～60公分，根長約20～30公分，也就是地表上下約略等「矮」的山邊不起眼雜草，但當地人視為神聖無比的藥草。同區鄰居有印度杜松、西藏黃連、藏邊大黃等，都是知名藏藥材。西藏傳統藥方常加入穗甘松，彷彿缺少此味，藥方就不靈。傳統常用來作生髮水。

穗甘松多生長在25～45度的斜坡上、加上高海拔，採收很艱難。而且僅秋天（10～12月）可採，此時喜馬拉雅山區已天寒地凍，山區居民又沒啥現代設備，非常辛苦。另外，穗甘松有個特殊生長習性，如果某年下雪過早影響採收進度，改延到隔年夏天5～6月採收，會造成冬天無法足夠休養生息，再隔年會長不好，嚴重時甚至絕種。

以2～3歲的品質最佳，根部氣味較濃，倍半萜烯含量多，療癒力強。主要供應藥材市場，用於藏藥、印度傳統醫藥阿輸吠陀、中藥，市場需求量很大，易遭到濫採。精油是由根部萃取，採完曬乾後再蒸餾9～18小時，因為大分子在蒸餾後期才出現，有時含量不足還得延長蒸餾時間，而且過程中容易凝結在冷卻管裡，加工製程麻煩，精油價格不斐。

歷史人文

穗甘松自古就高貴出名、受人推崇，聖經《約翰福音第十二章第三節》記載，馬利亞以真哪達香膏（即穗甘松）禮敬地塗抹耶穌，猶大看了很有意見：「不該如此浪費！應該把香膏賣錢去救濟窮人。」耶穌回答：「且由她去吧！因為常有窮人與你們同在，只是你們不常有我。」

這段對話很具象徵意義，但得跳脫教義宣傳才能理解它。耶穌口中的窮人指的是「物質」，我指的是「精神」，不切實際的香膏則具穿透兩者的力量。耶穌的回答並非不體恤窮人，而是間接說明：「人的一生總是一直要去面對物質的課題，卻容易忽略掉精神性靈的重要性。」

當代醫學研究發現，精神能量也需要有物質基礎，即神經傳導物質，耶穌這席話間接肯定了血清素的重要性。最後耶穌帶著穗甘松的氣味，度過受難過程，以「寬恕」超越了苦難折磨。

寬恕與原諒，在芳香療法國度裡有另一個名字，就是「倍半萜烯」。

療癒特色

穗甘松精油成分複雜且珍貴，單是倍半萜烯就很多種，加上倍半萜酮、倍半萜醇的協同作用，對於腦部（下視丘、腦下腺、邊緣系統）以及神經傳導物質、受體的影響作用強。適合因心理糾結引起失眠、頭痛、皮膚問題（蕁麻疹、乾癬）等，究其根源，這些人多半深陷物質界，過度為金錢或兩性關係煩惱。穗甘松可助人超越物質，也適合不知活著意義何在的個案，穗甘松能讓人在這世上活出重量。

CT29 成員 繚草 *Valeriana officinalis*

> 戳破妄念，凝神收心

生長背景

繚草是穗甘松的歐洲表親，歐洲人稱穗甘松為「喜馬拉雅繚草」，這兩種植物的療癒屬性滿接近。但繚草生長在平地，植株較高，約150～200公分，而穗甘松長在高海拔，身材較矮小。

繚草花形嬌美醒目，整株植物卻透露出不善氣味，尤其根部最濃，很少人能忍受這象徵「真相」的氣味，繚草的心靈療癒是揭露真相並能釋懷。不過貓鼠類小動物倒很喜歡聞它，還會舔舐滴了繚草精油的擴香石。

繚草容易生長，在歐洲普遍可見，但精油是由根部萃取，蒸餾費時，價格不低。精油的成分複雜，CT29成員多半有獨特成分，繚草醛是它特有的倍半萜醛。

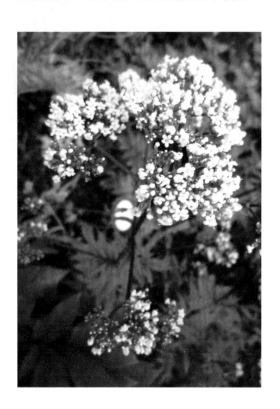

藥草所含成分比精油豐富些，歐洲自然療法常用。

療癒特色

自古為著名的失眠良藥。不同文化、環境對治失眠有不同需求，地中海型氣候區的失眠者，常用薰衣草獲得母親般撫慰；嚴肅的中歐人則較常用「如實面對真相」的繚草。德國在70年代開始很多研究，包括治療過動兒、神經失調等，繚草精油對於多種神經傳導物質的作用強大，安撫神經、治療失眠的功效遠勝薰衣草！

對治歇斯底里、精神恐慌、極度焦躁、夢魘的糾纏、往事耿耿於懷（如伴侶劈腿）等，它讓人有真相大白的感覺，願意接受生命中有美好光亮，也有破洞陰影，不需要去粉飾太平，所以可任情緒來去而不陷溺，逐漸釋懷後，讓生命在平和中繼續往前，這是血清素的功用。CT29適合每日泡澡使用。它也能引夢，且少見驚嚇夢（單萜烯比較會出現），因為它不會一下就劇烈翻攪潛意識。

繚草近年也成為「德國式撒隆巴斯」的主成分，因為它能平和面對生命的光亮與陰影，不去硬撐，肌肉自然不緊繃。**CT22＋CT29＋聖約翰草油**，處理肌肉痠痛問題很有效。

> 從麻木不仁、槁木死灰中甦醒過來

CT29 成員　蛇麻草 *Humulus lupulus*

生長背景

蛇麻草為大麻科，關鍵成分律草烯帶有些許麻醉效果。

又名「啤酒花」，但加入麥中一起釀造的並不是它的花，而是很美麗的果實。回顧啤酒的歷史，最早並沒加入蛇麻草，直到約9、10世紀，德國人在釀造蒸餾啤酒時，意外掉入蛇麻草果實，結果發現這批啤酒略帶苦味更回甘，而且保存期限更長久，從此蛇麻草與啤酒焦孟不離。由這段歷史也帶出了蛇麻草的重要功效「抗菌」，並能讓別的物質更安定不易腐敗。如果遇到消化不良或吃壞肚子時，適用蛇麻草精油。

喜歡潮濕腐土，不太怕冷。如花般的毯狀果實，有黏性，芳香物質蘊含於此。蛇麻草的俗名「Hop / Happan」，原意是攀爬（to climb），拉丁學名的種名則有「狼」的意思。「The wolf of the Willow」，指它繞著其他植物攀爬的過程，有如狼咬羊般絞殺。

柔荑花序，雌雄異株，但很少以種子播種，多半是以根分株。其根系可下探3公尺，莖可上爬6公尺，生命力堅強，枯死後隔年會再長，每年都可從頭來、持續超過20年。呼應蛇麻草的療癒能量，讓人穿透苦難，無論遭受怎樣傷害，都可以從頭再來。

療癒特色

被人類加入啤酒釀造前，蛇麻草已經是藥草，功效是鎮定安撫、促進傷口癒合、激勵細胞再生。用於啤酒釀造後，發現摘採女工的月經週期會受到改變，蛇麻草能影響雌激素，調節女性機能。

精油具有獨特的迷醉效果，適用於情緒沮喪或失落時，它不會硬把人往上拉提，但讓人不再繼續往下掉墜。因為迷醉感，人對於感受跟回應不會那麼直接，等於幫人爭取到時間與空間，有機會慢慢復甦。

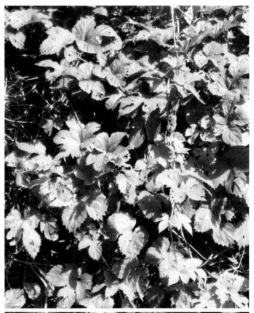

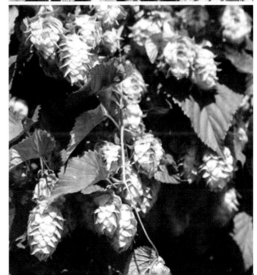

CT29 成員 維吉尼亞雪松 *Juniperus verginia*

> 提升自覺，肯定自我存在的價值

生長背景

維吉尼亞雪松其實是柏科，不是松科，帶著柏樹的平和特質，氣味很清淡，卻對身心的實質影響深遠，讓人有如吃下定心丸，安穩不隨風搖擺。

長得比大西洋雪松、喜馬拉雅雪松還矮小。美麗的漿果，常被北美人拿來串成手鍊。

療癒特色

傳統芳療書籍較少記載，近年芳療界才比較有相關研究。以倍半萜烯與倍半萜醇為主，雪松烯、雪松醇含量高，對於神經傳導物質（尤其血清素）有特殊影響，適合衝動躁進、快速亂下決定、安靜不下來，或者表面平靜但內心冒火的人。

其鎮定效果，也適用於油性（面皰）肌膚，及落髮上。若要分析兩種可治痘的柏科植物，男生使用絲柏（單萜烯為主）的效果較鮮明，維吉尼亞雪松（倍半萜烯為主）具「內省」特質，女生使用較能共鳴。

維吉尼亞雪松的心靈療癒，讓人安於做自己。或許看來沒什麼特色，甚至令人印象模糊，但那是真實存在著的我，沒有聲音並不代表沒有自我。氣味清淡的維吉尼亞雪松適合那些感情強烈，卻感到懷才不遇，或備受打壓的人，用了會有寧靜致遠、超越眼前的效果。

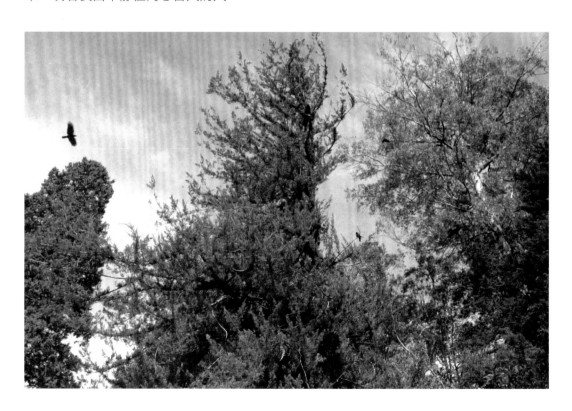

CT29 成員 依蘭 *Cananga odorata*

> 生機盎然、朝氣蓬勃

成分分析

　　曾有調香師形容伊蘭，單是一種精油就足以稱得上香水了，因為它分子複雜、完整，又比率均勻，前中後調的氣味俱足，有「香水樹」稱號。香水工業視它為花香調，故用芳香濃郁程度來分類，成品可分為特級依蘭、一級依蘭、二級依蘭，以及「Cananga」。最後一項幾乎是倍半萜類成分，沒啥香氣，甚至被鄙視，不配叫依蘭，只直接以學名來稱呼，不過現在人們瞭解倍半萜的可貴價值，所以開始強調完整結構，而有完全依蘭（Complete）。

　　精油成分有高達40%的倍半萜烯，包括希罕的大根老鸛草烯。所含的酯類、苯基酯讓它的安撫力超強。

生長背景

　　依蘭的花朵豔麗，裡面3小瓣、外面6大瓣，內外有別，花形張牙舞爪狀，可看出「延展與穿透」的力量。CT29中以依蘭和蛇麻草為「纏繞感」代表。

　　花成熟得很快，剛開時為綠色，轉變為黃色才20天。因為是漸進變色，不容易以花色來判準成熟度，改看花心有沒出現2紅點（出現吲哚的訊號），得摘下馬上蒸餾，否則得不到完整的酯類。

　　果實雖是漿果，但乾乾的有如胡桃。依蘭野生可長到30公尺高，但人工栽種多在2公尺內以利收成。原生於東南亞，如印尼爪哇、摩鹿加等群島，在19世紀以前是由菲律賓壟斷全球市場，後來因政治動盪且20世紀初被法國人帶到非洲島國栽種，傳播路徑分別是留尼旺島、

馬達加斯加、克摩羅島等，目前以克摩羅島（Comoros）四小島的產量占全世界80%。

　　比較兩地的氣味差異，原生種（印尼野生）的氣味，竟比栽培種還清淡且粗糙，「家花居然比野花還香？」這似乎是大自然反例，因為通常是原生種植物的遺傳資料庫比較豐富。或許是濕熱的非洲島嶼，讓花朵香氣較濃。

製造過程

　　依蘭精油蒸餾過程費工費時，平均需18小時，價格不便宜。為何花朵可以蒸餾這麼久？除了以水蒸餾方式，控制溫度與壓力、維持文火再循環蒸餾外，並用到獨特的分餾技術，分階段來蒸餾。

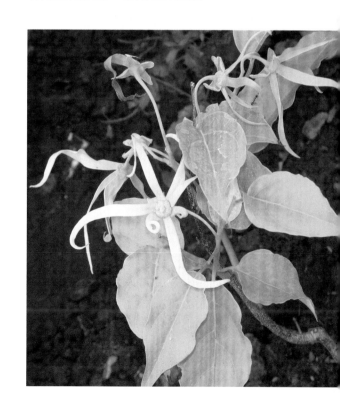

花朵的第一階段蒸餾主要是酯類，先取出階段性成品，之後的大分子倍半萜類就不怕久蒸。因此，即使是「完全依蘭」精油，也得先分餾完再加回去。

再來說明蒸餾倍半萜烯的困難處，因為是大分子，容易黏附在管壁，形成海綿狀。偏偏依蘭得現摘現蒸，不然發酵後酯類會變味，因此蒸餾過程需要人力隨侍在旁，一有管壁沾黏就要馬上清洗，否則持續蒸餾下一批時，這些黏稠物會抓住輕飄

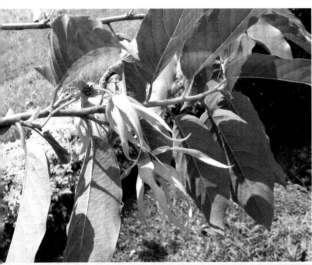

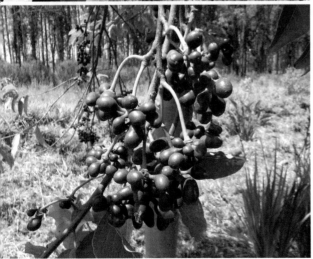

分子（如酯類氣味），品質就一點也不特級（Extra）了。這也是蒸餾依蘭很耗費人工的地方。

因為採取循環水蒸餾法，依蘭沒有純露。平均100公斤的花可得到3公升精油，價格不算真的太貴。

療癒特色

依蘭是多分子型精油，成分豐富且珍貴，單是苯基酯類的苯甲酸卞酯、乙酸卞酯，就是止痛、抗痙攣最強大的7個碳分子結構。需用到嗎啡來止痛時，可試試依蘭的強大安撫效果。癌末患者不僅身體極度痛苦，無法自己掌控帶來的強大失落感，依蘭也能暫時解除，覺得人性尊嚴重新被呵護著。

若以影響神經傳導物質的作用來看，依蘭的等級最高，是CT29中影響血清素最重要的油，可以產生平和自信的感受，卻不自我膨脹。也適合處理甲狀腺機能亢進，依蘭的效果比馬鬱蘭還快。另外，用於護膚、處理心悸，也是知名的功效。

依蘭的心靈療癒，讓人瞭解自己，不受周遭環境影響，不因別人批評而受傷，也不會先嚇白己而亂了步調，依蘭讓一切回歸平衡狀態。偶爾也能改變自己去配合外界，卻不必為了工作、愛情或其他追求，而放棄自己的步調，故適合找不到自己定位和價值的人。另一項著名功效「催情」，也因為先自我感覺良好（自詡為情聖）的緣故！

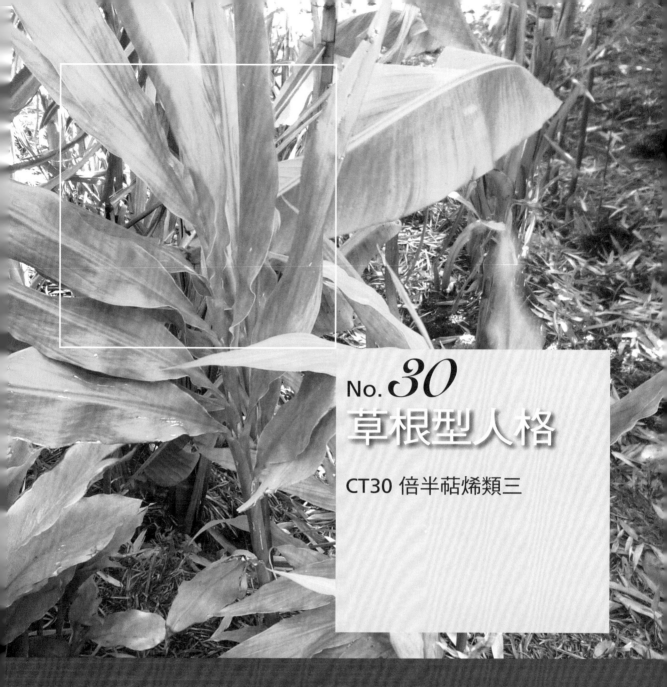

No.30
草根型人格

CT30 倍半萜烯類三

CT30 的植物成員

鬱金 / 折衝尊俎，調和鼎鼐

薑 / 走出溫室，接受成長的苦樂

古巴香脂 / 不再洞見觀瞻，無須俯仰由人

一枝黃花 / 找到明亮的宇宙中心，臣服於天上閃爍星辰與心中之道德律

堅韌踏實、屢敗屢戰，
並有兼容並蓄的能力，可把負荷變輕盈

草根型人格

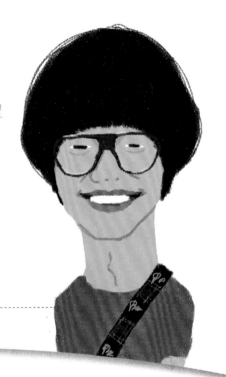

代表職業：餐飲業者
類型人物：盧廣仲

倍半萜烯的分子重，通常調性沉穩，不過CT30成員較特殊，它們有雙重個性，在沉重負荷下仍保有「輕盈」感，這跟它們的生長特性有關。但不要因有輕鬆面而看輕了，它們可是個個都具強大療癒力呢！

正向人格

先來看一則台灣流行過的某潤喉糖廣告。以台灣版楊貴妃（林美秀飾演）為主角，對話台詞如下：

貴妃：「保養要做全套的，喉嚨也該做做Spa了。」

（快樂地用台語哼唱著）「為了生活，每日都來洗身軀。」

大臣：「小姐，妳麥攔唱啦！」

皇上：「妳到底是要洗多久啊？」

貴妃：「你管我要洗多久，啊～我貴妃捏！」

廣告中的關鍵台詞是「為了生活，每日都來洗身軀」，台式楊貴妃很清楚自己的生存價值是用美色帶給唐明皇舒適感，這種「以色示人」者照理說很沉重，但廣告中的貴妃卻能認清自我，雖說保養自己是為了討人歡欣，但也能從中發現樂趣，並不覺得自己卑微，在不利的條件下仍保持輕鬆溫和，當遇到與人摩擦時又能自重。

2008年奧運讓全世界的焦點都集中在中國北京，論其建築規模、設計時尚，或歷史背景，台灣的確遠遠瞠乎其後，不禁令人思考「台灣的特質跟優點到底在哪裡？」答案或許就在這支草根味十足的廣告中。大概只有這塊土地，才誕生得出如此生命韌度的廣告，CT30四種植物的生命力特強，能適應各種環境，找到自己的立基點，很代表「台灣人」特質。

台灣雖屢次被不同文化所殖民，但

不陷在悲情裡。堅強旺盛的生命力，讓台灣人即使面對不利條件，仍能保持輕鬆溫和的態度，反而具有兼容並蓄的多元文化，包括中國、原住民、東洋、西方、本土草根等，這是我們的優勢！整個華人世界裡，台灣人最多元又輕鬆。舉例來說，台灣始終是華人流行音樂的重鎮，因為創意十足、質感優秀、風格多元。所以從日常生活出發、純樸又踏實的音樂創作新人「盧廣仲」，也都能被大眾聽見且受到肯定，這就是台灣的草根性力量。

呼應CT30「草根型」人格的職業是餐飲業者，包括高級台菜、風味小吃、觀光夜市、路邊攤等，走一趟既可品嘗到傳統美味，也有文化融合後的新穎口味。台灣小吃擁有變身能力，不管景氣如何都能生存下來，並且開枝散葉，變化多元屢見新鮮事，讓人從餐飲中見識到熱情生命力。

負向人格

CT30能處理的對峙人格是「卑微者」，過分看輕自己，只羨慕外人，或長他人志氣來滅自己威風。而草根性人格的典型台步是「走路有風」，絕不會畏畏縮縮、矮人一截。

有些在地人認為台北城很醜，或自嘲身處文化沙漠，但換個角度看，代表這裡還有很多可能性在發生中。在異鄉碰見來過台灣的外國友人時，他們總會

說：「我好懷念台灣的廣告，還有人民的熱情唷！」反而比我們自己更能看到台灣的優點及平民的特性。對在地人來說，「很清楚自己是誰？」非常重要，才不會被政客或媒體搞得人心沮喪，誤以為台灣很糟糕！

CT30能協助尋找自己，並讓人適應各種狀態，開發自我可能性，不會拘泥在自我框架或刻板印象中。「誰說我的星座是獅子，就一定好面子？」一個人的可能性有很多，不是幾顆星星就能代表。就像台灣在不同文化元素襲染下，不但不會失根，反而有更多選擇自由，依自己想法而呈現多樣面貌！而不是乖乖接受別人給的安排。

能夠選擇的自我，才是真正珍貴的自我。

CT30的生理療效

❶ 抗腫瘤：

台灣癌症基金會曾舉辦抗癌鬥士選拔活動，從這些抗癌成功者身上，會發現有共同特質，能開發自己的可能性。

從前的生活形態既然是致癌環境，想扭轉局勢就必須重新改變，除了接受得癌事實，還要願意換個全新觀點來生活。舉例來說，因為癌症，很多食物都不能吃，與其限制自我，還不如換種新角度，在有限條件裡開發無限可能，「那就讓我趁這機會來嘗試各種有機食物，或許還可變成生菜達人唷！」這令

人耳目一新的態度，常會帶來出人意表的結果，也正是抗癌成功的關鍵。

之前提過一些抗癌精油，特質多半比較沉重。CT30除了帶給身心輕盈感，其抗癌能力是精油中最被臨床與實驗所確認，絕對是首選！並能連結從未被發現與實現的自我。當淋漓盡致地開發自己可能性時，也就開啟了自我療癒之路。

❷ 懷孕症狀：

例如皮膚不適、生殖泌尿道感染、消化道（惡心反胃）、循環（水腫、痔瘡）、心血管（妊娠毒血、高血壓）、情緒不平衡等，皆有療效，特別是懷孕後期的重要用油。CT30的危險性低，對寶寶極度無害。

❸ 養肝解毒：

中醫說：「肝者，將軍之官，謀慮出焉。」肝是沉默的器官，其解毒方式是四兩撥千斤型，默默地工作，把毒化為無形，不像免疫系統需要短兵相接（戰士型）。這也呼應CT30的能量特質，安靜內斂、輕鬆輕盈、不招搖。比起也養肝的CT17、CT26，CT30特性是讓人更清楚自己的定位，謀慮出焉，輕鬆訂出解毒（包括身心之毒）的先後順序與路徑。

❹ 皮膚發炎：

CT30的消炎療效可是排名第一喔！但不是對每個人都百分百有效啦！因為各類精油各有擅長處理的「深度」，這裡所謂「第一名」強調的是CT30的治療「廣度」，不管何種症狀或膚質時，使用CT30皆有八、九成的影響力，但最後能否真正痊癒，還端視每位個案的癥結與條件。所以遇到皮膚發炎時，不妨第一個先用CT30，之後再使用其他擅長該症狀深度的精油，不但能先搶療癒時機，也比較不會引起皮膚反彈，導致好轉反應發生。

「臉部」的皮膚問題是最棘手，因為其他部位不易被看到，還可以慢慢調整。門面任何紅腫，皆可用CT30來敷臉。它親膚性高，但仍不建議直接滴在紙類面膜上，必須先以植物油稀釋成5～8％，再依不同症狀添加其他精油，然後加入非紙類的面膜，或面霜來使用。但如果問題皮膚的面積很小，可純油點抹，CT30適合隨身攜帶、拿來救急。

❺ 跌打損傷：

可用精油有醚類、酚類、醛類等，而CT30主要是處理疼痛感，密集塗抹後治療效果佳，不過倍半萜類的氣味溫和平淡，容易讓人忽略它的存在，不妨併用其他有強烈氣味的精油，可增加心理療癒強度，作用也更加乘。

CT30 成員 鬱金 *Curcuma aromatica*

生長背景

　　鬱金是薑科薑黃屬，這家族成員都身懷絕技，包括薑黃、鬱金、廣西鬱金、蓬莪朮，成分雖有差異，但治療方向都類似。中醫常稱薑黃為「黃鬱金」，鬱金則為「黑鬱金」。

　　鬱金根部磨研成粉，是咖哩重要食材，也是東方傳統醫學的重要藥材。最著名成分是 α、β 薑黃烯，療效大，且為鮮豔黃色來源，可染色，故使用鬱金精油要避開衣物，但CT30本身已調和成複方，不必太擔心染色問題。

　　鬱金的氣味雖安靜，但外形顯眼，有薑科典型美豔花朵，故帶著倍半萜烯類少有的繽紛奔放特質。

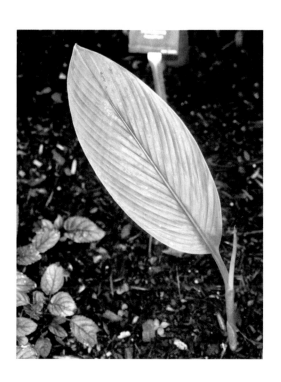

生理療效

　　鬱金能養肝利膽，促進膽汁分泌，故能消解脂肪（可減肥）。不過它的作用主要是在恢復生理機能上，不一定減掉多少公斤，但絕對會讓身體緊實並機能強旺。

　　鬱金的消炎功效顯著，「黃」色精油甚至比藍色精油（天藍烴）厲害！

　　鬱金是東南亞國家廣用的跌打損傷藥。根據中藥療效，鬱金可行氣解鬱（胃痛、呃逆、積聚）、活血破瘀（胸痹、腹痛、脅痛、痛經、閉經）、涼血清心（濕熱釀痰、蒙蔽心包、癲癇癲狂）、涼血解毒、利膽退黃。

　　總之，鬱金的功效是以促進血液循環的方式帶走毒素，也就是促循環和解毒在同一動作完成。

　　體內的最大毒素是癌細胞。1970年代科學界確認鬱金對於子宮頸癌有療效，之後陸續有對其他癌症的療效研究，例如「肝癌」，薑科薑屬、薑黃屬多有利肝作用。「胃癌」，確認療效鮮明，但還要搭配生活作息，及第幾期癌。目前已有藥廠，抽取鬱金重要成分作治癌劑。不過我們鼓勵平常多用鬱金或吃咖哩，因為是薑黃烯、鬱金酮、欖香脂烯等多種成分的協同作用，讓它抗腫瘤作用顯著。

抗癌機轉

　　抗癌最重要是提升免疫力，許多治癌方法是殺死癌細胞後也去掉免疫力，故容易復發或轉移。根據醫學研究，鬱金抗癌的機轉作用有7、8種，最被看重的不是能

直接殺死癌細胞，而是誘導癌細胞自己凋零死掉，故不傷害身體原本機能，不威脅到免疫系統。倍半萜烯能影響癌細胞的受體（受體是中性的，只負責收訊息），讓發瘋變壞的腫瘤細胞接收正確訊息指令，彷彿聽到「放下屠刀吧！別再攻擊別人，回歸正常吧」等善誘，不再大量複製擴展，恢復到細胞原有生命週期。

　　癌細胞為了擴張自己，會誘使附近血管增生，好奪取養分。鬱金精油的倍半萜烯、欖香脂烯，會阻斷訊息，血管不增生分支，癌細胞吃不到營養就搶不到資源。

　　另外會促進纖維蛋白溶解，這是抗癌另一重要機轉，因為纖維蛋白是癌細胞賴以維生的保護傘，失去它就容易被擊破。

　　鬱金有上述多種抗腫瘤機轉，正是高明的「謀慮出焉」，聰明的多元戰策。有些人透過意念觀想，達到心想事成。有些人在冥想中，對細胞下指令，使其歸位，回到原有秩序。我們則可以鬱金精油為媒介，對自己的細胞受體傳達精確訊息。

心靈療癒

　　美豔又大方的鬱金，最有典型「台版楊貴妃」特質，芳療人或許可組個「黃」黨，爽朗幽默態度，專門來化解生活中各式糾紛！

CT30 成員　薑　*Zingiber officinalis*

> 走出溫室，接受成長的苦樂

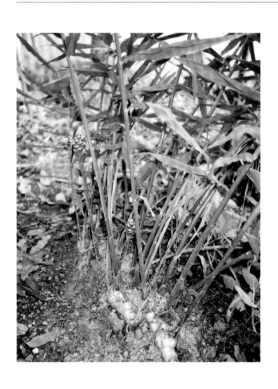

生長背景

　　薑是中國人再熟悉不過的芳香植物，感冒、坐月子、日常飲食都常見到，能促進循環、解毒、養肝。精油主成分是倍半萜烯，薑烯、沒藥烯、倍半水茴香烯、芳薑黃烯、金合歡烯為主要氣味來源。

　　薑生藥的有效成分，比薑精油還多，但氣味比較沉重厚實。薑精油因牻牛兒醛、醇的花果香，氣味較輕盈甜美。

　　老薑和生薑，品種跟生長環境不同。以台灣為例，老薑（乾薑）產於花東、嘉義，喜歡氣候炎熱。生薑（嫩薑）產於宜蘭、南投，適合較潮濕、氣溫不高的地區。薑精油是由生薑萃取，非由乾燥的薑萃取。因地下莖堅硬，蒸餾時間較長，精

油價格較高。

薑喜歡輕鬆肥沃、土層深厚、排水良好的砂質土壤。溫和爽朗的天氣（18～32℃）最宜薑的生育。它原生於印度，氣候不冷，但也忌強光直射或過分炎熱，宜選溫涼處種植。最適合種植的時間，是輕快舒爽的節氣，清明前後。全都呼應薑精油帶有活潑性格。

多以新開墾土地或廢耕地來種植，忌連作，最宜與果樹輪種，因為種薑極耗地力，3年才能恢復，5年才可再種薑。聽來可怕，難道薑是像吸血鬼會吸光地力嗎？其實這詮釋不全然正確，因為若以現代有機模式，即種下薑後任由雜草叢生，甚至刻意撒下多樣種籽共生，結果發現這塊土地能長期運作，薑可被連種。

心靈療癒

上述結果意味薑不但不是一家獨大型，反而是鼓勵多元性發展的植物，具有「兼容並蓄」特質。舊有的耕作習慣是一塊土地只種一植物，它們通常只吃某幾味營養，只要施化肥即可補充還原，但薑會大量攝食各種營養（它果然是補品），難用人工速成模式還原，故覺得它極耗地力，但如果土地上同時有多種植物，便能達到多元發展的平衡。彷彿土地也有自己的政治生存哲學，種族要越多元越好。同樣道理可推及到教育或團體生活上，薑的心靈療效，是鼓勵人勇敢朝向多元發展。

生理療效

德國植物療法期刊列出，薑最重要療效是「促循環」。這不單指能保暖、處理手足冰冷而已，血液循環同時意味能加速毒素排出，即排毒作用強。

另外，薑的抗氧化力強，如日本王妃美智子就很適用，當年如花似玉地嫁入皇室，但壓力與苦悶讓她急速衰老，薑能抗衰老並協助人適應環境。

也是旅行必備油，能止暈、止吐、預防水土不服，加上薑有「兼容並蓄」特質，讓人在不同國度或文化差異下，仍能輕鬆地穩定深根，免除旅途適應障礙。

芳療的應用雖廣，卻有兩大「死穴」：骨骼、眼睛；意思是說這兩部位的病變難用精油處理，但薑精油例外，它對兩者皆有幫助。舉凡表現在骨骼上的疑難雜症，例如自體免疫疾病（僵直性脊椎炎、類風濕關節炎）引發佝僂、關節變形等。

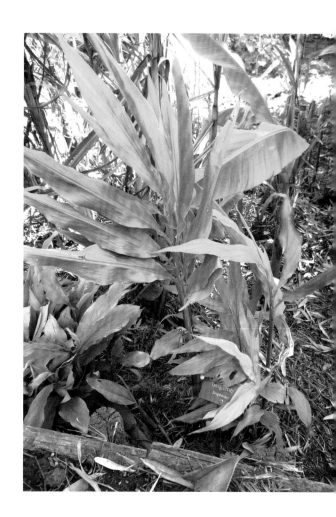

對於白內障初形成階段，薑的療效很出名。白內障的起因，是眼球循環代謝出問題，而形成薄膜隔閡。薑能促進眼球周圍的血液循環，可將CT30稀釋2％，於眼周附近按摩。若不小心碰到眼睛，無需太擔心，或許稍微流淚1、2分鐘後，刺激感降低即停，這劑量並不會灼傷黏膜。

中國有許多關於薑生藥的研究報告，抗腫瘤、養肝利膽等，療癒力直逼鬱金。薑生藥的應用很廣，但薑精油最常用在骨骼問題，即使摔斷腿上石膏，仍可在周圍按摩，加速血流到患部，能加速痊癒，未來也不會有氣象台後遺症（對氣候變化有反應）。

 古巴香脂 *Copaifera officinalis* ＞不再洞見觀瞻，無須俯仰由人

生長背景

精油成分雖然幾乎只含倍半萜烯（高達七到九成），但其中種類多元，所以療效也特別。古巴香脂是豆目蘇木科，台灣容易看到的親戚有羊蹄角、豔紫荊、鳳凰木、阿勃勒等，葉片和樹形與之接近，可減低我們對古巴香脂的陌生感。

原生於亞馬遜河流域，不過它並沒絕種危機，因為豆科生長速度快。樹形高大，花朵姣好醒目，樹幹灰白，底部流出樹脂，亞馬遜印地安人拿來癒合傷口（割傷），療效顯著讓當年西方人驚豔。

生理療效

其止血功效甚至比沒藥突出，總之古巴香脂可對治身體的一切破洞問題。故對牛皮癬、角質異常增生、頭皮屑過多等症狀，古巴香脂也可舒緩。

古巴香脂亦擅長對治「接觸部位」的感染或傷害，例如皮膚、黏膜、呼吸道、生殖泌尿道等。呼吸道的表淺問題，常用葉片、藥草類精油，約1～2天見效，

但如果感染程度已深入肺部（如久咳或氣喘），則適用樹脂、木質類精油，並持續使用一週以上，甚至2、3禮拜。

古巴香脂精油的氣味平淡，適合對氣味敏感或抗拒的人，不過其淡然特質容易讓人忽略它，誤以為療效不強而沒堅持久用。

因為性接觸引起的感染或不適症狀，多苞葉尤加利是首選，但如果是潛伏期長的生殖感染問題（如淋病），改用古巴香脂。

心靈療癒

可將「接觸」字義引伸擴大，凡因人際接觸而引起適應不良，或面對群體有障礙、自我定位模糊的人，皆適合使用古巴香脂，可強化自我的存在感。

CT30 成員 一枝黃花 *Solidago canadensis*

植株高約60～100公分，是菊科一枝黃花屬，種名意為加拿大，乃原生於北美大草原。所以很習慣在空曠處自由生長，因觀賞價值被引進到世界各地，但生命力太過旺盛，容易亂長，反在部分地區（如中國華東）無端背負「生態殺手」惡名。

一枝黃花的強大生命力，除了本身極少受病原菌侵染外，根部還會分泌一些抑制物質，影響其他植物。

一枝黃花是北美的重要物種，可當蜜源、飼料，讓當地動物們有飯吃。也可當顏料等多重用途。

生理療效

精油成分主要是以大根老鸛草烯為首的倍半萜烯，協同作用讓療效突出，具有類似抗生素、性誘劑、外激素的作用。

性誘劑是指狹義費洛蒙，能誘發性反應，促進物種交流昌盛，對動物或人類也能「促進溝通連結」。

外激素是指廣義費洛蒙，即訊息素，也可活躍人身體的神經傳導物質。倍半萜烯不僅影響受體，也影響配位體，應用層面多元，例如能誘導走上歧路的腫瘤細胞，回歸到正途，即有抗腫瘤作用。

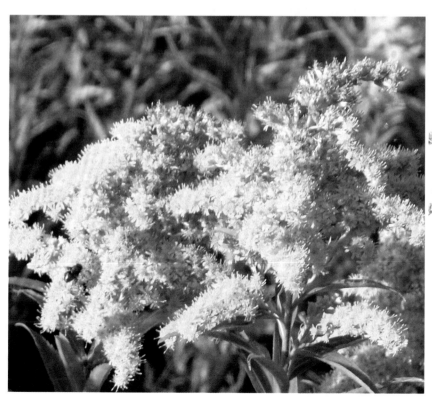

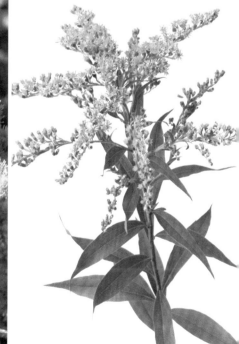

　　一枝黃花自古是止血良方，CT30很適合當創傷藥使用。

　　也利尿，能處理膀胱、尿道、腎的感染，CT30特別適合處理孕婦的生殖泌尿道感染，主要是一枝黃花、古巴香脂的作用。

　　另外能處理因白色念珠菌所引起的諸多問題，如皮膚（濕疹）、呼吸道（支氣管炎）、消化道（腸躁症）、神經系統（自閉症）、免疫系統錯亂等。

心靈療癒

　　一枝黃花適合精神易受到驚嚇，或者腸胃總不舒服的小孩子，他們現階段遇到的最大課題是「適應環境」，因為自我尚未發展完整，容易感覺到「受威脅」而被驚嚇。即便大人也會面臨這類狀況。

　　一枝黃花極強的生命力與適應力，能增進自我瞭解，掌握自我特質，開發自我可能性，讓人更融入當地與當下。

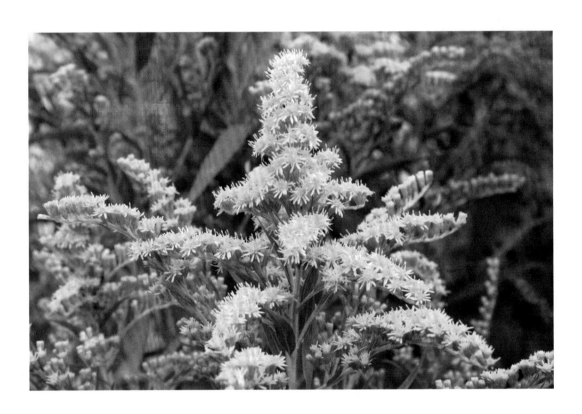

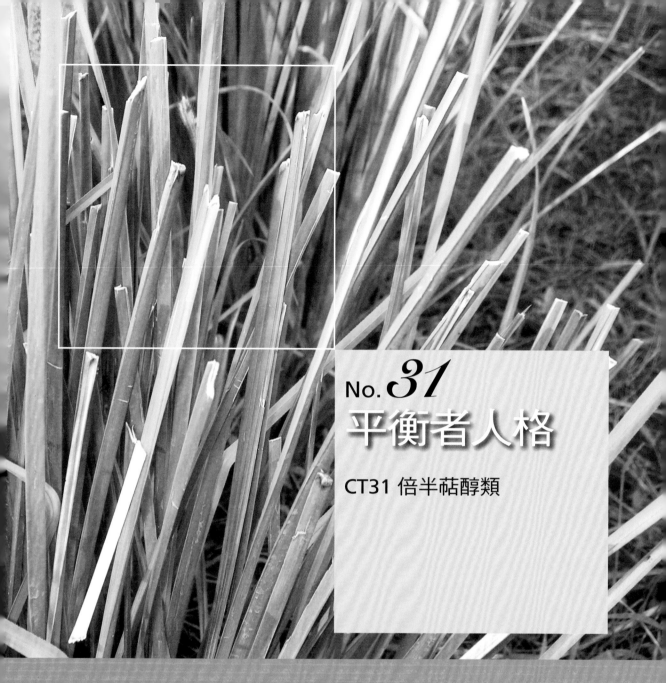

No.31
平衡者人格

CT31 倍半萜醇類

CT31 的植物成員

檀香 ╱ 雲淡風輕，山高水長

胡蘿蔔籽 ╱ 發現一沙一世界、一花一天堂的美麗

岩蘭草 ╱ 從縹緲的雲端返回堅實的地面，由虛擬拉回真實

廣藿香 ╱ 讓每一個細胞傳唱「我愛你」

暹羅木 ╱ 提振疲軟委靡之心志，樹立雄才大略之榜樣

貼近大地能量，體現平衡與共生哲學，
故能豁達大度

平衡者人格

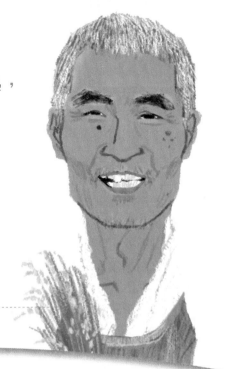

代表職業：農林漁牧人
類型人物：崑濱伯

CT31是倍半萜醇類精油，分子較大、氣味沉穩且黏稠，療效是平衡免疫功能、平衡內分泌腺體、平和情緒等。延續倍半萜類「與自我連結」的特質，CT31是人我融合在一起了，所以看不見自我，自我卻無所不在，再也不需放力氣在形塑自我上。

正向人格

CT31是「平衡者」人格，呼應職業是「農林漁牧人」，或許早年為了要求高產能，曾經採取大量剝削地力（或自然界）的經濟模式，但近年來有機概念和環保意識抬頭，農林漁牧人這群最直接貼近大自然的工作者，反而能親身體現「平衡與共生」哲學。代表人物如環保農夫「劉力學」、紀錄片《無米樂》主角崑濱伯，或各種有機農產品的供應業者，以及有機生活的提倡者，如

「半農半X」的永續型簡單生活等。

對應到人體，最需要平衡與共生的能量是「癌細胞」。

作家曹又方幾年前突然發現有卵巢癌，它在婦科癌症中死亡率最高，且很難在前期被發現，於是曹女士決定幫自己舉辦一場「快樂生前告別式」，並將抗癌過程記錄成書《淡定與積極》。故事重點不是她如何抗癌，而是從生前告別式這舉動瞭解到，癌症患者也能以樂觀積極的生命態度，遇到困境時勇敢調整自我步調。

CT31的療癒能量是「豁達與平衡」！因為豁達，所以能舉重若輕，提得起，也放得下。因為平衡，所以能融合看似極端的兩方，既嚴肅又熱情，容易感動又情感堅強，看似灰飛煙滅卻是無所不在。

負向人格

對峙的負向人格是總為兩端擺盪所苦的人。

原本多樣性、靈活多變是好的特質（大自然充滿生物多樣性），卻讓這類人士失去重心而惶恐不安，常為了有時這樣、有時那樣的自己而煩惱不已，這種不安源於把焦點放在期待不變上，忽略了自己也能發揮融合的力量，具體生理表現是不平衡、暈眩。CT31是處理「暈眩」的重要用油，它很貼近大地能量，具有穩定特質，常作調香的定香劑，氣味易與他人調和，能融合衝突與極端。這特質呼應CT31能抗腫瘤、面對臨終外，對普羅大眾有更重要作用，能把過度激烈活躍者（如動脈、甲狀腺）穩定下來，也能把遲滯不流動者（如淋巴、靜脈）提振起來。

CT31 成員 **檀香** *Santalum album*　　　　　　＞雲淡風輕，山高水長

品質比較

判斷檀香精油的品質好壞，是看所含檀香醇的比率。印象中的檀香國度是印度，但其實檀香屬植物品種多，別的地區也有生產，如印度、印尼和澳洲等，但所含檀香醇比率高低不同，氣味也不太一樣。印度產的檀香品質最好，檀香醇可高達80～90％。

不同品種、產區、樹齡，會影響檀香的「心材」大小，並關係到檀香醇的比率高低。心材，指的是木材中間較深色的部分，它的比率越大，色澤越深，含油量越高，因為芳香分子是蘊含在心材，而非邊材，故心材範圍大小，決定檀香木的價值與價格。

檀香通常分六級，最高級的珍貴檀香木，被製成佛像、頂級家具等，精油是用次等級的木屑來萃取，因此精油的氣味跟

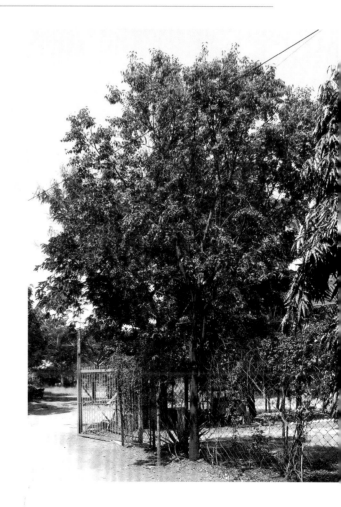

上等原木會有些差異。至於一般市面供焚香的粉末,多不是真正的印度檀香,因為它價格太高了,單是過去五年價格就翻了2、3倍。

生長背景

印度檀香是半寄生植物,很多人不敢相信這事,因為對寄生的印象是趴在別的樹種上,但印度檀香只在小時候需要依附別人維生,它靠地下根部的寄生吸盤偷吃別人養分,而且不挑剔寄生的樹種。檀香沒想害對方活不了,也不是一輩子都需依附,只想讓自己長得較快,一旦強壯後就不再寄生。

檀香的身材中等,約8～15公尺高,樹形和葉片完全是青春洋溢的模樣,並沒感受到莊嚴沉穩或宗教氣氛。需要18～25年才可砍伐,30年以上更佳,因為年紀太小時,精油的大分子含量有限。

同樣是白檀品種,印度比印尼的心材色深,且檀香醇比率高,有較沉穩的樹脂味,微量分子也更豐富。印度麥索爾省生產的檀香木,砍下後會先久放讓木頭爛,其實是讓螞蟻吃掉邊材,牠們不吃含油的心材,能省卻處理邊材的成本。

目前中國也在雲南和廣東栽種,因氣候與印度接近,但中國是由印尼引進種子,印度的種子被珍貴保護著,沒機會引種。

另外,環太平洋島嶼還有其他檀香品種,比方澳洲有兩種,大花澳洲檀香(東部產)、大果澳洲檀香(西部產),早期因生產粗糙、量多、易有混摻,風評不佳,但近幾年澳洲檀香品質提升,檀香醇高達90%不輸印度,對抗泌尿道感染、靜脈遲滯等療效也佳。不管是大花或大果品種,在20世紀就被編入英國藥典,肯定其治療淋病的功效(附帶一提,治療性病的精油多半由樹木類萃取)。澳洲檀香的氣味更年輕清新些,印度的則較細緻。

療癒特色

印度現在採取強烈保護態度,更顯得

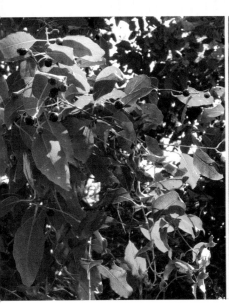
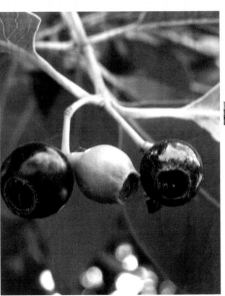
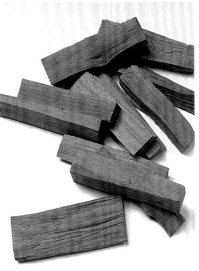

檀香精油的珍貴與神祕，但它應用在生理療效上，迅速明顯者並不多，吸聞後馬上進入仙境者也不多，甚至有些人聯想到死亡而排斥。不過這樣論述並非要減損它的價值，只是要平衡一下被視為神祕金礦的檀香，還原它仍是大自然的一分子。

檀香精油的作用雖非奇效，但平穩持續，能帶給人雋永的安慰。而現代是瞬息萬變，稍沒跟上就出現斷層，實則內裡易空洞，此時檀香能量顯得彌足珍貴，讓人平和安靜，使生命持續流動，意境比穗甘松更高，因為已感受不到任何衝突紛爭了！

檀香精油單獨存在時，氣味魅力還沒那麼突出，但跟花香類調和後，會令人體驗到無所不在的幸福感。它適合作定香劑，印度的attar乃用檀香去捕捉花魂，包覆縹緲的花香後，氣味能更持久。如果以花香來形容幸福感，檀香是讓人慢慢一點一滴地去品味花香，也就是「整存零付」地延長幸福感，而不是瞬間爆發、一次便消耗殆盡。

但一般人總喜歡「大口吃幸福」，除非歷經生死交關、大徹大悟後，才能體會「小口嘗幸福」的哲學，檀香能帶領人進入這樣領悟，故常與生死、儀式、宗教連結。印度在火葬時焚燒檀香，彷彿讓亡者跟隨它，散逸在天地之間，與萬物融合為一體，這是檀香最珍貴的特質。

另外，檀香的「整存零付」哲學，也呼應它在生理療效上，能處理過度使用身體，或遲滯問題。

CT31 成員 胡蘿蔔籽 *Daucus carota*

> 發現一沙一世界、一花一天堂的美麗

氣味特性

它能讓皮膚產生美好效果，氣味卻不怎麼美好，有點小搗蛋！一添入調油，很容易把整瓶油的氣味毀了。胡蘿蔔籽的精油成分複雜，胡蘿蔔醇是獨特成分，也是怪氣味的主來源。

不過它倒適合逆向操作，用來打破太過平板的調香，比方甜橙＋薰衣草，舒服好聞卻沒啥驚喜。胡蘿蔔籽能使調油輪廓更鮮明，讓氣味從單調無聊的性格中復活，故常成為調香師揚名立萬的利器。胡蘿蔔籽調得不好會聞到壞了一鍋粥的怪臭味，但頂尖調香師調得好時，反有種難以言喻的質感，始終在心頭縈繞不去，令人無法捉摸，卻想一直追尋，印象極強烈。相較下，檀香是去烘托別人。

生長背景

用來萃取精油的胡蘿蔔，是野生品種，並非一般家中食用的胡蘿蔔。植株約100公分高，根部細長，花朵美麗成簇，成熟後收束起來成碗狀。種子常用於調味，略苦味，主產區是普羅旺斯聖雷米，這也是芹菜、歐芹等種子的主產地。

胡蘿蔔籽的長相，在繖形科中算較強悍，生理療效也強大，它在中藥材叫「南鶴虱」（用後如鶴般輕盈、長相細小如

虱），味苦辛、性平、有小毒，但精油沒毒性。與北鶴虱（菊科、有毒）是不同植物，但都用於驅蟲、消積。

若整株入藥叫「鶴虱風」，跟精油的作用更接近，傳統記載是治濕熱生瘡、入肝肺二經。

厥陰，乃二陰交盡、陽氣正要開始時，農曆12～2月是養肝最佳季節，也是野胡蘿蔔籽盛產時節。

療癒特色

胡蘿蔔籽是屬於「保護型」的養肝作用，對於被病毒侵擾的受損肝臟細胞，可強化再生。而「再生」屬性也呼應它能促進皮膚再生，心靈療效則適合受重大創傷後，想東山再起的人。

胡蘿蔔籽適合用於身心調理，凡遇到失敗打擊、創傷受挫、體弱力衰時，可讓人休養生息，好儲備下次高飛的力氣（呼應厥陰的能量）。故也適合癌症癒後調理，例如乳癌，其疾病人格常是滋養別人而過度消耗自己，使用胡蘿蔔籽的癒後效果強（不水腫）。

當身體功能太過低下時，需要「慢慢復甦」型的調理，適用胡蘿蔔籽；若太快用歐洲赤松、歐白芷等強壯精油，反而會虛不受補。

臉色難看、肢體佝僂、腰痠背痛、子宮脫垂（小腹突出）、疝氣等，皆屬「脫垂」狀態，可用胡蘿蔔籽按摩肝經循行路徑。胡蘿蔔籽精油很安全，沒啥使用禁忌。

它能驅蟲，又呼應厥陰的能量，冬季蟲類蟄伏醞釀，準備之後蠢蠢欲動。驅蟲在廣義上也指排除身心毒素，若遇抑鬱委屈、低氣壓情緒時，倍半萜醇有助消解。

胡蘿蔔籽是重要護膚用油，能美白臉部的暗沉肌膚，也能消除臉上違章建築（疣、粒粒腫、面皰），CT31可局部塗抹臉上，或用於面膜，但由於氣味特殊，建議跟花香類精油調和，而且胡蘿蔔籽也是定香劑，能延長美好花香帶來的幸福感。

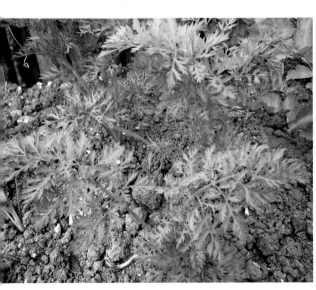
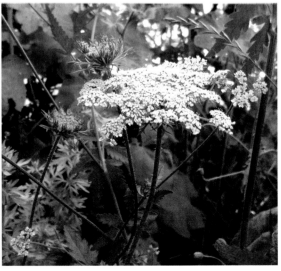

岩蘭草 *Vetiveria zizanoides*

> 從縹緲的雲端返回堅實的地面，由虛擬拉回真實

生長背景

原生於印度、斯里蘭卡，現已被引進到世界多處栽種，是重要的水土保持植物之一。人類任何大規模改變地貌的耕作方式（如甘蔗園），同時會破壞了土地，而印度傳統耕作習慣，會在農作物旁種上岩蘭草，可讓作物產量增加，並做好水土保持。1930年代歐洲人到非洲坦尚尼亞開墾，便在茶株旁種岩蘭草，是現代最早的科學性相關研究。

岩蘭草是陸地生（旱生）植物，卻也有水生植物的結構，莖、幹、葉發達相通，適應力極廣，即使淹水5個月都不會窒息腐爛，遇到乾旱也能保有水分，照樣存活生長。

它是屬於抗鹽植物，也對強酸（pH3.8）、強鹼（pH10.5）或重金屬污染的土壤，耐受力強，並能改變土質，逆轉土地條件。岩蘭草能生長在氣溫10～45℃、雨量800～6000mm，從冷到熱、從濕到乾，都可適應。

岩蘭草種在果園（柑橘）旁，形成約150公分高的圍籬，可調節空氣，改善園內的小型氣候圈，能冬暖夏涼，並保護果樹根系。

岩蘭草的根系發達緻密，有2～3公尺深，密麻成串，如天然屏障，而且生長節點可隨水的高度往上或往下長，如浮動築堤，讓土地會呼吸。故循著等高線種植，能形成生物水壩，水土保持性佳，中國大陸以岩蘭草來替代人工水泥堤。

岩蘭草根曬乾後，可拿來編織，做成鞋墊、澡刷等，有清涼、抗臭效果。其精油比重大，故在蒸餾後尚未過濾的精油純露中，可手工刮濾出精油。

精油為藍綠色，知有天藍烴，有消炎抗敏作用。主成分是三種倍半萜類（丸子三兄弟型），且多半是獨特成分，如岩蘭草酮、岩蘭草烯、岩蘭草醇等，協同作用下，應用很多元。

療癒特色

最突出的生理療效，是影響內分泌腺體。先前花些篇幅講岩蘭草的水土保持能力，因為跟腺體都有共同特點，「調節與平衡」，就像蹺蹺板，太高者把它調低，太低者把它調高。

每個重要腺體都呼應一個氣卦（脈輪），等於反映該部位能量的損益報告。岩蘭草最能影響第三氣卦（本我輪），讓人的自我始終處在微調狀態，不卑也不亢，太膨脹者使謙遜，太卑微者能自信。

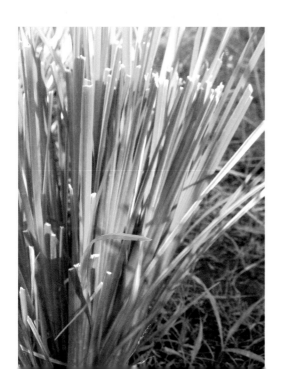

療癒工作者可在療程前先用岩蘭草，帶來強大自我保護，並讓客人跟自己之間均衡交流，不付出過度，也減少耗損。其實，總為別人付出太多，也是另一種自我膨脹唷！誤以為自己可付出更多，但究竟是予人善意？還是添加雙方負擔呢？岩蘭草適合老將別人攬在自己身上的人。

早期曾有商家宣傳岩蘭草香氣可招財，據了解效果還真的不錯！因為它讓人不卑不亢，供需雙方都處在平衡狀態下，理性看待自己的需求，自然順利地成交，而非汲汲營營的買賣攻防戰。

身心不平衡狀態，都適用岩蘭草來調節，例如中耳不平衡、激烈情緒等。

岩蘭草能促進血液順暢，增加紅血球數量，卻不會讓身體感到發熱。也能處理暈眩、胸悶、僵硬、沒力、冰冷等全身整體性問題。並能處理因精神壓力、過度緊張，所造成的皮膚問題。

用岩蘭草精油後身體感知很快，不像檀香需些時間，岩蘭草純露的效果也佳。根部類精油，適合漂浮在半空、腳不點地的人，也適合真的站在高山上時，岩蘭草純露和精油可對治高山症，能增生紅血球的帶氧性，改善呼吸困難和頭重腳輕的狀況。它對細胞活氧的效果，甚至比其他知名藥草（如紅景天）還要好。若身陷極大威脅，壓得快不能呼吸，即將崩潰前，就用岩蘭草吧！

> 讓每一個細胞傳唱「我愛你」

CT31 成員　廣藿香 *Pogostemon cablin*

生長背景

葉大片有毛、背面反白，與「到手香」是不同屬種。

種名「cablin」，原生於菲律賓，有特殊香氣。唇形科植物通常CT多，廣藿香也是，但多半以倍半萜類（烯、醇）占高比率，氣味頗接近，所以市場沒特別區分CT，《精油圖鑑》將它歸類在倍半萜醇類CT，因為其性格比倍半萜烯鮮明。

所含多種成分（癒瘡木烯、廣藿香醇、廣藿香酮等）皆有消炎作用。

廣藿香也是有名的中藥材，是「藿香正氣丸」的主成分。中國大陸研究廣藿香藥材發現，栽種地點的不同，比起品種差異，更會造成不同CT。等級最高者是「牌香」（廣東產），最差者為「南香」（海南島產）。

不過，廣藿香精油的醇類分子較多，廣藿香藥材則偏重酮類分子較多（有助於抗菌）。南香的氣味最接近印度生產的廣藿香，精油萃取率最高，倍半萜醇多，倍半萜酮少。牌香則精油萃取率最低，但中藥材較看重的倍半萜酮含量卻最多。

廣藿香的氣味被歸為根部類，但其實由葉莖為主的全株藥草曬乾萃取。加工方式會影響萃油率，若採白天曬、晚上陰乾，含油量最高，反而大家在意的耕種方式（施肥等）影響較少。

心靈療癒

文化差異讓廣藿香產生不同解讀，對歐洲人來說它象徵「催情」，但東方人聞起來只連結中藥氣味。

早年歐洲人從印度進口的絲綢織品中，聞到這股氣味，而絲綢的柔軟特質，讓他們把「東方情調」、「催情」與之聯想。直到1844年廣藿香葉首次抵達倫敦，才認識這股氣味的源頭。之後，西方人聞到廣藿香，總幻想起印度的東方風情，這是被文化建構出來的催情作用。

若真要說廣藿香有催情效果，應該也是因為倍半萜醇讓人平和放鬆，所以能細緻地去體會關係中各種狀態。所以廣藿香也是「慢活」的代表，讓人好整以暇，去品味生命細節。檀香也有此功效，不是活色生香的刺激，是安靜平和的品嘗。

生理療效

中藥歸經於「厥陰肝經」，廣藿香以12月生產的品質最好，正是肝經所屬季節，廣藿香對肝的解毒有大貢獻。

廣藿香酮的抗菌、抗霉菌力一流，廣藿香醇也是，故擅長處理感染問題，中藥「藿香正氣丸」便是典型「南藥」（南方人常用的藥），可清熱解毒、避暑降熱，專門對治因濕熱（南方氣候特色）引起的腸胃、神經、呼吸、皮膚系統問題。中藥認為「芳香化濕」，精油也具同樣功效，例如皮膚搔癢，可用配方CT29＋單萜酮（綠薄荷、艾草）。

實驗研究廣藿香的抗菌、抗蟲效果突出，所以印度人要讓高貴織品薰過廣藿香。若種在經濟作物旁則可驅蟲。

皮膚抗霉菌效果佳，但最好與別種氣味調和，免得泥土感太重，CT31是重要護膚用油，主要是胡蘿蔔籽和廣藿香的緣故。

廣藿香是情緒問題適用油，對治容易上火、心底悶燒、愛恨糾葛、脾氣暴躁等。也能消除「昏沉感」，無論是氣候或食物（甜食、油炸）造成昏沉，或針對學童上課提振，是除了酮類（迷迭香）外的最佳精油。剛提到油炸，廣藿香也是減肥用油喔！另外，寵物的情緒問題，例如養在城市的狗兒，常會暴食過肥，或胡亂抓咬自己的毛，廣藿香可安撫情緒，並讓毛髮長得好。

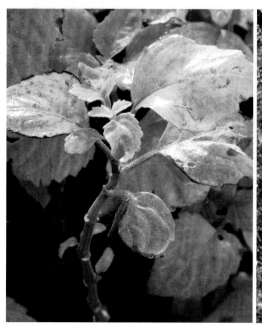

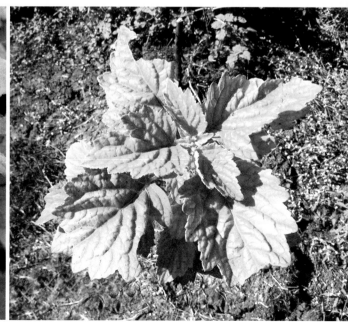

暹羅木 *Fokienia hodginsii*
CT31 成員

> 提振疲軟委靡之心志，樹立雄才大略之榜樣

生長背景

又名「福建柏」，是被保護的樹種，不過東南亞國家漸有規模性復育。

暹羅木遠看如一般柏樹，但葉片並非圓鈍狀，是充滿陽性能量的鋼刺狀。然而柏科的能量屬性，原本就比松科陰柔些，因此暹羅木的陽性，並非尖銳暴烈型，而是堅毅剛強型。

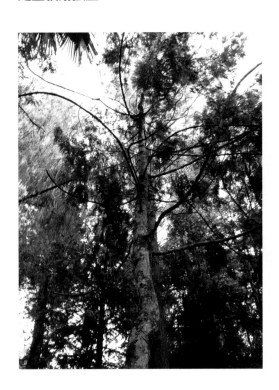

療癒特色

平衡內分泌腺體（尤其性腺），它是知名的男性壯陽藥，對治不舉、男性機能不彰的功效強（臨床表現略低於龍腦百里香、阿拉伯茉莉）。女性也可安心使用，因為它對荷爾蒙的作用是平衡與調整，並不威脅女性機能。

根據中藥功效，暹羅木能理氣、止痛、止嘔。若氣不平順，易引起想「嘔」症狀。總體來說，CT31理氣效果好，適用於脆弱微血管型的皮膚。對於頭重腳輕、太多東西聚在頭上，或一遇事就腦門上衝的人，可拿暹羅木塗抹腳底，能調氣並引導能量向下流動，讓重心穩定下來。

對於有夢想（如一直想換工作），卻又遲遲不敢行動，以致胸悶頭痛的人，使用CT29＋CT31恢復效果快。

國家圖書館出版品預行編目資料

植物人格全書 / 溫佑君作.—初版. —台
北市：商周出版：家庭傳媒城邦分公司
發行，2009.09
　　面；　公分.—（Complete；023）
ISBN 978–986–6369–30–8（平裝）
1. 植物性生藥　2. 香精油　3. 芳香療法
418.52　　　　　　　　　　98013667

Complete　023

植物人格全書

作　　　者 / 溫佑君
編　　　寫 / 張錫宗
校　　　對 / 張錫宗、陳煥雅、吳淑芳
美 術 設 計 / 黃淑華
插 圖 繪 製 / 阿慢答
植物照片提供 / 溫佑君、黃立文、林承萱、李季貞、吳效真、陳逸宏、許怡蘭、陳星羽
肯 園 編 輯 / 陳煥雅
責 任 編 輯 / 王筱玲
行 銷 業 務 / 林秀津、周佑潔、莊英傑、何學文
副 總 編 輯 / 陳美靜
總 經 理 / 彭之琬

發 行 人 / 何飛鵬
法 律 顧 問 / 台英國際商務法律事務所　羅明通律師
出 版 / 商周出版
　　　　　　台北市中山區民生東路二段141號9樓
　　　　　　電話：（02）2500–7008　　　傳真：（02）2500–7759
　　　　　　E–mail：bwp.service@cite.com.tw
發 行 / 英屬蓋曼群島商家庭傳媒股份有限公司　城邦分公司
　　　　　　台北市中山區民生東路二段141號2樓
　　　　　　讀者服務專線：0800–020–299
　　　　　　24小時傳真服務：（02）2517–0999
　　　　　　讀者服務信箱E–mail：cs@cite.com.tw
　　　　　　劃撥帳號：19833503　　　戶名：英屬蓋曼群島商家庭傳媒股份有限公司　城邦分公司
訂 購 服 務 / 書蟲股份有限公司　客服專線：（02）2500–7718；2500–7719
　　　　　　服務時間：週一至週五　上午09：30–12：00；下午13：30–17：00
　　　　　　24小時傳真專線：（02）2500–1990；2500–1991
　　　　　　劃撥帳號：19863813　戶名：書蟲股份有限公司
　　　　　　E–mail：service@readingclub.com.tw
香 港 發 行 所 / 城邦（香港）出版集團有限公司
　　　　　　香港灣仔駱克道193號東超商業中心1樓
　　　　　　電話：（852）2508–6231　　　傳真：（852）2578–9337
　　　　　　E–mail：hkcite@biznetvigator.com
馬 新 發 行 所 / 城邦（馬新）出版集團
　　　　　　Cite（M）Sdn. Bhd.（45837ZU）
　　　　　　11, Jalan 30D / 146, Desa Tasik, Sungai Besi, 57000 Kuala Lumpur, Malaysia.
　　　　　　電話：603–90563833　　傳真：603–90562833
　　　　　　E–mail：citekl@cite.com.tw

印 刷 / 崎威彩色印刷有限公司
總 經 銷 / 聯合發行股份有限公司　　電話：（02）2917–8022　　傳真：（02）2915–6275

行政院新聞局北市業字第913號
■ 2009年9月1日初版
■ 2024年1月2日初版22.5刷

Printed in Taiwan
城邦讀書花園
www.cite.com.tw

憑優惠券報名以下課程，可享課程材料費八折！（每張優惠券限報一場，影印無效，不與其他優惠並用）

辦法：請勾選以下任一單元，填妥背面資料後，寄到『肯園課務組』台北市大安區復興南路二段84號5樓

調香師一日體驗

香水簡史／聞香訓練／不同香調的搭配與適用場合／製作個人香水與香膏

☐ 第一場：2009年10月11日星期日 下午2:00-5:00

☐ 第二場：2009年11月15日星期日 下午2:00-5:00

☐ 第三場：2009年12月20日星期日 下午2:00-5:00

單場材料費：每人1,000元

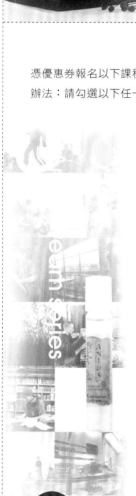

- 香氣私塾上課地點：台北市復興南路二段151巷3號4樓
- 肯園網址：http://www.canjune.com.tw　課務服務信箱：aga@canjune.com.tw
- 洽詢專線：02-27081279#215 趙小姐

憑優惠券報名以下課程，報任一單元，加贈產品購物優惠額度500元 （本券影印無效，不與其他優惠並用）

辦法：請勾選以下任一單元，填妥背面資料後，寄到『肯園課務組 』台北市大安區復興南路二段84號5樓

2009年 溫老師 生活在他方 夢想實驗課

這套芳香療法課程，將會介紹來自45類不同的植物科屬精油，呼應著我們對美好事物的各種追求方式，以及尋夢過程中身心會遇到的必經挫折。

溫佑君老師將針對每支精油的類型講授用油的概念與療癒方向，並在課程中帶領小組討論與實際操作。

每種精油對應的能量點按摩、藝術治療、延伸學習也是課程的重點之一。

無論你是鑽研芳療已久的資深學員，或是才剛開始對精油產生興趣的芳香初學者，這個課程會是未來芳療教學的趨勢！

☐ 第一單元：松科、柏科、桃金孃科、唇型科、繖形科、樟科
　　　　　　共23種芳香精油實驗課
　　上課時間：2009年10月11日起，每週日晚上7:00-9:00，共八週課程

課程用油包含：〔Anius夢想系列〕滾珠1-23號／Anius產品額度（限上課期間使用完畢）／uspa基礎洗潤組合

共計24,150元

☐ 第二單元：芸香科、菊科、禾本科、花香類、薑科、橄欖科、豆科、
　　　　　　馬鞭草科、杜鵑花科、敗醬草科、他科等
　　　　　　共22種芳香精油實驗課
　　上課時間：2009年12月13日起，每週日晚上7:00-9:00，共八週課程

課程用油包含：〔Anius夢想系列〕滾珠24-45號／Anius產品額度（限上課期間使用完畢）／uspa明星保養組合

共計24,000元

- 香氣私塾上課地點：台北市復興南路二段151巷3號4樓
- 肯園網址：http://www.canjune.com.tw　課務服務信箱：aga@canjune.com.tw
- 洽詢專線：02-27081279#215 趙小姐

讀者姓名: _____ 電話: _____

e-mail: _____

地址: _____

優惠 ①

關於您的其他資訊（以下均可複選）

你瞭解芳香療法的管道 　□上課 　□看書 　□網站 　□與專業人士討論

您選購精油的途徑為? 　□網購 　□郵購 　□店內 　□其他

使用精油的方式? 　□擴香 　□按摩 　□自製產品 　□其他

你有興趣收到肯園的電子報嗎? 　□是 　□否

是否曾參加過香氣私塾的課程? 　□有 　□沒有

讀者姓名: _____ 電話: _____

e-mail: _____

地址: _____

關於您的其他資訊（以下均可複選）

你瞭解芳香療法的管道 　□上課 　□看書 　□網站 　□與專業人士討論

您選購精油的途徑為? 　□網購 　□郵購 　□店內 　□其他

使用精油的方式? 　□擴香 　□按摩 　□自製產品 　□其他

你有興趣收到肯園的電子報嗎? 　□是 　□否

是否曾參加過香氣私塾的課程? 　□有 　□沒有

優惠 ②

憑優惠券報名以下課程，可享課程材料費八折！（本券影印無效，不與其他優惠並用）

辦法：請勾選以下任一單元，填妥背面資料後，寄到『**肯園課務組**』台北市大安區復興南路二段84號5樓

芳香按摩先修班：按摩的永字八法
教你學會各式基礎手法以及打好身體基礎的按摩課

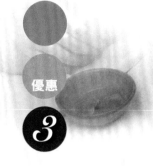

□ **2009年10月29日星期四 晚上7:00-9:00，共六堂課，每次2小時**

課程材料費：每人4500元（包含上課耗材／回家作業用油）

- 香氣私塾上課地點：台北市復興南路二段151巷3號4樓
- 肯園網址：http://www.canjune.com.tw　課務服務信箱：aga@canjune.com.tw
- 洽詢專線：02-27081279#215 趙小姐

- 現在上網**登入成為【肯園芳香購物網】會員**，於註冊時於如何得知肯園？選項處勾選 ☑ 書籍，

  並且註明您認為自己屬於哪一種人格類型，即可獲得**網站購物金150元**。

- 凡使用『植物人格線上購物優惠金』於【肯園芳香購物網】**下單購買任一商品**，

  即可再獲得個人所屬人格類型CT油2ml。（以椰子油稀釋至3～5%，可直接塗抹於肌膚使用）

肯園芳香購物網 www.cango-shop.com

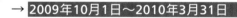

→ **2009年10月1日～2010年3月31日**

- 服務信箱：cango-shop@canjune.com.tw
- 客服專線：02-27041590

肯購網三周年慶，商品全面8折，

新註冊會員下單，**送春秋烏來度假酒店泡湯折價券一張**，詳情請上肯園芳香購物網查詢

肯園芳香購物網 www.cango-shop.com

→ **2009年10月1日～2010年3月31日**

- 服務信箱：cango-shop@canjune.com.tw
- 客服專線：02-27041590

讀者姓名: 電話:

e-mail:

地址:

優惠 3

關於您的其他資訊（以下均可複選）

你瞭解芳香療法的管道 □上課 □看書 □網站 □與專業人士討論

您選購精油的途徑為? □網購 □郵購 □店內 □其他

使用精油的方式? □擴香 □按摩 □自製產品 □其他

你有興趣收到肯園的電子報嗎? □是 □否

是否曾參加過香氣私塾的課程? □有 □沒有

Click and
Experience
Aroma Project

連結生活與樂趣的芳香網絡 肯園芳香購物網

www.cango-shop.com